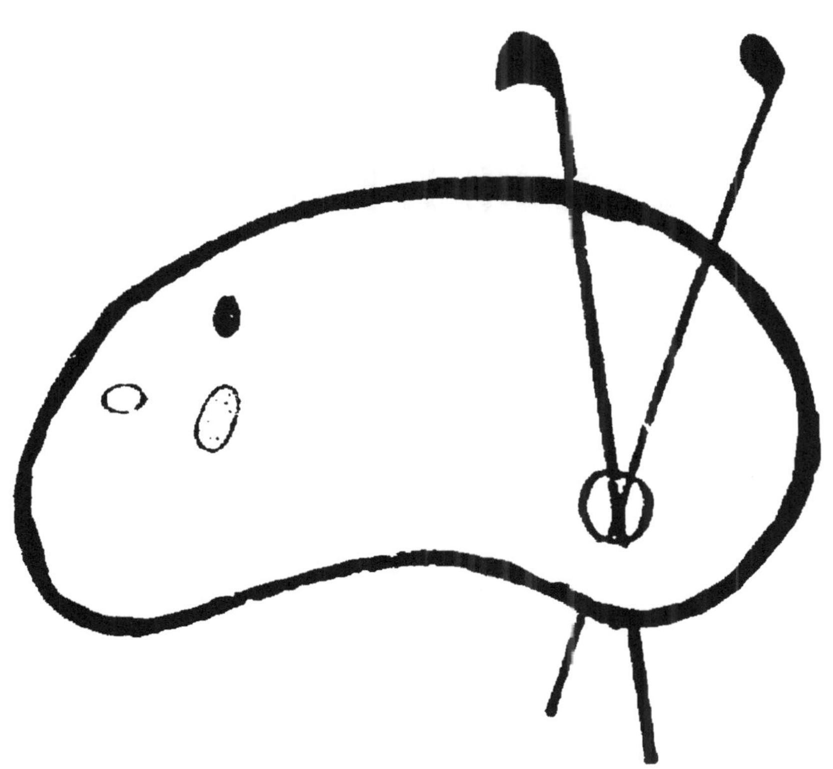

DEBUT D'UNE SERIE DE DOCUMENTS
EN COULEUR

CROIX-ROUGE FRANÇAISE

ÉCOLE D'INFIRMIÈRES-AMBULANCIÈRES

(Société de Secours aux blessés et Association des Dames Françaises)

MANUEL DE L'INFIRMIÈRE

PETITE CHIRURGIE ET SOINS D'URGENCE

PAR LE

Dr Camille FROMAGET

DIRECTEUR DE L'ENSEIGNEMENT DE L'ÉCOLE D'INFIRMIÈRES

Prix : 3 francs

EN VENTE

ÉCOLE D'INFIRMIÈRES-AMBULANCIÈRES

59-61, RUE LAFAURIE-DE-MONBADON

TÉLÉPHONE 20.30

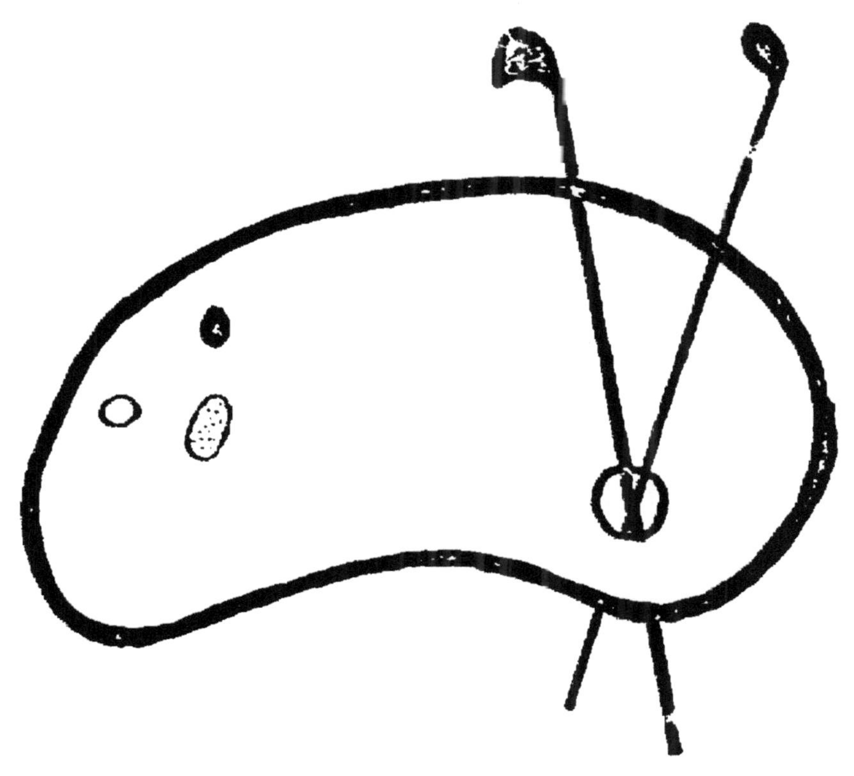

FIN D'UNE SÉRIE DE DOCUMENTS
EN COULEUR

MANUEL DE L'INFIRMIÈRE

CROIX-ROUGE FRANÇAISE

ÉCOLE D'INFIRMIÈRES-AMBULANCIÈRES

(Société de Secours aux blessés et Association des Dames Françaises)

MANUEL DE L'INFIRMIÈRE

PETITE CHIRURGIE ET SOINS D'URGENCE

PAR LE

Dr Camille FROMAGET

DIRECTEUR DE L'ENSEIGNEMENT DE L'ÉCOLE D'INFIRMIÈRES

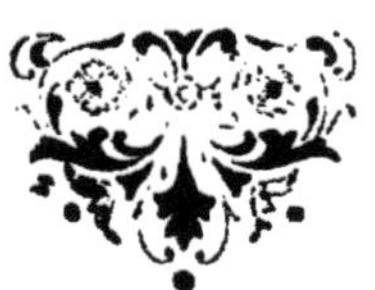

BORDEAUX

IMPRIMERIES GOUNOUILHOU

9-11, rue Guiraude, 9-11

1915

MANUEL DE L'INFIRMIÈRE

PETITE CHIRURGIE ET SOINS D'URGENCE

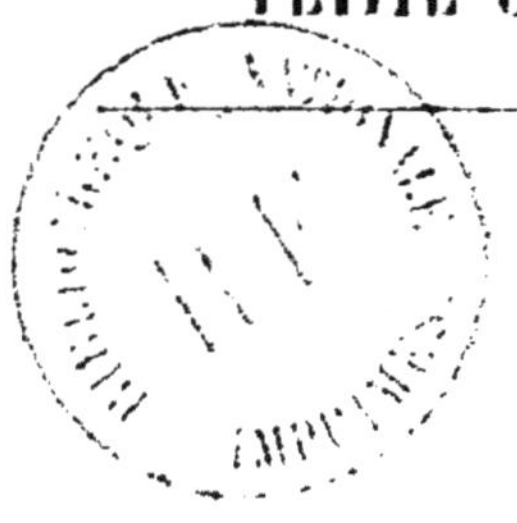

CHAPITRE PREMIER

Des procédés de la Révulsion cutanée.

I. RUBÉFACTION. — II. VÉSICATION. III. CAUTÉRISATION.

I. Rubéfaction.

La rubéfaction consiste à amener, par l'emploi de divers moyens, une congestion de la peau produite par l'afflux du sang dans les capillaires; cette hyperémie agit à la fois comme décongestionnant, la rougeur de la superficie s'accompagnant d'une anémie des régions profondes, et comme stimulant général sur l'organisme tout entier.

Les principaux agents de la rubéfaction sont :

1º Les frictions;
2º Les révulseurs mécaniques;
3º La chaleur;
4º Les substances médicamenteuses.

1º **Des frictions.** — On appelle friction l'action d'exécuter des frottements plus ou moins rapides ou énergiques sur la surface du corps. Elles sont dites *sèches* ou *humides*.

Les *frictions sèches* se font soit avec la main nue ou armée d'une compresse de toile, de flanelle, ou de brosses, ou de gants de crin. On procède par des mouvements doux dont on augmente progressivement le nombre et l'intensité. En maniant les brosses et les gants de crin, il faut avoir soin de ne pas faire des frottements trop rudes pouvant entamer la peau.

Les frictions doivent se faire de préférence en allant de la périphérie au centre, dans le sens de la circulation veineuse. Lorsque la peau n'est pas intacte, il vaut mieux s'abstenir de toute friction. Les *frictions sèches* se pratiquent soit à la suite de contusions, soit surtout dans un but hygiénique, afin d'activer les fonctions de la peau.

Après un bain, les frictions débarrassent la peau des crasses dues à la sueur et à la desquamation épidermique.

Les *frictions humides* se pratiquent avec des liquides, le plus souvent de l'alcool, pur ou camphré, de l'eau de Cologne, des huiles, des liniments, des teintures alcooliques, aromatiques, essence de térébenthine, employée avec la main, ou mieux avec une flanelle. Elles servent soit à calmer les douleurs, soit à faire absorber par la peau des médicaments, soit à l'hygiène générale (frictions à l'alcool, etc.).

La durée des frictions est variable suivant les cas, et sera déterminée par le médecin.

Il faudra, avant de faire une friction, laver la peau et la savonner, surtout s'il s'agit d'une friction médicamenteuse.

2º **Des révulseurs mécaniques.** — Les révulseurs les plus simples sont les *brosses*, avec lesquelles on peut faire des tapotements qui déterminent rapidement de la rougeur ; on peut les employer pour le cuir chevelu, pour activer la circulation du sang et la pousse des cheveux.

On peut aussi citer pour mémoire la *roue révulsive de Mathieu*, qui est un cylindre armé de pointes d'aiguilles et les *balais électriques*.

3º **La chaleur.** — On n'emploie plus aujourd'hui le *marteau de Mayor*, mais on utilise souvent avec succès l'application de linges trempés dans de l'eau très chaude sur le cou, le creux épigastrique. On devra avoir soin d'éviter les brûlures. On recouvrira le linge ou le coton imprégné d'eau chaude avec un imperméable, qui maintiendra plus longtemps la chaleur.

Dans le même but, on pourra employer les cataplasmes ordinaires. Un nouveau moyen très commode et très propre consiste dans l'emploi du cataplasme électrique, qui, partout où existe l'éclairage électrique, est toujours prêt à fonctionner, et dont on peut doser la température à volonté, en mettant sur le passage du courant des lampes plus ou moins fortes.

Par la chaleur sèche ou humide, on peut obtenir une rubéfaction très énergique.

4° **Substances médicamenteuses**. — Les plus usitées sont l'iode, la moutarde, la térébenthine, l'ammoniaque.

MOUTARDE. SINAPISMES. — La moutarde est utilisée comme rubéfiant, soit en *cataplasmes*, soit en *bains sinapisés*.

Les *sinapismes* sont des cataplasmes préparés avec la farine de moutarde noire (*sinapis nigra*); elle doit ses propriétés à l'essence de moutarde (sulfocyanure d'allyle). Le développement de l'essence est activé par l'action de l'*eau tiède*. Mais l'eau trop chaude, au delà de 70 degrés, qui coagule l'albumine, un des principes de l'huile essentielle, l'empêche; il en est de même de l'action du vinaigre.

Elle doit être *fraîche* et conservée dans une boîte métallique, dans un endroit sec.

Préparation du sinapisme. — On délaie 250 grammes de farine de moutarde dans de l'eau tiède de 30 à 40 degrés, de façon à obtenir une pâte assez consistante qu'on étend sur une mousseline et qu'on recouvre comme un cataplasme ordinaire.

On peut aussi, au lieu du sinapisme pur, employer le cataplasme sinapisé, qui joint à l'action de la moutarde celle de la chaleur. Ce cataplasme se prépare en saupoudrant avec de la farine de moutarde un cataplasme ordinaire, ou en l'y incorporant, ou bien en doublant un cataplasme de farine de moutarde d'un cataplasme de farine de lin. On utilise souvent des sinapismes préparés d'avance; le plus connu est le sinapisme ou *papier Rigollot*. Il est composé de farine de moutarde privée de son huile grasse par le sulfure de carbone, pour assurer sa conservation. La farine est rendue adhérente sur du papier au moyen d'une dissolution de caoutchouc dans le sulfure de carbone. Pour l'utiliser, il suffit de le tremper dans l'eau tiède et de l'appliquer de suite.

Application des sinapismes et cataplasmes sinapisés. — Avant l'application, il faut nettoyer la peau; ils peuvent être appliqués sur tout le corps, en particulier sur la poitrine, le ventre, les membres supérieurs, inférieurs; la face et les plis articulaires sont exceptés. Le cataplasme est maintenu par un bandage approprié. La durée d'application varie suivant l'âge et la sensibilité du sujet: quinze à vingt minutes pour un adulte, cinq à dix minutes pour un enfant. Si la douleur est trop vive on l'enlèvera plus tôt. Appliqués trop longtemps, ils peuvent déterminer une véritable vésication, des *eschares*.

On peut, dans certains cas, pour ne pas abîmer la peau et continuer la rubéfaction, *promener le sinapisme* jusqu'à ce que son action soit épuisée. Après avoir enlevé le sinapisme, il faut ôter les débris de moutarde avec de l'eau tiède, et si la douleur est trop vive, saupoudrer avec de la poudre d'amidon, enduire la peau d'huile d'olives, d'amandes douces, de jusquiame, de vaseline, etc.

On obtient une révulsion légère, mais continue, en saupoudrant les bas de farine de moutarde sèche. L'humidité de la peau fait dégager le principe actif. Cela constitue le *sinapisme sec*.

Succédanés de la moutarde. — En l'absence de moutarde, on a préconisé l'emploi de gousses d'ail écrasées ou de feuilles de choux pour préparer des cataplasmes rubéfiants.

Bains sinapisés. — 1º Bains généraux.

2º Pédiluves.

3º Manuluves.

Le bain sinapisé se prépare en délayant 600 à 1.000 grammes de poudre de moutarde dans une baignoire et en maintenant la température au-dessous de 35 degrés. Pour un bain de pieds, ou pédiluve, on délaye 100 grammes de farine et on met l'eau suffisante pour que l'eau monte à *mi-jambe*; on recouvre le bain et les jambes du malade avec une couverture, pour éviter que les vapeurs irritantes qui se dégagent n'incommodent le malade. La durée sera de douze à quinze minutes, mais ce sera plus ou moins, suivant les cas.

IODE. — L'iode s'emploie comme révulsif, sous forme de *teinture d'iode* ou de *coton iodé*.

La teinture d'iode est une solution d'iode dans l'alcool à 90 degrés, à 1/10. On l'applique en badigeonnages, avec un pinceau ou un tampon de coton hydrophile.

L'opération est répétée aussi souvent qu'elle est prescrite, matin et soir, jusqu'à ce que l'effet cherché soit obtenu et que l'épiderme se fendille, ce qui oblige à interrompre les badigeonnages.

La solution doit être *fraîche*; quand elle est vieille, il se produit par altération de l'acide iodhydrique, qui est un révulsif plus énergique et peut occasionner de véritables brûlures.

Le *coton iodé* s'emploie en couches appliquées sur la peau et maintenues au moyen de serviettes ou de gutta-percha laminée, suivant l'effet plus ou moins intense qu'on veut obtenir.

La *térébenthine* s'emploie comme révulsif en imbibant d'essence de térébenthine une flanelle qu'on applique sur la peau et qu'on recouvre d'un imperméable; on obtient parfois une excellente révulsion, mais il faut surveiller, car chaque peau réagit différemment.

L'*ammoniaque* est trop dangereux à manier pour être employé comme révulsif, mais il peut être étudié comme *vésicant*.

L'*huile de croton tiglium*, étendue sur la peau, produit une révulsion énergique et rapide, et s'accompagne d'une éruption miliaire intense. Un très mauvais révulsif est le *thapsia*, qui produit une éruption intense, non seulement sous l'emplâtre, mais tout autour. L'infirmière qui touche l'huile de croton ou le thapsia devra se laver les mains avec soin, pour ne pas se donner des éruptions aux parties du corps qu'elle toucherait.

Ces derniers médicaments produisent, non seulement de la rubéfaction, mais de *l'urtication*, c'est-à-dire une éruption cutanée analogue à celle produite par la piqûre des orties. Ce sont des remèdes qui tombent dans l'oubli.

II. Vésication.

La vésication est un procédé de révulsion plus intense que la rubéfaction, par lequel une sérosité plus ou moins abondante s'accumule entre le derme et l'épiderme qu'elle soulève, formant des ampoules nommées *phlyctènes*.

La vésication peut être produite par le suc de certaines plantes, par l'ammoniaque, par les cantharides, par la chaleur.

Vésication par l'ammoniaque. — L'ammoniaque s'emploie soit *pure*, soit sous forme de *pommade*.

Le vésicatoire à l'ammoniaque se prépare très facilement.

On verse 10 à 12 gouttes d'ammoniaque dans un verre de montre où on imbibe une rondelle de flanelle ou de linge un peu moins grande, et qu'on applique de suite sur la peau en la retournant; on recouvre la rondelle avec un imperméable, taffetas gommé, gutta-percha, pour empêcher l'évaporation. La vésication est très rapide, il faut de cinq à dix minutes, suivant les peaux.

La pommade de Gondret, composée de deux parties d'ammoniaque et d'une partie d'axonge et de suif, est excellente pour déterminer la vésication sur une large surface. Il faut qu'elle soit fraîchement préparée, car l'ammoniaque s'évapore très vite. On étale une mince couche sur une rondelle de linge de dimension déterminée, et on l'applique sur la peau, en ayant soin d'entourer avec du diachylon pour empêcher la diffusion sur les parties voisines. L'effet vésicant, reconnaissable à l'auréole rouge, est obtenu en dix ou vingt minutes, suivant les téguments.

Le *pansement* des vésicatoires à l'ammoniaque varie suivant l'effet cherché. On les panse comme les vésicatoires ordinaires, ou bien, s'il s'agit de déterminer l'absorption de substances médicamenteuses (méthode *endermique*), on enlève l'épiderme soulevé, on met le derme à nu, et on le recouvre du médicament qui doit être absorbé; le tout est recouvert d'un pansement à la gutta-percha.

Vésication par les cantharides. — La cantharide est un coléoptère d'un beau vert brillant, appelée *Cantharis* ou *Meloe vesicatoria*. Elles vivent surtout sur les lilas, les troènes, les frênes. On les fait tomber la nuit en secouant l'arbre et on les tue dans de la vapeur bouillante.

Le principe actif est la *cantharidine*.

On écrase les corps des cantharides pour en faire une poudre, avec laquelle on prépare une *teinture*, de l'*huile cantharidée*, des *pommades*, des *onguents*.

Préparation du vésicatoire. — Les cantharides sont employées le plus souvent pour le vésicatoire. On les incorpore à de la poix de Bourgogne, de la poix noire, de façon à faire une pâte qu'on étend sur un morceau de diachylon ou de toile cirée, qu'on roule et qu'on enferme dans un étui. Lorsqu'on veut se servir de cette toile vésicante, on n'a qu'à la couper suivant les dimensions indiquées par le médecin, ce qui est rendu facile par les divisions en centimètres carrés appliquées au revers. Lorsqu'on prépare le vésicatoire, avant de l'appliquer, on taille un morceau de diachylon plus grand que les dimensions indiquées pour le vésicatoire, puis on découpe dans une feuille de papier un *jour* d'après les dimensions indiquées par le médecin, et on adapte ce papier découpé sur le diachylon. On applique ensuite la pâte sur la place laissée à nue par le papier découpé, en se servant pour cela du pouce légèrement huilé de façon à répartir la pâte en couche égale et très régulière. C'est le *vésicatoire au pouce*.

Application du vésicatoire. — On lave à l'eau chaude et au savon la place où on doit appliquer le vésicatoire. On rase tous les poils qui peuvent exister, et on applique l'emplâtre vésicant à l'endroit indiqué par le médecin. On le fixe avec des bandelettes entre-croisées de diachylon, ou avec des bandelettes de tarlatane et du collodion.

On met dessus une ou deux compresses pliées en double, et un bandage pour maintenir le tout.

Durée d'application. — La durée d'application est variable. Chez les adultes, on peut le laisser de huit à douze heures, selon que l'ampoule se fait plus ou moins vite; chez les enfants, de deux à cinq heures. Si on laisse le vésicatoire moins longtemps et qu'on l'enlève avant que l'ampoule soit faite, on peut la produire aisément avec des cataplasmes chauds.

Le vésicatoire laissé trop longtemps peut amener des accidents, des *eschares*.

Pansement. — Pour lever le vésicatoire, il faut sortir avec précaution le bandage, l'ouate, la compresse, le diachylon, puis l'emplâtre, en prenant soin d'éviter la déchirure de l'épiderme soulevé. S'il reste quelques parcelles de pâte vésicante sur la peau, il faut les enlever en frottant légèrement avec un linge imbibé d'eau chaude, ou plutôt d'*huile* chaude, et si on ne réussit pas, on applique une couche de vaseline qu'on enlève quelque temps après, et à laquelle la pâte cantharidienne reste attachée.

Une fois le vésicatoire enlevé, on ouvre la ou les ampoules dans la partie la plus basse pour en faire écouler la sérosité. Pour faire cette incision, on se sert de ciseaux préalablement désinfectés, et on applique sur la partie révulsée une compresse de toile ou de gaze recouverte de vaseline stérilisée ou boriquée et on recouvre avec des compresses en plusieurs doubles, ou avec de l'ouate hydrophile. Le tout est maintenu par un bandage approprié.

Le pansement doit être renouvelé deux ou trois fois par jour, car la sérosité qui s'écoule de la plaie souille le pansement. Peu à peu elle diminue, et au bout de cinq jours le derme s'est de nouveau recouvert d'un épiderme, pendant que l'autre s'est desséché et exfolié.

La sérosité est constituée par le sérum qui traverse les parois des capillaires, et ne vient point des « humeurs », comme on le croit vulgairement.

Souvent, l'application d'un vésicatoire est suivie d'une douleur qui peut causer chez certains malades de l'agitation. Si la douleur est trop vive, on enlèvera l'emplâtre et on aura recours aux cataplasmes de lin ou de fécule pour amener la formation de la phlyctène. Une application trop prolongée peut amener des eschares et des plaies ulcéreuses. Les bourgeons charnus sont cautérisés au nitrate d'argent. Parfois, la plaie se recouvre de fausses membranes épaisses. On les fait rapidement disparaître en saupoudrant la plaie avec de la poudre de sous-nitrate de bismuth, qu'on recouvre d'une feuille de gutta-percha.

Parfois, le vésicatoire cantharidé donne des accidents du côté des voies urinaires : mictions fréquentes, douloureuses, ténesme, urines albumineuses, parfois sanglantes; c'est ce qu'on appelle la *cystite cantharidienne.*

Pour éviter cet inconvénient, on recommande de saupoudrer le vésicatoire de camphre, ou bien de le recouvrir d'un papier fin huilé; mais ce dernier moyen retarde l'action vésicante, et le premier n'est pas toujours efficace.

Ces accidents sont d'autant moins fréquents que le vésicatoire est laissé moins longtemps. Chez les sujets prédisposés on l'enlèvera donc de bonne heure et on mettra des cataplasmes pou compléter l'action.

Les malades dont la vessie a souffert des atteintes de la cantharide boiront du lait, des tisanes, des boissons alcalines au bicarbonate de soude, de l'eau de Vichy, de Vals, etc., et on appliquera sur le bas-ventre des cataplasmes très chauds.

Succédané du vésicatoire cantharidé. — On remplace aussi, dans ce but, le vésicatoire ordinaire par un vésicatoire au cantharidate de soude ou de potasse qui n'a pas la même action sur les voies urinaires. On peut aussi employer d'autres *vésicatoires sans cantharides*. Le chloral et le menthol donnent un excellent moyen de vésication, aussi énergique que l'emplâtre ordinaire et s'emploient de la même façon.

On peut aussi employer un emplâtre adhésif avec l'hydrate de chloral. On chauffe pour faire fondre le chloral et on l'applique sur la peau. La vésication est très rapide (15 minutes).

On a essayé de remplacer les vésicatoires par du collodion cantharidé ou des solutions de cantharides dans le chloroforme, de la teinture de cantharide, des solutions de cantharidine. Mais ces médicaments sont d'une application délicate, difficile, d'une efficacité très variable, et ne sont pas employés.

On emploie par contre très fréquemment un petit vésicatoire connu sous le nom de *mouche de Milan;* ce sont de petits vésicatoires tout préparés, qu'on étend et applique comme les vésicatoires ordinaires, mais qu'on laisse en place vingt-quatre ou quarante-huit heures.

VÉSICATION PAR LA CHALEUR. — Nous ne parlerons pas ici de la chaleur comme vésicant ; elle n'agit ici qu'en déterminant une brûlure et on comprend combien il est difficile d'en limiter l'action. La chaleur est un mauvais vésicant ; c'est au contraire un excellent caustique.

III. Cautérisation.

DÉFINITION. — La cautérisation est une opération qui consiste à détruire les tissus vivants par la chaleur ou par les agents chimiques. La cautérisation par la chaleur est dite *cautérisation actuelle* et les instruments employés portent le nom de *cautères.*

La cautérisation *potentielle* est celle qui est pratiquée par des agents chimiques qu'on appelle des *caustiques.* Avec l'électricité, on peut réaliser les deux modes : soit détruire par la chaleur, c'est la *galvanocaustique;* soit décomposer les tissus, c'est l'*électrolyse.*

1° **Cautérisation par la chaleur.** — Nous ne parlerons ici que des procédés actuellement employés. Depuis longtemps, on utilisait un corps métallique plongé dans un liquide porté à une assez haute température.

Un marteau plongé dans l'eau bouillante suffit pour réaliser la cautérisation. Un contact de huit à dix secondes à 90 degrés détermine une eschare; un contact de trois à quatre secondes donne de la vésication; deux ou trois secondes suffisent pour la rubéfaction. C'est là le *marteau de Mayor,* aujourd'hui inutilisé, mais auquel on pourrait avoir recours en cas de besoin. On l'emploiera surtout dans les cas de syncope, d'asphyxie, en l'appliquant au creux épigastrique.

On n'utilise plus du tout les *moxas*, petits cylindres d'agaric ou encore de coton, trempés dans une solution d'azotate de potasse, qu'on mettait sur la partie à cautériser et qu'on enflammait en les maintenant avec une pince au contact de la partie à cautériser.

On a de même, sauf dans la médecine vétérinaire, abandonné les vieux cautères, d'aspects si divers et qui portaient des noms différents suivant leurs formes.

Ils sont formés d'une tige métallique terminée à son extrémité libre par un renflement variable, et fixée par son autre extrémité dans un manche en bois, mauvais conducteur de la chaleur.

Le meilleur métal est l'acier. En cas de besoin, on utilisera un morceau de fer ou de fil de fer.

Le meilleur mode de chauffage est le charbon de bois, qu'on fait brûler dans un réchaud; le charbon de terre encrasse, et la chaleur de l'alcool n'est pas suffisante pour les cautères un peu volumineux.

Actuellement, le cautère est constitué par un corps métallique (le platine), maintenu incandescent par la combustion d'un gaz hydrocarburé ou par un courant électrique.

De là dérivent deux instruments précieux : le *thermocautère* et le *galvanocautère*.

Thermocautère. — Cet instrument, journellement employé, repose sur la propriété que possède le platine ou un métal de même ordre, comme le bronze d'aluminium, une fois porté à une certaine chaleur, de devenir et de rester incandescent au contact d'un mélange d'air et de certaines vapeurs hydrocarbonées (essence minérale).

Cet instrument se compose de plusieurs parties : 1º le cautère; 2º le manche porte-cautère; 3º le récipient d'essence minérale; 4º la soufflerie; 5º la lampe à alcool.

1º Le cautère proprement dit, ou foyer de combustion, est constitué par une chambre de platine à grande surface sous un petit volume.

Il peut affecter les formes les plus diverses : cylindre, couteau, pointe droite, pointe courbe, boule, suivant les différents usages auxquels il est destiné. Il est monté bout à bout sur un tube en cuivre nickelé, lequel est percé de trous au voisinage de son extrémité libre pour le dégagement des résidus de la combustion. Ces deux pièces forment une chambre métallique allongée, fermée à une de ses extrémités, ouverte à l'autre.

2º Le manche porte-cautère, en bois, muni d'un pavillon à l'une de ses extrémités, est traversé dans toute sa longueur par un tube métallique qui le déborde à chaque extrémité. Du côté du pavillon, il porte un pas de vis destiné à recevoir le pas de vis du cautère. Du côté opposé, il se termine par un téton.

3º Sur ce téton, on fixe un tube en caoutchouc qui va se fixer par l'autre extrémité à l'un des tubes du bouchon du récipient.

Ce récipient est un flacon, portant à son col un double crochet mousse qui permet de le suspendre à une boutonnière, à la ceinture, au rebord d'une poche. Il est fermé au moyen d'un bouchon en caoutchouc traversé à son centre par deux tubes métalliques juxtaposés dans leur moitié inférieure, divergents dans leur moitié supérieure. L'un des tubes reçoit, comme nous l'avons dit, le tube en caoutchouc qui se rend au manche; l'autre reçoit le tube de la soufflerie. Le meilleur hydrocarbure à employer est l'*essence minérale*, que l'on trouve dans tous les ménages, qui pèse de 700 à 750 grammes par litre.

L'essence ne doit pas occuper plus du tiers du flacon, afin d'avoir un bon mélange d'air et de vapeurs. 30 grammes suffisent pour une heure et demie. Sa température doit être entre 15 et 20 degrés. En l'exposant au soleil, l'excès de chaleur empêche l'incandescence.

On évitera le contact de l'essence avec le caoutchouc, qu'elle dissout.

4º La soufflerie est une poire de Richardson; elle sert à insuffler l'air dans le récipient et à entraîner dans le cautère le mélange d'air et d'essence.

5º La lampe à alcool sert à porter au rouge le cautère; elle présente souvent à son col un chalumeau qui est disposé transversalement à hauteur de la mèche. Mais une lampe ordinaire peut suffire. L'alcool doit être pur, ne pas renfermer de chlorures, car il se forme du chlorure de platine, qui rend l'incandescence difficile.

On trouve avec ce que nous venons de décrire un *tube-rallonge*, qu'on emploie entre le cautère et le manche lorsque le foyer que l'on doit cautériser est éloigné de la main de l'opérateur.

Manière de se servir du thermocautère. — Après avoir agencé les différentes pièces comme nous venons de le dire, on porte le cautère dans la partie blanche de la flamme de la lampe à alcool, *sans faire jouer la soufflerie*. En le maintenant dans la flamme, on voit qu'il rougit ; *à ce moment*, on fait fonctionner la soufflerie *doucement*, par petites insufflations, et le mélange gazeux vient brûler sans flamme dans le foyer de combustion, qu'il maintient au rouge.

On peut alors retirer le cautère de la flamme; il est amorcé, et on n'a plus besoin, pour le maintenir incandescent, que de lui insuffler une quantité suffisante d'air et de vapeur. Plus le jeu de la soufflerie est actif, plus l'incandescence est vive,

Après chaque emploi, il faut nettoyer le thermocautère.

Pour cela, une fois l'opération terminée, avant de laisser éteindre le cautère, on le porte au rouge vif par des insufflations rapides, afin de brûler les particules de carbone déposées dans la chambre de platine, puis quand il est en pleine incandescence, on retire brusquement le tube en caoutchouc fixé au manche, et on laisse refroidir à l'air libre.

Quand l'instrument est refroidi, on le nettoie à la surface pour le débarrasser de tous les débris salins ou carbonés empruntés aux tissus. Pour que le thermocautère fonctionne bien, il faut chauffer suffisamment le cautère sur la lampe à alcool, il faut que le mélange gazeux n'arrive pas sous une trop forte ou trop faible pression, que le cautère ait été nettoyé, que le tube central ne soit pas obstrué, que l'essence ne soit pas trop froide ni trop chaude, ou trop ancienne ou trop pauvre. Dans ce cas, il faut la renouveler et la maintenir à une température moyenne.

Le thermocautère que nous venons de décrire a été inventé par le docteur Paquelin.

Mais il a subi de nombreuses modifications. Dans certains modèles, le manche est balayé à son intérieur par un courant d'air emprunté directement à la soufflerie, ce courant d'air traverse des éponges qui sont imprégnées d'essence minérale. Un robinet placé à la base du manche, dit *doseur-mélangeur*, a pour but de fixer l'incandescence en mélangeant à volonté l'air et les vapeurs hydrocarbonées. Ces appareils s'emploient beaucoup pour la pyrogravure. On supprime ainsi le flacon d'essence. D'autres utilisent le flacon d'essence pour remplacer la lampe à alcool qui devient inutile.

Signalons aussi l'*aphyso-cautère* de Déchery, qui fonctionne sans soufflerie avec de l'éther à 65 degrés contenu dans le manche de l'instrument. Colin a construit aussi un *pyrophore*, ou cautère de Bay, qui fonctionne au moyen de l'alcool mis sous pression, et entraînant l'air nécessaire à sa combustion. Mais c'est un appareil délicat, et qui n'est pas d'usage courant.

Galvanocautère. — La galvanocaustique est la cautérisation au moyen d'un fil de platine porté au rouge par un courant galvanique suffisamment intense.

Bien que l'instrument qui la réalise, ou galvanocautère, soit moins répandu et moins employé que le thermocautère, c'est l'instrument de l'avenir, lorsque les postes électriques seront généralisés.

C'est l'appareil de choix pour cautériser dans les grandes anfractuosités, dans les profondeurs des cavités. Il est réduit à un volume très petit, il rayonne beaucoup moins que le thermocautère, et surtout il peut être *introduit à froid* à l'endroit voulu; la cautérisation est limitée exactement comme le désire le médecin, l'allumage et l'extinction de l'anse métallique se faisant instantanément. Il **est très employé** par les spécialistes des maladies de la gorge et des yeux, où il a détrôné absolument le thermocautère.

Quand on ne peut pas utiliser l'électricité d'une usine, on peut employer, soit des accumulateurs, ou bien un appareil muni d'une pile (appareil de Chardin).

Quelle que soit la source employée, tous les cautères galvaniques sont à peu près identiques. La partie capitale est formée par un fil de platine susceptible de revêtir les formes les plus diverses, depuis le bec d'oiseau jusqu'à l'anse galvanique ; le platine est le métal de choix, car il offre une grande résistance au courant, et fond difficilement. Tous ces cautères sont montés sur un manche ou porte-cautère, et sont reliés avec des fils conducteurs qui traversent le manche dans sa longueur. L'un des conducteurs présente une solution de continuité que l'opérateur peut faire disparaître à son gré, déterminant ainsi le passage du courant, et cela au moyen d'un bouton ou d'une pédale, dont le jeu rapproche les deux parties isolées du conducteur.

Les cautères dont nous venons de parler sont employés comme agents de révulsion.

CAUTÉRISATION RÉVULSIVE. — Ce procédé de révulsion ne doit pas dépasser la face profonde de la peau. Il en existe deux variétés :

1º La cautérisation ponctuée ;

2º La cautérisation transcurrente ou en raies.

1º *Cautérisation ponctuée.* — C'est la plus employée ; elle est appliquée chaque jour par le médecin sous le nom de *pointes de feu.* Il faut, pour cela, employer un cautère à pointe assez fine, mais arrondie, et chauffée *au rouge vif*, pour atténuer la douleur.

Tenant le porte-cautère comme une plume à écrire, on touchera *rapidement* et *légèrement* la surface à cautériser, de manière à n'avoir qu'une eschare superficielle. Le nombre des pointes de feu varie suivant les cas. On saupoudre ensuite avec un peu d'amidon, et on recouvre avec un linge très fin, ou une compresse de gaze.

2º *Cautérisation transcurrente.* — Pour faire une révulsion très énergique, Bonnet avait recommandé dans les maladies des articulations de profondes *raies de feu.* On ne les emploie plus guère que dans la chirurgie vétérinaire, où elles jouissent d'une grande faveur. Ces raies sont faites assez profondément, mais ne doivent pas traverser l'épaisseur de la peau.

CAUTÉRISATION DESTRUCTIVE. — Mais souvent, le thermocautère et le galvanocautère sont employés pour des usages plus énergiques. Ils servent à cautériser une plaie, à détruire les parois des trajets fistuleux, à compléter dans certains cas l'intervention faite au bistouri, à faire de véritables opérations. L'*ignipuncture* est une cautérisation destructive qui se pratique en faisant pénétrer dans la profondeur des tissus des cautères effilés en pointe. On l'emploie dans le traitement des tumeurs érectiles, des arthrites tuberculeuses, etc.

CAUTÉRISATION HÉMOSTATIQUE. — Parfois aussi, le platine incandescent est un agent utile de l'hémostase. Pour avoir un effet utile, il faut que le cautère soit au rouge très sombre; on l'applique à plusieurs reprises et pendant cinq à six secondes sur la plaie saignante; plus longtemps l'instrument se collerait à l'eschare, et en l'arrachant, on augmenterait l'hémorragie. On répète les applications jusqu'à l'arrêt complet du suintement sanguin.

2° Cautérisation chimique ou potentielle. — La cautérisation chimique se pratique au moyen de substances qui ont reçu le nom de *caustiques;* ce résultat est obtenu aussi par le courant galvanique, qui détermine ce que l'on nomme « l'électrolyse ».

CAUSTIQUES. — Suivant leur mode d'action, les caustiques ont été classés en deux groupes : a) les caustiques *liquéfiants;* b) les caustiques *coagulants*. Les premiers forment avec les tissus des eschares molles, les seconds produisent des eschares le plus souvent solides, demi-molles ou sèches.

a) CAUSTIQUES LIQUÉFIANTS. — Les plus employés sont la potasse, l'ammoniaque et l'acide arsénieux.
Potasse. — La potasse s'emploie sous plusieurs formes.
La potasse caustique sert à l'application de *cautères ou fonticules.*
Mais, actuellement, ces cautères sont de moins en moins employés, et bientôt ne le seront plus que dans la médecine populaire, où ils jouissent d'une certaine faveur pour « tirer les humeurs ».
Ces cautères sont des ulcères artificiels créés à travers la peau, allant jusqu'au tissu cellulaire, et entretenus par un corps étranger pour servir d'exutoire.
On emploie pour cela une pastille sèche de potasse à la chaux. Le point d'élection est en général la partie supéro-externe du bras, dans la dépression au-dessous du deltoïde.
Après avoir nettoyé la peau, rasée s'il est besoin, on taille dans un morceau de diachylon une ouverture moitié moins grande, parce que la potasse fuse, et produit toujours une eschare plus grande.
Ce diachylon est appliqué sur la peau, la pastille de potasse

grosse comme un pois est placée dans l'ouverture, et maintenue par un petit carré de diachylon.

La douleur est assez vive, et on peut enlever le pansement au bout de six ou sept heures. Si la douleur persiste, on applique un pansement humide chaud ou un cataplasme.

On doit laisser tomber l'eschare seule : ce qui demande de deux à quatre semaines. Lorsque le cautère est destiné à être *permanent*, pour empêcher la cicatrisation de l'ulcère créé, on met dedans un pois d'iris, dit pois à cautère. Ce corps étranger sera renouvelé à chaque pansement ; le tout sera maintenu par une bande de toile ou de diachylon.

La poudre de Vienne est un mélange de potasse caustique et de chaux vive par parties égales. On fait avec cette poudre une pâte pas trop liquide, qu'on applique avec une spatule en couche de 2 millimètres. Il faut de six à dix minutes pour que l'eschare soit produite. Le caustique Filhos est composé de 10 parties de potasse et 2 parties de chaux.

Ammoniaque. — Nous avons étudié son action dans la vésication ; plus prolongée, elle détruit les tissus. Dans le public, il est employé souvent pour les piqûres de moustiques, d'abeilles, de serpents. Dans ce cas, la brûlure trop superficielle déterminée par son action est sans efficacité.

Acide arsénieux. — L'acide arsénieux est le plus employé de ces caustiques. Il l'est beaucoup et avec un très grand bénéfice dans les épithéliomas cutanés, les cancroïdes de la face, seul ou avec le bistouri, suivant les cas. La poudre du frère Côme se compose d'acide arsénieux 1 partie, cinabre 5 parties, éponge calcinée 2 parties.

On emploie surtout la pâte de Hue faite avec la formule suivante :

```
Acide arsénieux . . . . . . . . .   1 gramme.
Poudre de gomme . . . . . . . .   1    —
Poudre de talc . . . . . . . . .  12    —
```

On fait avec un peu d'eau une pâte consistante qu'on applique sur les pansements humides jusqu'à la chute de l'eschare.

Bien moins active est la solution proposée par Czerny. C'est une solution de 1 gramme d'acide arsénieux dans 75 grammes d'alcool et d'eau. Cette solution sert à faire des badigeonnages quotidiens jusqu'à la chute de l'eschare.

b) CAUSTIQUES COAGULANTS. — On emploie comme caustiques coagulants des acides ou des sels métalliques.

Acide azotique ou nitrique. — L'acide azotique fumant est employé pour la cautérisation des verrues, où il jouit d'une grande faveur. Pour l'appliquer, on se sert d'un bout de bois imbibé d'acide, un bout d'allumette par exemple, et on l'applique uniquement sur la partie à cautériser. On répète les cautérisations tous les deux ou trois jours, jusqu'au résultat cherché. On a ainsi des eschares sèches fort bien supportées.

Acide chromique. — L'acide chromique s'emploie souvent pour cautériser les ulcères, les végétations. Pour l'appliquer, on humecte d'acide l'extrémité d'un bout de bois, et on touche toutes les surfaces malades ; si elles sont un peu grandes, on peut utiliser un petit tampon d'ouate fixé au bout d'une baguette ou d'un stylet.

Quand on emploie l'acide en cristaux, on chauffe à la flamme d'une lampe à alcool quelques cristaux pris au bout d'un stylet boutonné, et on obtient ainsi une perle liquide qui sert à la cautérisation.

Acide phénique. — L'acide phénique pur, ou en solution alcoolique au dixième, constitue un bon caustique.

Acide acétique et acide lactique. — L'acide acétique et l'acide lactique ont été employés contre les épithéliomas ou les ulcérations tuberculeuses. Les sels les plus employés sont le nitrate d'argent, le nitrate acide de mercure et le chlorure de zinc.

Nitrate d'argent. — Le nitrate d'argent, très employé comme antiseptique ou caustique léger en solution plus ou moins concentrée, est très fréquemment utilisé comme caustique, fondu à la lingotière sous forme de crayons appelés vulgairement « pierre infernale ».

On peut tailler ce crayon pour l'affiner, soit avec une lime, soit avec un canif, mais il faut se protéger les doigts de façon à ne pas brûler l'épiderme, qui reste coloré fortement en noir jusqu'à son renouvellement.

Avant de toucher une plaie, il faut l'assécher, l'humidité des bourgeons suffisant pour dissoudre le crayon. On applique le crayon avec plus ou moins d'intensité, suivant qu'on veut cautériser plus ou moins profondément les parties malades. Mais, quand il s'agit d'une plaie en voie de réparation, il faut éviter de cautériser le bord de la plaie où se fait le travail réparateur.

Après s'être servi du crayon, on le sèche complètement, pour éviter sa désagrégation par l'humidité.

Si on veut neutraliser l'excès de nitrate, ou enlever quelques parcelles qui seraient restées dans la plaie, on lave la plaie avec un peu d'eau salée, et on voit la plaie se recouvrir d'un dépôt blanchâtre de chlorure d'argent. Cela est surtout utile pour le traitement des ophtalmies purulentes, où des parcelles tombées sur l'œil amèneraient la perte de celui-ci.

Nitrate acide de mercure. — Ce caustique, très énergique, s'emploie comme l'acide nitrique, avec une allumette trempée. On l'emploie dans certaines ulcérations de la bouche, certaines végétations.

Chlorure de zinc. — Le chlorure de zinc est un caustique énergique, qui agit sur les surfaces recouvertes de leur épiderme.

La solution employée ordinairement en chirurgie est à un dixième. Il s'emploie en badigeonnage avec un pinceau ou avec un tampon d'ouate. Il donne de bons résultats contre les fongosités tuberculeuses.

Il est employé en injections autour des articulations méthode sclérogène de Lanelongue), dans les foyers tuberculeux.

Il constitue la partie active de la « pâte de Canquoin » très employée autrefois dans la destruction des tumeurs malignes, des épithéliomas ulcérés.

Cette pâte est un mélange de chlorure de zinc et de farine. On la taillait sous forme de flèches qu'on enfonçait après incision dans l'épaisseur des tumeurs, où elles détruisaient les tissus environnants. Cette méthode n'est plus employée qu'accidentellement. L'acide arsénieux donne de meilleurs résultats, lorsque la destruction par le bistouri n'est pas possible.

ÉLECTROLYSE. — La galvanocaustique chimique, ou électrolyse, est basée sur l'action chimique différente que les deux pôles de la pile exercent sur les tissus de l'organisme.

Le pôle *positif* dégage et attire les acides des tissus, d'où coagulation et eschare dure et sèche; le pôle *négatif* attire les bases qui n'ont aucune propriété coagulante, et produisent une eschare molle sans consistance.

Suivant l'effet qu'on cherche on mettra donc la partie malade en communication directe, soit avec le pôle positif, soit avec le pôle négatif.

Pour le traitement des anévrysmes, des tumeurs érectiles, des « nævi » ou « envies », on utilisera l'action coagulante du pôle positif.

Pour l'épilation, la destruction des rétrécissements, des tumeurs, on utilisera l'action dissolvante du pôle négatif.

Dans ces différents cas, l'électrolyse donne de remarquables résultats.

On peut utiliser pour l'électrolyse les piles à courants continus dont l'intensité dépasse 50 milliampères. Les piles électriques seront remplacées par des accumulateurs électriques quand la chose est possible. Les électrodes destinées à l'électrolyse sont constituées par des aiguilles métalliques, or, platine ou fer, enduites d'un vernis isolant, afin de préserver les parties sur lesquelles le courant ne doit pas agir.

CHAPITRE II

—

Des Congestions locales provoquées et des Émissions sanguines.

—

On a souvent recours, dans un but thérapeutique, à l'application de moyens destinés à provoquer, dans certaines régions, des congestions plus ou moins intenses.

Nous étudierons, dans cet ordre d'idées : les *ventouses* et la *méthode de Bier*. Parfois même, le médecin soustrait, par la *saignée*, des quantités de sang plus ou moins considérables.

Ventouses. — Les ventouses sont de petits vases en verre, affectant la forme d'une cloche, dont l'ouverture est plus étroite que le fond, à bords épaissis et arrondis, qui sont destinées à être appliquées sur la peau pour y déterminer de la congestion sur toute la surface qu'ils recouvrent. On peut, au besoin, les remplacer par des verres ordinaires à parois épaisses. La dimension des ventouses est variable suivant les endroits où elles doivent être appliquées.

La ventouse *sèche* est celle qui est destinée à opérer une simple dérivation, en attirant le sang dans les capillaires superficiels. Elle ne détermine pas une saignée, mais une dérivation.

La ventouse *scarifiée* est celle qu'on applique sur une région scarifiée, afin d'y déterminer une saignée locale.

APPLICATION DES VENTOUSES. — Le principe sur lequel est basée l'action des ventouses est celui qui consiste à faire le vide aussi complet que possible dans un réservoir, dans le but d'attirer le sang dans les capillaires, qui se dilatent énormément, n'étant plus comprimés par la pression atmosphérique.

Comment pratique-t-on la raréfaction de l'air dans le réservoir qui va servir de ventouse?

1º Pour obtenir cela, on peut se servir d'une lampe à alcool, au-dessus de laquelle on chauffe le récipient. Sous l'influence de la chaleur, l'air se dilate, et la plus grande partie sort ; si on applique *très vite* le bord du réservoir, de façon à empêcher l'air extérieur de pénétrer, en se refroidissant l'air chaud diminue de volume, l'air de la ventouse est raréfié, et on voit un bourrelet intérieur se produire, la peau rougir, pendant que la pression atmosphérique maintient la ventouse fortement adhérente à la partie où elle a été fixée.

Quand on emploie ce procédé, il faut éviter de chauffer les bords du verre pour ne pas brûler le malade.

2º Un deuxième moyen, très employé, consiste à enflammer un morceau de coton hydrophile mis dans la ventouse. Aussitôt que les filaments de coton sont brûlés, et la conflagration se fait très vite, il faut appliquer la ventouse *hermétiquement*. On devra veiller à ce que les parcelles de coton ou de papier employées soient brûlées, et ne tombent pas incandescentes sur la peau des malades.

3º Une autre méthode, *la meilleure*, consiste à utiliser une mince tige de bois ou de métal, un peu d'ouate et quelques grammes d'alcool. On enroule un peu d'ouate au bout de la tige ; on trempe ensuite le coton dans l'alcool, de façon à constituer une petite torche qu'on enflamme. Cette torche enflammée est enfoncée pendant quelques secondes dans la ventouse. L'air du récipient se raréfie, et retirant très vite le pinceau enflammé, la ventouse est appliquée. Pour ne pas échauffer les bords du verre, ce qui pourrait brûler le malade, on utilisera un pinceau très fin, et on l'enfoncera dans le fond de la ventouse.

4º On peut aussi réaliser le vide partiel par d'autres moyens que ceux-là. On peut employer des ventouses qui se composent d'un cylindre de verre surmonté d'une sphère en caoutchouc. L'application en est des plus simples. Il suffit de comprimer entre les doigts le réservoir en caoutchouc ; on place la ventouse sur la peau et on relâche l'ampoule, qui, en vertu de son élasticité, tend à reprendre sa forme primitive. C'est la ventouse genre Blatin.

Un autre procédé consiste à se servir de ventouses à pompe. Ce sont des ventouses qui sont munies sur leur dôme d'un robinet et d'un ajutage qui les met en communication avec une pompe aspirante. C'est par ce procédé que l'on fait le vide dans la ventouse ou *botte de Junod*. C'est un grand cylindre métallique capable d'envelopper un membre entier (supérieur ou inférieur), hermétiquement fermé à un bout, et garni à l'autre d'un manchon de caoutchouc qui se moule sur la circonférence du membre, et empêche l'air de passer. La botte possède sur le côté un robinet où on fixe la pompe. On doit faire le vide très lentement, car on amène une dérivation puissante, et on évite une syncope possible. La rentrée de l'air se fera d'une façon progressive également.

Pour qu'une ventouse puisse tenir, il faut que le point où on l'applique présente une surface plane, aussi large que l'orifice du récipient. Sur les personnes maigres, où les côtes sont saillantes, la chose est parfois fort difficile. S'il existe des poils, il faut les raser, car ils empêcheraient la ventouse de prendre.

On laisse les ventouses en place de cinq à dix minutes. Pour les détacher, il faut bien se garder de les enlever brusquement. On presse avec les doigts d'une main sur la peau qui borde le verre, tandis que de l'autre, on fait basculer le verre en sens inverse. L'air pénètre alors en sifflant dans le verre, et la ventouse tombe toute seule.

Les ventouses rendent de grands services dans les affections pulmonaires, cardiaques, pneumonies, pleurésies, broncho-pneumonies, congestions pulmonaires, etc.

Pour les ventouses à pompe, on place le verre sur la peau, et on fait le vide progressivement. On ferme le robinet quand l'effet cherché est obtenu, et on passe à une autre. Pour les enlever, il suffit de tourner le robinet qui permet à l'air de rentrer, et la ventouse s'enlève immédiatement.

Méthode de Bier. — Bier a préconisé le traitement de certaines affections chirurgicales, ou même médicales, par l'hyperémie veineuse.

On produit la congestion veineuse de deux façons :

1º Soit en arrêtant la circulation veineuse *entre la partie malade et le cœur*, avec une bande de caoutchouc, ou un moyen de compression quelconque, qui variera suivant les lieux (hyperémie passive).

2º Soit par l'application d'une ventouse appropriée (hyperémie active).

La *bande de Bier*, le plus souvent en caoutchouc, analogue à la bande de Houzé, s'applique à la racine du membre siège de la lésion. On interpose entre les bandes et la peau une mince couche d'ouate. La bande alors est moyennement serrée : pas assez pour arrêter la circulation artérielle, assez pour arrêter la circulation veineuse. Les battements artériels doivent être toujours perceptibles à l'extrémité du membre, qui ne doit jamais être ni *froid* ni *livide*.

Sa coloration doit être rouge violacé. Durant toute son application, la bande ne doit déterminer que peu ou pas de douleur. Elle peut, suivant les indications, être laissée en

place de quelques instants à plusieurs heures : une journée
entière, par exemple.

Les *ventouses de Bier* sont de formes très variables; on y
fait le vide soit au moyen de poires en caoutchouc qui les
surmontent, soit avec une pompe aspirante, celle de l'appareil
de Potain, par exemple. Certaines de ces ventouses, semblables
à la ventouse de Junod, autrefois en usage en France, peuvent
contenir tout un membre : avant-bras, jambe. Dans ces cas,
le manchon de verre qui constitue le corps de la ventouse est
fermé à l'une ou à ses deux extrémités par des anneaux de
caoutchouc, qui permettent l'adhérence parfaite sur la peau
du malade.

Quand on veut traiter par la méthode de Bier une maladie
inflammatoire locale, telle que furoncle, anthrax, phlegmon, etc., voici comment on procède :

Après nettoyage de la partie malade, on applique une ventouse dont le bord est enduit d'une légère couche de vaseline,
ou d'un corps gras analogue, afin d'assurer une parfaite adhérence. On fait ensuite le vide par l'aspiration. On doit pousser
cette aspiration jusqu'à ce que la partie enflammée devienne
rouge bleu, mais jamais bleu foncé ni livide; ce serait beaucoup trop. Le plus souvent, l'application de la ventouse est
précédée d'une petite ponction au bistouri.

On laisse la ventouse en place cinq minutes, et on l'enlève.
On laisse reposer la région pendant quelques minutes, et on
recommence l'application de la ventouse pendant cinq minutes. On continue ainsi des applications répétées, séparées
par un intervalle de trois à quatre minutes, pendant quarante-
cinq ou cinquante minutes. On fait ainsi une séance par jour.

SAIGNÉES LOCALES. — Les ventouses *scarifiées* s'appliquent
comme les ventouses *sèches;* mais, dès qu'on les a appliquées,
on fait des scarifications, c'est-à-dire des incisions sur les parties enlevées, et la ventouse, appliquée ensuite, détermine une
saignée locale.

Comme le sang se coagule rapidement, on enlèvera la ventouse, on lavera la plaie à l'eau tiède, et on remettra la ventouse jusqu'à ce que le sang ne coule plus ou jusqu'à ce que
l'effet cherché soit obtenu.

SCARIFICATIONS. — Les scarifications sont des incisions plus
ou moins étendues, qui doivent atteindre le derme. On les
pratique sur la peau et les muqueuses (conjonctive, bouche).

Elles se pratiquent avec un instrument très tranchant :
lancette, bistouri, rasoir. On fait avec l'instrument choisi une
série d'incisions parallèles, espacées de 3 à 4 millimètres, qu'on
croise, dans certains cas, par d'autres incisions obliques ou
perpendiculaires.

On peut aussi, au lieu d'employer le bistouri, employer le *scarificateur mécanique*, qui fait toutes les scarifications d'un seul coup. C'est une boîte métallique arrondie qui renferme dans son intérieur douze lames parallèles. La face qu'on applique sur la peau est percée d'autant d'ouvertures qu'il y a de lames. Les lames sont supportées en séries de six par deux axes mus par un ressort à détente qu'on arme au moyen d'une tige à ailettes. En appuyant sur un bouton, on fait sortir d'un seul coup toutes les lames tranchantes.

L'instrument doit être désinfecté avec soin.

Il en sera de même de la peau des malades avant et après les scarifications. On recouvre les parties scarifiées avec de la vaseline stérilisée.

SANGSUES ARTIFICIELLES. — Les sangsues artificielles constituent une variété de ventouses scarifiées. La plus répandue est la *ventouse de Heurteloup*.

Elle se compose d'un scarificateur et d'une ventouse à pompe, ou ventouse Blatin.

Le scarificateur est formé par un tube allongé qui porte deux anneaux destinés à fixer solidement les doigts. Dans son intérieur se trouve une tige en acier tournée en pas de vis, et terminée en bas par une rondelle creuse tranchante, formant emporte-pièce. Sur la tige glisse à frottement une rondelle creuse, munie intérieurement d'un pas de vis, et supportée par deux tiges grêles, qui vont se terminer extérieurement par un anneau destiné à la faire mouvoir comme le piston d'une seringue.

Pour se servir de l'instrument, on limite la sortie de la lame au moyen d'un curseur terminal. Puis on applique l'extrémité sur la peau et, par des mouvements d'ascension et de descente de la tige intérieure, on fait exécuter à la lame circulaire un mouvement de rotation qui fait une coupure de la profondeur voulue. Aussitôt, on applique la ventouse et on soustrait le sang. Une fois l'opération terminée, on applique un petit morceau de diachylon ou d'emplâtre Vigier, pour permettre à la rondelle cutanée de se souder aux parties dont elle a été détachée. Les applications de sangsues artificielles se font fréquemment aux tempes pour certaines affections oculaires.

SANGSUES. — Les sangsues sont des vers de l'ordre des Hirudinées, qu'on trouve dans les eaux douces des étangs, des mares, des fossés, des marais. Les plus employées en France sont : 1° la *sangsue verte*, ou *Hirudo officinalis*, dont le corps est d'une teinte verdâtre, garni de six bandes rousses, et le ventre sans tache ; 2° la *sangsue grise*, ou *Hirudo medicinalis*, à corps olivâtre, garni de six bandes rousses longitudinales, et à ventre taché de noir ; 3° la *sangsue dragon*, ou *Hirudo troctina*, dont l'abdomen est bordé d'une bande à bords orangés et dont le dos présente une série de six rangs de points noirs ou roussâtres. Cette dernière variété ne se trouve qu'en Algérie et dans le nord de l'Afrique. Il ne faut pas la confondre avec un annélide voisin qui s'appelle l'*Hœmopis sanguisorba*, mais qu'on nomme vulgairement la sangsue de cheval : ce dernier est très répandu en Afrique, et s'introduit dans la bouche, les fosses nasales et les voies aériennes.

Une bonne sangsue pèse environ 2 grammes, et ne doit pas laisser échapper de sang quand l'on a comprimé d'arrière en avant. Car il arrive, comme les sangsues les plus grosses sont les plus chères, que certains marchands les gorgent de sang de mouton ou de cheval.

La sangsue exécute, grâce à son appareil buccal, une scarification de la peau. L'extrémité caudale, qui est la plus grosse, se termine par une surface creusée en forme de ventouse, qui sert à l'animal pour se fixer.

L'extrémité céphalique est la plus fine, et c'est elle que la sangsue projette de tous côtés jusqu'à ce qu'elle se soit fixée à son tour. Cette tête se termine par une bouche bilabiée, renfermant dans sa profondeur trois mâchoires cartilagineuses pourvues sur leurs bords libres d'une série de dents qui les transforment en scies. Ces mâchoires sont situées de telle sorte qu'elles représentent un Y.

Les sangsues vivent dans les marais. On les récolte au moyen de vieux chevaux, sur lesquels elles se fixent. On les enlève et on les conserve dans un grand bocal contenant 6 à 7 litres d'eau, dont le fond est garni de sable, et qui est recouvert de gaze, pour permettre l'aération tout en empêchant les sangsues de s'échapper.

L'eau doit être renouvelée tous les jours; on peut même installer un système où le renouvellement soit incessant. Il faut les surveiller et enlever toutes celles qui meurent.

Emploi des sangsues. — On emploiera de préférence des sangsues n'ayant jamais servi, surtout si elles ont été employées pour des affections septiques ou contagieuses.

Avant de poser les sangsues, il faut laver la peau avec soin et la raser s'il y a lieu. Il ne faut pas employer des antiseptiques qui empêcheraient les sangsues de mordre. On lavera de préférence la peau avec de l'eau stérilisée un peu sucrée, du lait, qui facilitera la morsure. Il est bon de frictionner un peu la peau afin de congestionner les vaisseaux. Pour exciter les sangsues à mordre, on les tient hors de l'eau deux ou trois heures avant de s'en servir; on peut même, si elles paraissent engourdies, les agiter dans un verre avec quelques gouttes de vinaigre. La manière la plus simple pour appliquer un grand nombre de sangsues est de les mettre dans un verre dont l'orifice sera aussi petit que possible, pour limiter l'emplacement de la morsure, et on renverse le verre sur la partie désignée. Dès qu'elles sont fixées, on retire le verre. On peut aussi les appliquer en les roulant dans une compresse, qu'on renverse sur la peau, en la maintenant avec la main.

On peut encore enfoncer une compresse dans un verre, mettre les sangsues dans le creux, et retourner le tout sur les téguments ; puis on retire peu à peu les angles de la compresse, pour rapprocher les sangsues de la peau. De la sorte, les sangsues ne peuvent pas se fixer par la queue aux parois du verre, ce qui arrive parfois et expose à leur faire lâcher prise.

Pour appliquer une seule sangsue, un verre à liqueur, un tube d'essai, un large tuyau de plume, une carte à jouer enroulée, peuvent être employés avec succès.

En appliquant les sangsues, on les mettra en dehors des gros vaisseaux superficiels : on a, en effet, signalé des cas d'ouverture de la jugulaire externe, de l'artère temporale. Sur les paupières, elles déterminent une infiltration sanguine considérable. Si on les place sur les gencives, on les surveillera, afin qu'elles n'aillent pas dans les voies digestives ou aériennes. La sangsue est, dans ce cas, maintenue dans un appareil qui ressemble à une seringue à injections, et qui rend moins désagréable l'application de cette thérapeutique. La sangsue, une fois fixée, ne doit plus être touchée, car elle lâche prise facilement ; si elle se détache dès le début, il faut la rejeter et en appliquer une autre.

En général, elles tombent d'elles-mêmes, quand elles sont gorgées de sang, au bout d'une demi-heure, ou plus, ou moins. Si on veut leur faire lâcher prise plus tôt, il ne faut jamais les arracher de force, car on risque de briser leurs mâchoires dans les tissus, ou même d'enlever un lambeau de peau. Le mieux est de les saupoudrer avec un peu de tabac à priser, de la cendre ou du sel. Si, après la chute de la sangsue, on veut prolonger l'écoulement sanguin, on applique des compresses chaudes, ou une ventouse, ou bien on plonge la partie dans un bain chaud, si cela est possible.

La perte de sang produite par une sangsue est variable. On peut cependant admettre que la quantité de sang avalée et écoulée de la plaie est de 15 grammes environ par sangsue. On ne dépassera pas la quantité de 20 sangsues à la fois pour un adulte. Pour arrêter le sang des piqûres, on fera de la compression aseptique, et on appliquera un petit carré d'amadou stérilisé, ou de diachylon, d'emplâtre Vigier. Si l'hémorragie ne s'arrêtait pas, on ferait appel au médecin, en pratiquant en attendant la compression directe aseptique. Les sangsues seront jetées, ou, si l'on veut les conserver, placées dans un bocal, dans de l'eau très limpide, où elles séjourneront au moins six mois, temps nécessaire à la digestion du sang ingéré. Si on veut activer leur dégorgement, on les met dans de l'eau vinaigrée ou salée : mais ce ne sont pas des procédés à recommander.

Les applications de sangsues peuvent s'accompagner d'accidents. Le premier est la douleur produite par la morsure : chez certaines personnes nerveuses cette douleur peut déterminer des crises de nerfs, des convulsions, qu'on calmera par une thérapeutique appropriée.

Si l'hémorragie ne s'arrête pas facilement, on fera de la compression directe et aseptique sur la piqûre, et on appellera le médecin, qui fera la ligature du vaisseau si c'est nécessaire, ou emploiera le thermocautère. Il importe de laver avec des solutions aseptiques les piqûres de sangsues, de façon à éviter l'érysipèle, la lymphangite, le phlegmon, qui peuvent éclater. Il se produit souvent dans la région un gonflement des tissus amené par le sang qui s'est infiltré sous la peau. Pendant plusieurs jours, on verra les couleurs caractéristiques d'une ecchymose sans aucune importance.

La piqûre de la sangsue guérit en deux ou trois jours, mais elle laisse une cicatrice indélébile, en forme d'étoile à trois branches, en Y, toujours reconnaissable.

Saignée générale ou Phlébotomie.

La saignée est moins employée aujourd'hui qu'autrefois. Elle peut se pratiquer sur les veines, c'est la *phlébotomie*, ou sur les artères de petit calibre, c'est l'*artériotomie*, spécialement employée par les populations arabes. La phlébotomie a été pratiquée sur toutes les veines superficielles : occipitales, frontales, jugulaires. On ne la pratique plus que sur les veines du pli du coude et, quelquefois, sur la veine saphène interne, ou saignée du pied.

SAIGNÉE DU PLI DU COUDE. — Les troncs veineux qui amènent le sang du segment inférieur du membre forment au pli du coude une espèce de M : la cubitale forme le jambage interne, la radiale le jambage externe. La veine médiane se bifurque au-dessous du pli du coude, la branche interne de bifurcation s'appelle la *médiane basilique*, la branche externe s'appelle la *médiane céphalique*; elles vont rejoindre les veines cubitale et radiale. La veine médiane basilique est en rapport avec l'artère humérale, qui passe au-dessous ; une blessure de la veine et de l'artère déterminerait un anévrysme artérioso-veineux.

La veine médiane basilique ne doit être, pour cette raison, que très rarement le siège de la saignée.

La veine de prédilection est la *médiane céphalique* : elle est en rapport avec le nerf musculo-cutané, qu'on prendra soin de ne pas blesser en n'enfonçant pas la lancette trop profondément. Néanmoins, chez certains sujets gras, la médiane basilique est plus accessible, et si le chirurgien est quelque peu prudent, la saignée peut y être pratiquée, en évitant de blesser l'artère.

Instruments et objets nécessaires. — Pour pratiquer la saignée, il faut préparer :

1° Une bande de 4 centimètres de large sur 1 mètre de long ;

2° Une bande de 5 centimètres de large sur 3 mètres de long ;

3° Du coton hydrophile stérilisé ;

4° Une compresse de gaze stérilisée ;

5° Une cuvette évasée, ou *palette*, graduée par des rainures intérieures, pour qu'on puisse se rendre compte de la quantité de sang émise ;

6° Une lancette (la lancette à *grains d'orge*, qui permet d'inciser largement la veine, est préférable à la lancette à *grains d'avoine*, lorsque la veine est très profonde ; en cas d'absence de lancette, on utilisera un bistouri très pointu) ;

7° Une pince à disséquer ;

8° Une pince à forcipressure ;

9° Un stylet ;

10° Des ciseaux.

Manuel opératoire.

Les instruments doivent être absolument aseptiques. Le malade doit être couché, la position assise pourrait l'exposer à la syncope. La saignée sera pratiquée à l'un ou à l'autre bras, suivant les cas : de préférence sur le bras où la veine est la plus apparente.

La région du pli du coude sera minutieusement désinfectée, comme nous l'avons expliqué.

1° Le bras choisi mis à nu, lavé, on pratique le *bandage avant la saignée*. Il a pour but de rendre les veines saillantes et de forcer le sang à jaillir. Il doit exercer une constriction suffisante pour interrompre le cours du sang veineux, sans arrêter la circulation des artères.

On exécute cette constriction avec la bande de 1 mètre, qu'on place à 3 ou 4 centimètres au-dessus du point à saigner ; on entre-croise les chefs de la bande en serrant progressivement, et on les noue sur le côté externe.

Ce bandage étant appliqué, on s'assurera que l'artère radiale bat normalement. Les veines ne tardent pas à devenir turgescentes et très apparentes. On facilite encore cette turgescence, surtout chez les personnes grasses, en faisant contracter les muscles de la main et de l'avant-bras du malade, dans la main duquel on mettra un corps dur, une bande roulée, qu'il serrera de façon répétée.

2º **Tout étant prêt, la veine bien apparente, le chirurgien pratique l'ouverture de la veine en deux temps : la *ponction* et l'*élévation*. Dans la ponction, il ouvre la paroi anté**rieure de la veine et pénètre dans le conduit : il ne devra pas aller plus profondément pour ne pas blesser la paroi postérieure.

Dans l'élévation ou incision, il agrandit la section en coupant d'arrière en avant la veine et la peau. Pendant cette intervention, le chirurgien a maintenu un pouce sur la veine pour diminuer l'écoulement du sang. Désormais, il laisse couler le sang, qu'on recoit dans la palette en soutenant le membre.

Quand on a retiré assez de sang de 200 à 600 grammes, on arrête l'hémorragie en dénouant la rosette de la bande constrictive. On lave la plaie avec une solution antiseptique, et on fait un pansement aseptique compressif, qu'on maintient par le *bandage de la saignée* ou bandage croisé antérieur du pli du coude.

Il ne faut pas oublier que les premiers circulaires de ce bandage doivent être faits *au-dessous* et non au-dessus de l'ouverture de la veine. La durée de la guérison de la plaie varie de vingt-quatre à quarante-huit heures. Le bras sera immobilisé pendant ce temps.

Nous n'avons pas à étudier ici les complications opératoires de la saignée à blanc, syncope, ouverture de l'humérale, lésion d'un nerf : ce sont des points qui intéressent le médecin seul. On observe souvent une ecchymose produite par l'infiltration d'un peu de sang veineux dans le tissu cellulaire.

L'inflammation de la plaie, quand elle se produit, peut être très grave : il peut se déclarer une lymphangite, un érysipèle, un phlegmon. La phlébite est l'accident grave, qui résulte presque toujours d'une faute d'asepsie.

Saignée du pied. — Cette saignée se pratique sur la saphène interne, la plus volumineuse et la mieux disposée des veines de la région. Elle passe en avant de la malléole interne sur laquelle elle repose. C'est là qu'on l'incise.

Un bain de pieds chaud, un lien constricteur favoriseront la saillie du conduit veineux. Si le sang coule difficilement, on retrempera le pied dans l'eau chaude en utilisant une solution très légèrement antiseptique. Le pansement sera maintenu par le 8 antérieur du cou-de-pied, en commençant par des circulaires *au-dessous* de la plaie.

CHAPITRE III

———

Vaccinothérapie : Vaccination
contre la variole, la rage, la fièvre typhoïde.
Sérothérapie.

———

1° **Vaccination contre la variole**. — Cette vaccination est l'opération par laquelle on introduit, par une petite plaie faite à la peau, un virus appelé *vaccin* qui préserve de la *variole* ou *petite vérole*.

On ne connaît pas encore ni le microbe de la variole ni celui du vaccin. Le vaccin fut d'abord connu sous le nom de *picole*, de l'anglais *cow-pox*, maladie contagieuse qui atteint le pis des vaches. Cette maladie éruptive atteint aussi les jeunes chevaux, et porte alors le nom de *horse-pox*. Avant la découverte du vaccin, on avait cherché à combattre par l'inoculation les désastres causés par la variole. Dans ce but, on pratiquait la *variolisation*. On choisissait un cas de variole bénigne, et on inoculait du pus des pustules dans le but de donner une variole atténuée. Malheureusement, les varioles inoculées n'étaient pas toujours bénignes, et le remède ne se montra pas efficace, bien qu'il fût très à la mode au xviiie siècle.

Jenner remarqua que les individus qui trayaient les vaches et qui avaient contracté le cow-pox ne fournissaient pas de pustules quand on leur inoculait la variole. Les paysans affirmaient que leur immunité tenait à la maladie qu'ils avaient contractée. Jenner, en s'appuyant sur ces faits, résolut de faire une expérience décisive. Le 14 mai 1776, ayant remarqué sur une vachère, Sarah Nelmes, des pustules de cow-pox, il recueillit la sérosité et l'inocula sur les bras de James Philips. Deux mois après, il inocula la variole à cet enfant, et il vit qu'il était réfractaire. La vaccination antivariolique était trouvée.

Mais, en poursuivant les études, on vit que l'immunité conférée par le vaccin n'était pas définitive. Au bout d'un certain temps, l'immunité du sujet disparaît, et c'est pour cela qu'il faut se faire revacciner tous les cinq ou six ans.

Le vaccin peut être recueilli soit sur l'homme, soit sur l'animal. Le vaccin pris sur l'homme présente le grave inconvénient de pouvoir transmettre, en même temps que la vaccine, des maladies contagieuses très graves. Il y a eu des infections multiples de nourrissons qui doivent rendre très circonspect ce genre de vaccination, à moins qu'il ne s'agisse des membres d'une même famille, et encore est-il toujours préférable d'avoir recours au vaccin animal. Celui-ci est obtenu en inoculant sur les flancs d'une génisse le cow-pox, si on peut s'en procurer, ou le vaccin qu'on s'est procuré. Sur tous les points de scarification se forment des pustules qu'on racle complètement vers le sixième jour. Le produit de raclage constitue la *pulpe vaccinale*, qui est beaucoup plus active que la sérosité pure.

Cette pulpe est triturée aseptiquement avec de la glycérine, dans un mortier, et c'est cette *pulpe vaccinale glycérinée* qui est conservée dans des tubes fermés, scellés au chalumeau.

Avant d'exposer le manuel opératoire, il est nécessaire de formuler les principes suivants :

1º Adopter la vaccine animale;

2º Vacciner tous les enfants entre deux et trois mois;

3º Vacciner en toute saison;

4º Vacciner en cas d'épidémie toutes les personnes non vaccinées ou non récemment vaccinées.

Comment doit-on procéder à la vaccination?

Il faut réaliser l'asepsie de la région, mais si on fait usage d'un liquide antiseptique et d'alcool, il faudra qu'il n'en reste plus trace, et laver avec un peu d'eau stérilisée. En appliquant le vaccin sur une peau encore imprégnée d'antiseptiques, on aurait le plus souvent des résultats négatifs. Donc, asepsie rigoureuse, mais pas d'antisepsie énergique.

La région d'élection est au bras, à la partie supéro-externe, au-dessous du deltoïde. On peut aussi vacciner à la cuisse, à la jambe, n'importe où, même au niveau d'un *nævus ou envie*, qu'on veut faire disparaître.

Pour inoculer le vaccin, on se sert de lancettes; celles-ci doivent être rigoureusement aseptisées, et cela entre chaque malade, afin de ne pas transmettre de maladie contagieuse. Afin de ne pas avoir à désinfecter la lancette chaque fois dans l'eau bouillante, on emploie de préférence des *vaccinostyles*, qui affectent la forme d'une plume et peuvent être fixés dans un porte-plume pour être plus facilement maniés. Ces instruments sont absolument individuels et rendent de ce fait toute contagion impossible. Mais la vaccination peut être faite avec n'importe quel instrument tranchant: rasoir, bistouri, couteau à cataracte, scarificateur, l'instrument n'ayant pour but que de déchirer les couches épidermiques, pour permettre au virus de pénétrer dans la peau.

On se procurera des tubes à vaccin, qu'on videra de leur contenu dans un verre de montre flambé, en cassant une extrémité et en soufflant de l'autre côté.

L'inoculation du vaccin peut se faire : 1° par ponction; 2° par scarification; 3° par grattage.

1° VACCINATION PAR PONCTION. — On présente la pointe de l'instrument tranchant chargé de vaccin presque parallèlement à la peau, et on pique en pénétrant entre l'épiderme et le derme, sans faire saigner, et on retire l'instrument en le retournant sur lui-même pour en essuyer le virus.

On fait sur chaque bras trois piqûres, distantes de 3 à 4 centimètres.

2° VACCINATION PAR SCARIFICATION. — Ce procédé nous semble le meilleur; il est moins douloureux que le premier, où il faut un instrument très piquant. On fait avec un instrument tranchant, sur chaque bras, trois éraflures de 3 millimètres de longueur, ou mieux, trois groupes d'éraflures en croix, en X, entamant seulement l'épiderme et ne déterminant pas d'écoulement de sang, puis on dépose le vaccin sur la plaie.

3° VACCINATION PAR GRATTAGE. — On racle avec le vaccinostyle, le vaccinigriffe ou la lancette un carré de peau de 3 millimètres de côté, en trois points différents, sans faire saigner, et on dépose la pulpe vaccinale sur les surfaces grattées.

Une fois l'inoculation faite, il faut empêcher qu'on ne se *rhabille* avant que la dessication du vaccin ne soit constatée. Puis on met un pansement sec, et pas d'*antiseptique*, de façon à prévenir les inflammations cutanées qui résultent du frottement.

Le vaccin de génisse reste actif pendant trois mois, à la condition qu'il soit conservé à l'abri de l'air et au-dessous de 15 degrés. Tout tube ouvert doit être utilisé sur-le-champ.

Évolution de la vaccine. — Après deux ou trois jours, une petite élevure se montre: le quatrième jour, la rougeur augmente et le bouton commence à s'ombiliquer. Le cinquième jour, la teinte rouge est circulaire et enveloppe le bourrelet du centre, qui est plus saillant. Le sixième jour, le bourrelet s'entoure d'une auréole argentée, tandis que le centre s'ombilique de plus en plus.

Le huitième et le neuvième jour, la pustule atteint son maximum de développement, et il peut alors se manifester non seulement des troubles locaux, mais des phénomènes généraux (fièvre, agitation. etc.).

Le onzième et le douzième jour, la dessication de la pustule commence, l'auréole s'éteint, et la pustule se couvre d'une croûte, jaune d'abord, puis brune, qui ne tombe que du vingtième au vingt-cinquième jour.

Quelquefois, le lendemain de la vaccination, on voit la piqûre rougir. Le bouton se montre et suppure du troisième au quatrième jour, mais sans s'ombiliquer. Ces pustules ne sont pas celles de la vaccine; il s'agit de *fausse vaccine*, qui n'a aucun effet préservateur.

En hiver, on fera bien de garder la chambre du cinquième jour au douzième. Si le vaccin produit une inflammation trop grande, on la calme par des cataplasmes de fécule, des pansements humides, de la gaze enduite de vaseline stérilisée.

On observe parfois, en effet, de l'érythème, de la lymphangite, de l'adénite, des phlegmons, mais ces complications ne devront pas se produire si toutes les précautions aseptiques ont été prises.

Les éruptions vaccinales sont rares. Elles se manifestent généralement vers le neuvième jour; elles ressemblent aux éruptions de la rougeole, et s'accompagnent d'une légère fièvre.

La vaccination est le seul remède qui existe pour se préserver de la variole. Il faut donc se faire vacciner de temps en temps, et surtout en temps d'épidémie : ce sera un devoir pour les garde malades. Grâce au vaccin, la variole a disparu de certains pays, comme l'Allemagne, et en France, elle tend à décroître dans de notables proportions. Le meilleur moyen préventif est d'exiger la vaccination et la revaccination obligatoires. Elle l'est pour l'armée ; elle l'est pour les enfants qui entrent à l'école primaire et aux écoles normales primaires ; mais il faut avouer que ce n'est point suffisant et que bien souvent les règlements ne sont pas observés.

2° **Vaccination contre la rage**. — Pasteur démontra que l'introduction dans l'organisme de certaines substances virulentes pouvait empêcher le développement de certaines maladies.

L'organisme était immunisé, il était vacciné. On a cherché pour un grand nombre de maladies à les guérir par ce procédé et en préserver l'homme et les animaux.

Le vaccin, au sens général du mot, ne doit donc pas s'appliquer uniquement au vaccin de la variole.

Le vaccin est un virus susceptible de conférer l'immunité, mais inoffensif pour le sujet auquel il est inoculé.

Le microbe de la rage étant inconnu, on se sert depuis Pasteur comme vaccin d'émulsion de moelles et de bulbes de lapins rabiques, dont la virulence a été atténuée par la dessication à l'air.

Le virus rabique met une quarantaine de jours avant d'agir sur les centres nerveux. Pasteur, en inoculant la rage chez le lapin, a réduit cette période d'incubation de telle sorte que la rage de laboratoire met beaucoup moins de temps pour évoluer que la rage donnée par l'animal. Si donc on pouvait rendre cette rage supportable à l'homme, il serait vacciné. C'est ce que fit Pasteur en commençant par des moelles de lapins progressivement virulentes et en débutant par une dose inoffensive. Le virus dans ces moelles desséchées s'atténue de jour en jour et, au bout de quatorze jours, il est sans danger pour l'homme.

On pratique donc des injections sous-cutanées en commençant par les moelles les moins virulentes : celles du quatorzième jour, puis du treizième, douzième, jusqu'à celles du quatrième ou troisième jour de l'inoculation.

On émulsionne une tranche de 1 millimètre de moelle dans un centimètre cube d'eau stérilisée et on pratique l'injection sous la peau de l'abdomen. Pendant les cinq premiers jours on fait une injection deux fois par jour. Le traitement complet dure quinze jours pour les morsures légères du tronc et des membres, trois semaines pour les morsures profondes ou de la face. L'immunité donnée par cette vaccination n'est que transitoire ; elle dure un an environ.

3º **Vaccination contre la fièvre typhoïde**. — La vaccination antityphique est employée depuis 1896 dans les troupes anglaises, allemandes. En Amérique, elle est obligatoire. En France, depuis la campagne du Maroc, elle a pris un grand développement et se généralise, en attendant qu'elle soit obligatoire.

Le vaccin antityphique est constitué par une culture de bacilles d'Eberth dont la virulence est atténuée par la chaleur ou par l'éther.

Le vaccin de Wright, employé en Angleterre, est une culture jeune de bacilles typhiques en bouillon peptonisé atténuée par le chauffage à 53 degrés.

En France, deux vaccins sont employés : celui de Chantemesse et celui de Vincent.

Celui de Chantemesse est constitué par des cultures sur agar-agar de treize à vingt-quatre heures, émulsionnées dans du sérum physiologique de manière qu'un centimètre cube renferme 1 milliard de bacilles ; il est stérilisé par un chauffage de trois quarts d'heure à 56 degrés et additionné de tricrésil (2,50 p. 100).

Le vaccin de Vincent est une culture sur gélose de plusieurs races de bacilles typhiques et paratyphiques de provenances diverses (vaccin polyvalent), émulsionnée dans le sérum artificiel et tuée par de l'éther qu'on ajoute et dont on se débarrasse ensuite par évaporation.

L'inoculation se fait avec une seringue de Pravaz sous la peau du flanc ou de la région deltoïdienne en arrière. Trois ou quatre injections sont nécessaires pour avoir un bon résultat; à huit jours d'intervalle, on injecte 1/2 centimètre cube; 1 centimètre cube; 2 centimètres cubes; 3 centimètres cubes.

La vaccination ne doit être faite que les chez sujets sains. L'immunité conférée dure trois ou quatre ans.

1º Vaccination contre diverses maladies. — De nombreux essais de vaccination ont été faits contre plusieurs maladies. Mais les résultats obtenus n'ont pas été encore très convaincants.

Le vaccin *antipesteux*, constitué par des cultures de bacilles pesteux atténuées par le chauffage à 70 degrés, ne semble pas avoir donné de résultat dans la dernière épidémie de Mandchourie (vaccin de Haffkine).

Il en est de même pour le *choléra*.

Le vaccin de Wright fabriqué avec des cultures de staphylocoques, de streptocoques, donne des résultats dans certaines staphylococcies.

La *tuberculine* ou vaccin contre la tuberculose a donné certains résultats dans quelques cas de tuberculose localisée, mais ne peut rien contre les formes graves de cette maladie.

Sérothérapie. — Pour produire l'immunité, la *sérothérapie* procède d'une autre façon. Ce n'est plus le bouillon de culture, le virus d'une maladie qu'on introduit en injection dans l'organisme, mais le sérum d'un animal qu'on a rendu réfractaire à cette affection par la vaccination.

L'idée de chercher dans le sang des substances immunisantes paraît due à Richet et Héricourt. Ils injectèrent du sang d'animal réfractaire à la tuberculose (chèvre), pour guérir des tuberculeux. Mais la sérothérapie date vraiment du jour où Behring et Kitasato reconnurent que le sérum d'animaux vaccinés contre la diphtérie et le tétanos était antitoxique. Injecté en même temps que le microbe il arrête l'infection; injecté après, alors que la maladie évolue déjà, il arrête l'évolution et permet la guérison de la maladie. Cela est vrai tout au moins pour le sérum le plus employé le sérum antidiphtérique.

On prépare les sérums thérapeutiques en injectant à des animaux, soit les poisons sécrétés par les microbes, appelés *toxines* (diphtérie, tétanos), soit les microbes eux-mêmes (peste, choléra). On choisit pour cela un animal dont le sérum est abondant et très peu toxique : c'est le cheval. On fait naître l'immunité chez cet animal, en lui injectant de temps en temps des doses progressives de toxines ou de microbes. Il faut trois mois, six mois, un an, pour préparer ainsi un cheval. Nous allons examiner la sérothérapie dans la diphtérie, le tétanos, et quelques autres affections.

SÉROTHÉRAPIE ANTIDIPHTÉRIQUE. — La diphtérie est causée par un bacille dit de Lœffler, bacille très répandu. Sa résistance est très grande, et il peut garder ses propriétés virulentes dix-huit mois ou deux ans.

La toxine qu'il sécrète est tellement puissante, qu'avec *un milligramme* dilué dans un litre de bouillon, on peut tuer de 20 à 30.000 cobayes.

Pour préparer le sérum, voici comment on procède : on prend un centimètre cube de bouillon de culture, ayant vingt-quatre heures d'incubation, et capable de tuer un cobaye en trente heures. On met cette culture dans de grands ballons à l'étuve à 37 degrés, puis on filtre le liquide pour le débarrasser des bacilles.

On traite cette solution par la solution iodo-iodurée de Lugol, et on l'injecte sous la peau du cheval choisi. On commence par un centimètre cube et, tous les deux ou trois jours, on augmente la dose jusqu'à 150 centimètres cubes.

Ces doses maxima atteintes, au bout de soixante-dix jours environ, on essaie le pouvoir préventif du sérum en l'inoculant à des cobayes; on ne doit se déclarer satisfait que lorsque le pouvoir immunisant est de 1/80.000, et même 1/100.000, c'est-à-dire capable d'immuniser 80.000 ou 100.000 fois son poids.

Quand le cheval est bon pour la saignée, on introduit dans sa veine jugulaire un trocart aseptique, et le sang est recueilli dans un vase stérilisé. Le sang se sépare en caillots et en sérum. Ce sérum est recueilli aseptiquement, et mis dans des flacons stérilisés de 10 à 20 centimètres cubes, munis d'une étiquette indiquant l'âge de la récolte. Le sérum ainsi obtenu est un liquide jaune ambré, limpide, de saveur légèrement salée. Il faut le tenir dans un endroit frais, à l'abri de l'air et de la lumière, il ne doit pas avoir plus de *trois mois de date.*

Le sérum antidiphtérique peut être employé à titre préventif, ou à titre curatif.

On ne doit pas hésiter à vacciner les enfants d'une famille ou d'une agglomération infectée, en leur injectant à titre préventif de 5 à 10 centimètres cubes, suivant l'âge.

Dans le traitement de la diphtérie, l'injection doit être faite aussitôt que possible. Le sérum employé comme agent

curateur se montre d'autant plus efficace qu'il est injecté
de façon plus précoce, avant même les résultats du diagnostic
bactériologique.

Dans les cas de diphtérie bénigne, une seule injection de
10 centimètres cubes suffit pour arrêter le processus infectieux. On voit les fausses membranes se gonfler, se ramollir,
et se détacher par fragments, en même temps que l'état
général redevient satisfaisant.

Dans les cas plus graves, si une première injection n'a
donné aucune modification importante, il faut en faire une
seconde de 10 ou 20 centimètres cubes, et ainsi de suite,
jusqu'à disparition des fausses membranes et des phénomènes
d'intoxication.

Dans les cas de croup, ou diphtérie laryngée, l'injection
préserve le plus souvent de l'intervention chirurgicale (trachéotomie ou tubage).

Le sérum antidiphtérique a surtout été employé depuis
la communication de Roux au Congrès de Budapest, en
1894. C'est le 1er février 1894 que commença vraiment le traitement des enfants diphtériques par le sérum de Roux, et les
premiers essais eurent lieu à l'hôpital des Enfants-Malades.

Depuis son emploi, la mortalité a baissé dans des proportions énormes, de 16 % à 5 %, et la diphtérie laryngée ne donne
plus que rarement l'occasion d'intervenir chirurgicalement.

Pour pratiquer ces injections, on se sert de la *seringue de
Roux*. Celle-ci doit être stérilisée dans l'eau bouillante pendant un quart d'heure. Les tubes en caoutchouc qui servent
d'ajutage doivent être bouillis ou lavés avec une solution
de sublimé ou de cyanure de mercure, puis rincés à l'eau
stérilisée.

L'aiguille en platine iridié sera flambée avec soin. On
fera l'asepsie de la région, qui sera de préférence l'abdomen
ou la base du thorax. Ces injections sont *hypodermiques*,
c'est-à-dire que le sérum est injecté dans le tissu cellulaire
sous-cutané. Une fois l'injection faite, il suffira de laver la
piqûre, et d'appliquer un peu de gaze maintenue par du
collodion. Les injections de sérum antidiphtérique ne sont
en aucune façon dangereuses et, dans les cas graves, on peut
en employer des doses considérables. Il survient cependant,
dans quelques cas, plusieurs jours après des accidents dus
à son emploi. Ce sont des érythèmes, des éruptions cutanées,
des gonflements articulaires s'accompagnant parfois de phénomènes fébriles inquiétants. Mais il n'y a aucune inquiétude
à avoir : ces troubles guérissent sans laisser aucune trace, et ne
doivent pas contre-indiquer l'emploi si bienfaisant du sérum.

SÉROTHÉRAPIE DANS LE TÉTANOS. — Le tétanos est produit par le bacille de Nicolaïer, qui a la forme d'une baguette .

de tambour ou d'un clou. Il est répandu à la surface de la terre, dans la boue, dans le fumier, dans les excréments. Avec ce bacille, on a fait un sérum antitétanique, qui, chez les animaux, a donné de merveilleux résultats, surtout à titre préventif.

Ce sérum est absolument inoffensif, on peut en injecter des doses énormes, de 300 à 400 centimètres cubes, sans phénomènes toxiques.

Les résultats qu'il a donnés chez l'homme, à titre curatif, sont nuls. Il ne semble pas capable d'arrêter l'évolution de la maladie. Mais, à titre préventif, il faudra toujours y avoir recours, en présence d'une plaie souillée de terre, de fumier, de poussière. L'injection viendra s'adjoindre à la désinfection de la plaie, qui sera toujours la première chose faite par le chirurgien.

A titre préventif, on injecte 10 à 20 centimètres cubes. qu'on peut renouveler quelques jours après.

SÉROTHÉRAPIES DIVERSES. — En dehors de ces deux sérums très employés, nous pourrions en citer beaucoup d'autres, qui ont été dirigés contre les affections différentes.

Le sérum *antistreptococcique* est indiqué dans toutes les maladies dues au streptocoque (phlegmon, fièvre puerpérale, érysipèle, infections diverses, etc).

Son emploi est sans inconvénient, la dose courante est de 10 centimètres cubes. Elle peut être doublée et répétée.

Le sérum *anticholérique* n'a pas encore donné de résultats. Il n'en est pas de même du sérum anticholérique des poules dont l'étude a servi à démontrer le principe des virus atténués.

Il en est de même dans la *tuberculose*, où aucun sérum n'a donné de résultat incontestable.

Le sérum *antistaphylococcique* a été vanté contre les infections dues au staphylocoque : furoncle, anthrax, orgelet, ostéomyélite, impétigo.

Le sérum *antipesteux* n'a donné encore de remarquables résultats que dans la peste bubonique. Dans la peste pulmonaire, on n'a encore rien trouvé d'efficace. Yersin a préparé un sérum antipesteux qui possède des propriétés préventives et curatives chez l'animal et chez l'homme. Le premier pestiféré guéri par Yersin avec son sérum est un Chinois. La sérothérapie antipesteuse est entrée dans la thérapeutique. A titre préventif, elle est précieuse, car elle permet d'enrayer l'extension du fléau par des inoculations des individus encore indemnes. Ce pouvoir préventif ne dure que quinze jours.

Sans sérum, la mortalité est de 80% ; avec lui, elle s'abaisse de 7 à 14%. L'injection doit débuter par des doses massives, et être non seulement hypodermique (40 centimètres cubes), mais intra-veineuse (20 centimètres cubes), pour aller plus vite.

Pour guérir la méningite cérébro-spinale, provoquée par le *méningocoque* de Weichselbaum (1887), le sérum antiméningococcique a été employé avec des résultats très encourageants.

Le sérum employé en France est celui de Dopter, qu'il prépare en injectant dans les veines des chevaux des cultures vivantes. Il doit être employé, non en injections hypodermiques, mais en injections *intra-rachidiennes*, après avoir soustrait autant et même plus de liquide céphalo-rachidien qu'on veut injecter de sérum. Les statistiques publiées par Dopter et Netter montrent que la mortalité n'est plus que de 10 à 15%.

Le sérum antidysentérique de Vaillard et Dopter a également donné des résultats très intéressants. L'emploi du sérum a diminué la mortalité de cette dysenterie estivale. Des tentatives ont été faites pour la fièvre jaune, la morve, la lèpre, la pneumonie; mais il n'existe pas encore de résultats bien positifs, et il importe d'être très circonspect en présence de tous ces sérums.

SÉROTHÉRAPIE ANTIVENIMEUSE. — Pour combattre le venin qui pénètre dans l'organisme par la morsure des serpents, on utilisera avec profit le sérum *antivenimeux* de Calmette. On prépare ce sérum en injectant au cheval du venin de cobra et du venin de vipère jusqu'à ce que l'animal soit rendu réfractaire à une dose mortelle pour 500 kilo. de lapins.

Ce sérum empêche les effets des venins de toutes les espèces de serpents. Il se conserve très longtemps, et ne perd ses propriétés que s'il est chauffé au delà de 60 degrés.

On l'emploiera en injections hypodermiques à la dose de 10 centimètres cubes, lorsqu'il s'agit d'un serpent d'Europe ou d'un petit serpent des pays chauds. Mais s'il s'agit d'un animal de grande taille, tel que le cobra de l'Inde, le crotale d'Amérique, il n'y aura aucun danger à en injecter de grandes quantités.

L'injection sera pratiquée aussi vite que possible, certains venins tuant l'homme en quelques heures.

Le sérum antivenimeux réussit aussi bien sur les animaux domestiques que sur l'homme. Les injections seront faites chez eux dans les mêmes conditions que chez l'homme. Dans les cas graves, on pourra avoir recours à l'injection *intra-veineuse*, dans la jugulaire chez le cheval et les ruminants, dans la saphène, au niveau du jarret, chez le chien.

CHAPITRE IV

Sérums artificiels. Injections sous-cutanées

Dés sérums artificiels.

Pour réparer les pertes de sang qui mettent la vie en danger, on avait pensé depuis longtemps à remplacer le sang perdu par du sang d'homme ou d'animal. C'est la « transfusion du sang ». On transfusa d'abord du sang d'animal. Jean Denis, en 1667, fit la première transfusion, et se servit de sang d'agneau. Le sang d'agneau ne donna aucun résultat. Des thromboses, des embolies, démontrèrent que ces opérations étaient nuisibles. On essaya de défibriner le sang des animaux, on eut encore des insuccés. Ceux-ci s'expliquent aisément, parce qu'il est démontré que les globules rouges sanguins ne peuvent vivre que dans leur propre plasma : le plasma d'un animal détruit les hématies de l'homme et altère même les leucocytes.

On eut alors recours aux injections de sang humain, à la transfusion d'homme à homme. Malgré tous les appareils inventés, malgré toutes les précautions, le sang se coagule en quittant l'organisme, et des accidents firent abandonner ce procédé dangereux pour celui qui donne son sang et sans bénéfice pour celui à qui on l'injecte. En admettant même qu'on fasse l'injection en abouchant les vaisseaux des deux sujets, artère à veine, il est bien difficile de se procurer du sang humain *pur et abondant*.

C'est pour cela qu'on a remplacé la transfusion du sang par les injections de *sérums artificiels*. On donne ce nom à des solutions salines rappelant la composition du sérum sanguin, et sans nocivité pour les globules, qu'elles n'altèrent pas.

SÉRUM ARTIFICIEL ORDINAIRE. — La solution la plus em-ployée et la plus recommandée, isotonique avec le sérum sanguin, est une solution de *chlorure de sodium* à 7 gr.50 p. 1000. Si on manquait de balance pour préparer ce sérum, on se rappellerait qu'une cuillerée à café de sel fin pèse environ 7 grammes. Ce liquide filtré doit être stérilisé à 125 degrés, et porté à une température de 38 degrés au moment de l'injection.

On peut aussi employer le *sérum de Hayem*, qui renferme : 10 grammes de *sulfate de soude*, 5 grammes de *chlorure de sodium* par litre d'eau.

Citons aussi les sérums de *Chéron*, de *Trunecek*. Le premier renferme : 4 grammes de phosphate de soude, 8 grammes de sulfate de soude, 2 grammes de chlorure de sodium et 1 gramme d'acide phénique pur pour 100 centimètres cubes d'eau.

Celui de Trunecek renferme du sulfate de soude, du chlorure de sodium, du phosphate de soude, du carbonate de soude et du sulfate de potasse. Ces derniers sérums sont employés exceptionnellement. Ils sont trop concentrés pour être employés en quantité : ils ne le sont que par petites doses en injections sous-cutanées. Le sérum artificiel ordinaire peut être remplacé par *l'eau de mer* isotonique, ou *plasma de Quinton*. C'est de l'eau de mer captée au large, loin des germes infectieux de la terre, stérilisée et rendue isotonique au sérum sanguin.

Indications. — Les indications de ces injections sont nombreuses. Tantôt il s'agira d'une hémorragie grave après une blessure, un accouchement, une opération, d'un état dépressif athrepsique, d'une atteinte de choléra, de diarrhée infantile ; tantôt il s'agira de renouveler le sang, de faire un lavage de sang, comme dans l'urémie, l'intoxication par l'oxyde de carbone, et dans ce cas la saignée précédera l'injection.

Les injections sont précieuses pour les malades très affaiblis, dont la nutrition s'effectue difficilement.

Mode d'administration. — Ces injections peuvent être pratiquées de deux façons, suivant que la thérapeutique doit être plus ou moins rapide.

Elles sont *hypodermiques* ou *intra-veineuses.*

Hypodermiques quand le danger n'est pas immédiat. Elles se font dans les flancs, la région fessière, rétro-trochantérienne, à la partie supérieure et externe de la cuisse.

Les doses à injecter sont très variables. Chez l'adulte, on peut injecter, dans une même séance, de 200 à 2.000 centimètres cubes. Mais l'injection doit être faite lentement. Il ne faut pas injecter plus de 50 centimètres cubes par minute.

Des injections sous-cutanées.

De nombreux médicaments peuvent être administrés, comme les sérums par la voie sous-cutanée. Ces injections comprennent trois variétés :
1º Les injections hypodermiques;
2º Les injections parenchymateuses;
3º Les injections intra-veineuses.

INJECTIONS HYPODERMIQUES. — Leur but est d'introduire dans le *tissu cellulaire sous-cutané* les liquides médicamenteux destinés à agir soit sur l'organisme entier après absorption, soit localement.

Les instruments nécessaires pour ces injections varient suivant la quantité de liquide à injecter.

Pour les petites quantités (injections de morphine, caféine, sels mercuriels, etc.), on se sert d'une petite seringue graduée, dite *seringue de Pravaz*.

Chaque seringue se compose : 1º d'un corps de pompe; 2º d'un piston avec tige graduée; 3º d'une aiguille creuse.

Le corps de pompe peut être en verre ou en métal. Le corps de pompe en métal ne peut être employé dans tous les cas, en particulier pour les médicaments capables de l'attaquer; de plus on ne voit pas le contenu de la seringue, ce qui gêne parfois. En dehors de ces inconvénients, les seringues entièrement métalliques sont très pratiques : elles peuvent se stériliser **très** facilement et ne se cassent pas.

On emploie de plus en plus les seringues entièrement en cristal, dites seringues de Lüer, qui sont très faciles à stériliser, ne s'altèrent pas et permettent de bien surveiller le fonctionnement de l'injection.

Les seringues sont aussi faites en verre et avec une armature métallique; elles sont moins susceptibles que les seringues entièrement en verre. Les anciennes seringues à piston de cuir sont de plus en plus délaissées, parce que ces pistons, en se desséchant, deviennent rapidement inutilisables. De plus, ils sont difficilement stérilisables. Ils sont donc inférieurs aux pistons métalliques et en verre. Le corps de pompe renferme en général *un centimètre cube*. La tige du piston est graduée et porte un curseur. Elle est divisée en 20 graduations, de 0 à 20. Chaque graduation correspond à *une goutte* de liquide, et le curseur permet de graduer exactement la quantité à injecter (pour un quart de centimètre cube, on mettra le curseur de telle sorte qu'on ne puisse injecter que 5 gouttes). Dans les seringues en verre, la graduation est gravée sur le corps de pompe.

Les aiguilles sont, soit en acier, soit en platine iridié, soit en nickel, et pourvues d'un ajutage qui s'adapte à celui de la seringue. Les aiguilles en acier sont stérilisables par l'ébullition dans une solution alcaline; on ne peut les flamber, sous peine de les détremper, et de les rendre inutilisables. On emploie de plus en plus les aiguilles en *platine iridié*, qui sont facilement stérilisables par le flambage à la flamme d'alcool. Il en est de même des aiguilles en nickel, beaucoup moins résistantes cependant.

Pour les injections supérieures à 1 centimètre cube, on emploie des seringues de plusieurs centimètres cubes. Celle de Debove est une des plus pratiques.

Pour des injections de sérum antidiphtérique, ou des injections de moyenne importance, on peut utiliser la *seringue de Roux*. C'est une seringue en verre avec une armature métallique pouvant contenir 20 centimètres cubes. Le piston est formé par une rondelle de caoutchouc, qu'on serre ou desserre avec une vis située à la partie inférieure, de façon à augmenter ou à diminuer le diamètre de la rondelle. De plus, pour éviter que les mouvements du malade ne déterminent une lésion des tissus, on adapte au corps de pompe un raccord en caoutchouc qui porte un ajutage terminal pour l'aiguille.

Pour les injections hypodermiques plus abondantes, comme celles de sérum artificiel, où les doses atteignent de 200 à 1.000 centimètres cubes, on utilise de préférence d'autres instruments.

Comme aiguille, on choisira une aiguille tubulée de petit calibre; on peut utiliser la petite aiguille de l'appareil de Potain ou de Dieulafoy, qu'on adapte au bout d'un tuyau de caoutchouc en rapport avec le réservoir renfermant le sérum.

Le meilleur appareil est un flacon contenant un litre ou moins, suivant les cas, de sérum artificiel. Le flacon est fermé par un bouchon en caoutchouc à deux tubulures. Dans l'un des trous s'engage un tube de verre qui permet l'arrivée de l'air, et dans l'autre un tube par où passera le liquide. Pour que l'injection se fasse seule et peu à peu, on place le réservoir renversé plus ou moins haut, et le liquide s'infiltre dans le tissu cellulaire sous-cutané. Dans ce cas, le tube qui amène l'air dans le flacon doit plonger jusqu'au fond, celui qui sert au passage du liquide dépasse de très peu le bouchon à l'intérieur.

Si on veut aller plus vite, et faire une injection plus active, on adapte à l'un des tuyaux une soufflerie, et on injecte le liquide par la pression de l'air envoyé par la soufflerie. Dans ce cas, le tube qui amène l'air est le plus court, celui qui sert au passage du sérum doit aller jusqu'au fond du verre.

L'appareil de Dumouthiers est construit de cette sorte.

On pourra utiliser comme soufflerie celle du pulvérisateur de Richardson ou celle du thermocautère.

En l'absence de flacon à deux tubulures, on pourra utiliser un bock laveur (appareil de Hallion), ou même un simple entonnoir armé d'un tube en coutchouc.

MANUEL OPÉRATOIRE DES INJECTIONS HYPODERMIQUES. — Avant de pratiquer une injection, il importe de s'assurer si l'instrument fonctionne bien.

En général, avec les pistons en verre ou métalliques, on a des instruments dont le fonctionnement est parfait, et toujours prêt, sauf usure; mais les seringues à piston en cuir laissent beaucoup à désirer.

Pour savoir si une seringue fonctionne bien, il faut que le piston soulevé fasse le vide au-dessous de lui. On peut s'assurer de son bon fonctionnement d'une façon très simple. 1° On remplit la seringue avec de l'eau et, fermant l'orifice de la seringue avec le doigt et appuyant énergiquement sur le piston, celui-ci ne doit pas enfoncer, car les liquides sont incompressibles : si le piston descend, c'est qu'il y a une fuite : ou bien le liquide sort par les joints de l'appareil, ou bien l'eau passe entre le corps de pompe et le piston, et on voit l'eau passer au-dessus. 2° Le piston étant au bas de sa course, on ferme hermétiquement l'orifice inférieur avec l'index, et on tire le piston; celui-ci, lâché brusquement, doit redescendre sous l'influence de la pression atmosphérique, si le vide est bien fait au-dessous de lui.

On s'assurera aussi de la perméabilité de l'aiguille, dans l'intérieur de laquelle on met un fil métallique. Si l'aiguille est bouchée, on la fera bouillir avec du carbonate de soude, ou on la flambera énergiquement si elle est en platine, de façon à détruire ou à désorganiser les matières oblitérantes.

Cela étant fait, on fera stériliser l'instrument par l'ébullition, si la stérilisation n'a pas été pratiquée à l'étuve, comme cela se fait dans les maisons de santé et dans les hôpitaux.

L'aiguille pourra être stérilisée de la même façon; s'il s'agit d'une aiguille en platine, la stérilisation à la flamme d'alcool est le procédé de choix.

Pour pratiquer une injection, il faut :

1° Stériliser les instruments ;

2° Aseptiser les mains de l'opérateur;

3° Aseptiser la peau du malade.

La peau du malade sera savonnée avec soin, dégraissée à l'alcool, et lavée avec une solution antiseptique. On peut aussi la désinfecter avec de l'alcool à 90 degrés, ou un léger badigeonnage à la teinture d'iode.

Les mains de l'opérateur ne peuvent être rigoureusement aseptiques, mais cela n'a pas d'importance, *pourvu que les mains ne touchent pas la partie de l'aiguille qui doit pénétrer dans les tissus, ni la région de la peau où la piqûre doit être faite.*

La peau étant aseptisée, on charge la seringue et on la purge en la tenant verticalement l'aiguille en l'air, de façon à chasser l'air jusqu'à ce que le liquide s'écoule de façon continue, lorsque le liquide resté dans l'aiguille a été chassé par l'air sous-jacent.

Pour faire pénétrer l'aiguille dans le tissu cellulaire sous-cutané, on soulève avec le pouce et l'index d'une main un pli de la peau, et de l'autre on enfonce rapidement l'aiguille, de façon à la traverser vite pour diminuer la douleur. En remuant la seringue, on s'assure que l'aiguille a bien traversé la peau à ce que l'extrémité de l'aiguille se meut facilement, et n'entraîne pas la peau avec elle dans les déplacements qu'on lui imprime, ce qui arrive lorsque l'aiguille est encore dans le tissu cutané.

On pousse alors l'injection sans brusquerie, surtout s'il s'agit d'une injection assez considérable. L'injection terminée, on retire l'aiguille, et on panse la plaie avec un peu de gaze, ou de coton aseptique maintenu avec un peu de collodion. La piqûre guérit toujours sans aucune complication si les précautions aseptiques ont été prises.

L'injection terminée, il faudra nettoyer la seringue avec de l'eau stérilisée, flamber l'aiguille, et introduire dans son canal un fil métallique pour s'assurer de sa perméabilité jusqu'à un nouvel emploi.

Les régions de prédilection sont, pour les petites injections, l'avant-bras, le bras, pour les plus importantes, les flancs, l'abdomen, la face externe des cuisses. Quand on a une injection très importante à faire, comme pour le sérum artificiel, il faut parfois faire plusieurs piqûres. On ne peut guère dépasser 200 grammes dans le même endroit, le tissu cellulaire ne se laissant pas distendre suffisamment ; parfois même, on ne peut atteindre 100 grammes. Chez les gens obèses, l'aiguille devra traverser le tissu adipeux.

Les suites des injections sont en général nulles, une légère douleur tout au plus, en attendant la résorption rapide du médicament ; la réaction dépend, d'ailleurs, du principe médicamenteux injecté.

Pour les injections de sérum artificiel, on prendra les mêmes précautions aseptiques, de plus, on maintiendra le sérum à la température de 38 degrés ; il sera très important de surveiller la température pour les injections importantes, et surtout pour les injections intra-veineuses.

Les solutions à injecter doivent être rigoureusement stériles ; on les trouve en général dans le commerce en ampoules stérilisées scellées à la lampe ; c'est le meilleur mode de préparation, les solutions contenues dans les flacons s'altérant et s'infectant très vite par les poussières et les manœuvres maladroites.

Les médicaments injectés sont en solution aqueuse ou huileuse. Nous citerons parmi les plus employés :

L'apomorphine comme vomitif; *l'arsenic* et ses dérivés; *l'arrhénal* (méthylarséniate de soude), et les cacodylates de fer, de soude, comme reconstituants; la *caféine* dissoute dans le benzoate de soude, comme tonique du cœur; le *camphre* dissous dans l'huile contre les défaillances, les syncopes; la *cocaïne* dissoute dans l'huile, ou le *chlorhydrate de cocaïne* dissous dans l'eau, comme anesthésiques; la *créosote* dissoute dans l'huile, ou le *gaïacol*, contre la tuberculose; *l'ergotine*, contre les hémorragies; *l'éther* contre les syncopes; les *glycérophosphates*, comme toniques et reconstituants; certains sels solubles de *mercure*, comme le sublimé, le cyanure, le benzoate, mais ils sont surtout employés en injections intramusculaires; le *chlorhydrate de morphine*, comme calmant; le *nitrate de pilocarpine*, comme sudorifique et sialagogue; la *quinine*, sous forme de *bromhydrate de quinine* ou de *chlorhydrate de quinine*, qui est le plus employé, contre les accès de fièvre (impaludisme surtout); la *spartéine* (sulfate), comme tonique du cœur; la *térébenthine*, pour déterminer des abcès de fixation; la *strychnine* (sulfate), contre les paralysies.

On administrera également, par la voie sous-cutanée, des médicaments qui sont des liquides extraits des divers tissus et organes du corps; c'est ce qu'on appelle l'*opothérapie*.

Opothérapie. — Il existe dans l'organisme une foule de glandes qui sécrètent des principes mal définis qui maintiennent intacts le fontionnement des organes. Elles n'ont pas de canal excréteur, aussi les appelle-t-on glandes à sécrétion interne. Le corps thyroïde, le thymus, le foie, la rate, l'ovaire, etc., sécrètent des substances nécessaires à la vie normale; lorsque ces glandes sont malades ou absentes, il en résulte des troubles qu'on a eu l'idée de combattre (Brown-Séquard), en injectant ou ingérant des macérations de ces glandes prises sur les animaux.

Les plus employés en injections de ces produits sont: l'*ovarine*, extraite des ovaires; la *thyroïdine*, extraite du corps thyroïde; l'*adrénaline*, ou extrait capsulaire des *capsules surrénales*; le *suc pancréatique*, extrait du pancréas; l'*hémaline*, extraite du foie; la *pulmonine*, ou suc pulmonaire; la *cérébrine*, extraite de la substance grise du cerveau; la *néphrine*, extraite des reins, etc.

Ces divers sucs servent à guérir les maladies des organes dont ils portent les noms.

INJECTIONS PARENCHYMATEUSES, INTRA-MUSCULAIRES. — Nous classerons dans cette catégorie les injections plus profondes, destinées à porter le médicament, soit au milieu des organes malades, soit dans les muscles.

Pour traiter les adénites tuberculeuses, les ostéoarthrites de même nature, et certaines tumeurs, on injecte des médicaments par ce procédé. Les injections de *chlorure de zinc*, *d'éther iodoformé*, de *naphtol camphré*, *d'acide phénique*, sont employées dans ce but.

Les seringues destinées à ces injections seront les mêmes que pour les injections hypodermiques, mais l'aiguille devra être plus forte et plus longue.

TECHNIQUE DE L'INJECTION. — On prend l'aiguille stérilisée, on l'enfonce dans la tumeur de façon à ne léser aucun vaisseau, et on s'assure que le sang ne coule pas avant de pousser l'injection; mais ces injections-là sont faites par le médecin.

Il n'en est pas de même des injections intra-musculaires, qui entrent dans les fonctions de l'infirmière. Ces injections consistent, comme leur nom l'indique, à déposer le médicament dans l'épaisseur des muscles. On peut les faire dans les muscles de l'épaule, mais la région de choix est la *région fessière*. C'est dans les muscles de la fesse qu'on les pratique sur une ligne horizontale, qui va du sommet du pli fessier au sommet du grand trochanter.

Il faudra faire une asepsie rigoureuse de la région, pour éviter un phlegmon, dont les conséquences pourraient être graves. L'aiguille devra être résistante, et longue de cinq centimètres. Elle sera introduite *perpendiculairement*, très vite, et il *faut s'assurer qu'il ne s'écoule aucune goutte de sang par la canule*; si le sang coule, c'est que l'aiguille a pénétré dans un vaisseau, et on s'exposerait, surtout pour les injections de sels insolubles (huile grise, calomel), etc., à donner une embolie mortelle. Si le sang coulait, on retirerait un peu l'aiguille jusqu'à ce qu'il n'y eut plus d'écoulement, ce qui indiquerait qu'elle n'est plus dans le vaisseau.

Les injections intra-musculaires sont employées journellement. Ce sont surtout les sels mercuriels qu'on administre par cette voie.

Les sels mercuriels solubles les plus employés sont : le *biiodure*, le *benzoate*, le *bichlorure*, le *cyanure de mercure*; les deux premiers sont les mieux tolérés. Le premier s'emploie en solution huileuse pure, ou en solution aqueuse avec l'iodure de potassium.

Les sels insolubles injectés sont *l'huile grise*, faite avec du mercure, et le *calomel*, qui est un protochlorure de mercure suspendu dans un liquide huileux.

Ces injections donnent souvent des douleurs assez vives. Cela est vrai surtout pour les sels insolubles, qui déterminent, par suite des modifications chimiques qui se passent tout autour, de l'irritation des tissus.

Souvent la marche devient pénible, et cela, non le jour de l'injection, mais le deuxième ou le troisième jour. Les injections de sels insolubles ne sont faites d'ailleurs que tous les huit ou dix jours, suivant les cas. Les injections de sels solubles peuvent être faites journellement. Elles laissent parfois des nodosités qui finissent par disparaître et sont d'autant moins nombreuses que les injections ont été plus intra-musculaires.

Injections intra-veineuses. — Dans certains cas, l'injection sera intra-veineuse. La veine choisie pour l'injection sera celle de la saignée, la médiane céphalique si possible.

Le malade doit être couché, comme pour la saignée. Après l'asepsie minutieuse de toute la région, le chirurgien incise la peau et découvre la veine, qu'il pique dans le sens du courant sanguin avec une aiguille canule mise en rapport avec le réservoir à sérum. La quantité à injecter varie suivant les maladies, mais on doit régler le débit de telle sorte qu'il ne dépasse pas 100 centimètres cubes par minute.

On termine par un pansement aseptique. Dans les cas pressés, on peut pénétrer dans la veine à travers la peau, mais il faut éviter les fausses routes. Ces injections intra-veineuses seront faites par le médecin, qui évitera toutes les complications qu'on peut redouter.

On emploie des injections de cyanure de mercure à 1 p. 100 par cette même voie.

Ces injections intra-veineuses sont devenues très courantes depuis l'introduction dans la thérapeutique des nouveaux sels arsenicaux connus sous le nom de salvarsan, néosalvarsan, arsénobenzol, novarsénobenzol.

On désinfecte le pli du coude avec l'alcool à 90 degrés; un aide comprime le bras avec les mains ou avec un lien élastique, pour arrêter la circulation veineuse et faire saillir les veines. Le médecin traverse la peau, puis entre dans la veine avec l'aiguille; il aspire un peu avec le piston de la seringue toute chargée et, dès qu'il voit le sang arriver dans le corps de pompe, il est assuré d'être dans la veine; l'aide cesse la compression, l'opérateur peut pousser l'injection en toute sécurité. De cette façon, on évite toute fausse route, parfois facile chez les personnes grasses, chez les femmes en particulier.

———

CHAPITRE V

Procédés d'évacuation des collections liquides.

I. PONCTIONS. — II. CATHÉTÉRISME. — III. LAVAGE DE L'ESTOMAC. — IV. GAVAGE.

Ponctions simple, aspiratrice, exploratrice, lombaire.

On appelle *ponction évacuatrice* une opération qui consiste à enfoncer à travers les tissus un instrument peu volumineux, à pointe acérée, afin de donner issue à une collection liquide.

La ponction est dite *simple* lorsqu'on laisse le liquide s'écouler librement. Elle est dite *aspiratrice* lorsque le liquide est aspiré dans un récipient, dans lequel on a fait le vide.

Ponction simple. — Elle se pratique soit avec le *bistouri*, soit avec un *trocart* ou une *aiguille tubulée*.

La *ponction au bistouri* est le procédé employé pour ouvrir les petits abcès ou les kystes superficiels.

La *ponction au trocart* est employée pour évacuer les grandes collections liquides (abcès, kystes), soit les épanchements formés dans les cavités closes, comme la plèvre, le péritoine, la vessie, etc.

Souvent elle est complétée par la ponction aspiratrice.

Trocart. — Le trocart se compose : 1° d'une tige en acier appelée *poinçon*, fixée sur un manche solide, et à extrémité acérée en forme de pyramide triangulaire; 2° d'une *canule métallique*, dans laquelle glisse le poinçon, et un peu plus courte que lui. Le volume et la forme des trocarts varie suivant les circonstances. Pour éviter que le rebord terminal de la canule ne forme un obstacle à la pénétration, on a construit le trocart de telle sorte qu'en arrière de la lame piquante se trouve une dépression circulaire, dans laquelle vient se loger l'extrémité de la canule taillée en bec de flûte et ne faisant plus aucune saillie

Avant l'emploi, les trocarts seront stérilisés avec le plus grand soin et plongés dans une huile ou une pommade antiseptique ou aseptique ; ce corps gras a pour but de faciliter le glissement de l'instrument.

Le trocart est enfoncé d'un coup sec et rapide dans la collection à évacuer.

Cela étant fait, le chirurgien maintient la canule avec le pouce et l'index d'une main, et retire le poinçon de l'autre : l'écoulement du liquide se produit alors.

Dans le cas où la ponction est complétée par une injection dans la cavité, l'infirmière préparera une seringue dite à hydrocèle, servant à ces sortes d'irrigations. L'opération terminée, la canule est retirée, et on applique sur la petite plaie un pansement aseptique très simple, maintenu par un peu de collodion.

Ponction aspiratrice. — Cette ponction retire le liquide par aspiration, en empêchant l'air de pénétrer dans la cavité ponctionnée.

Les instruments qui servent à la réaliser se nomment des *aspirateurs*. Nous étudierons les deux plus connus, ceux de *Dieulafoy* et de *Potain*.

ASPIRATEUR DE DIEULAFOY. — Il se compose : 1º *d'une pompe;* 2º de *deux tubes en caoutchouc;* 3º *d'aiguilles* et de *trocarts.*

Le corps de pompe est cylindrique, en cristal, de la contenance de 60 centimètres cubes. Les deux extrémités sont fermées par une armature métallique. L'armature inférieure est munie de deux robinets : l'un des robinets communique à volonté avec la collection liquide, l'autre avec le récipient qui recueillera le liquide évacué.

L'armature supérieure livre passage à la tige graduée du piston, qui possède à sa partie inférieure une encoche qui servira de cran d'arrêt pour immobiliser le piston quand il sera arrivé au haut de sa course.

Fonctionnement de l'appareil. — Pour faire le vide dans l'appareil, voici comment on procède :

1º *On ferme* les deux robinets inférieurs, et on fait le vide en amenant le piston en haut ;

2º *On le fixe au cran d'arrêt,* en lui faisant exécuter un léger mouvement de rotation ;

3º *On fixe à l'un des robinets un des tubes* en caoutchouc armé de son aiguille ;

4º *On fixe à l'autre* le tube évacuateur, qui plonge dans un récipient. L'appareil est ainsi prêt pour fonctionner.

5° *On ouvre le robinet* communiquant avec l'aiguille aspiratrice : aussitôt le liquide arrive en bouillonnant et remplit peu à peu le corps de pompe; quand il est plein, ou que le liquide ne monte plus, il faut l'évacuer au dehors; pour cela :

6° *On ferme le robinet aspirateur,* pour empêcher le refoulement du liquide dans la cavité d'où il provient;

7° *On ouvre le robinet évacuateur,* puis on abaisse le piston, pour chasser le liquide au dehors;

Cela fait, si l'évacuation n'est pas terminée, on fait de nouveau le vide, en :

8° *Fermant ce robinet,* et on recommence la même opération.

Quand on veut faire suivre l'aspiration d'une injection, on plonge le tube du second robinet dans le liquide à injecter; on laisse, dans ce cas, le robinet évacuateur ouvert, et on aspire le liquide; puis on ferme ce robinet et on ouvre le premier, dit aspirateur, et, en abaissant le piston, on refoule le liquide dans la cavité.

On peut également aspirer progressivement avec cet appareil sans faire le vide avant. Dans ce cas, l'aiguille aspiratrice étant enfoncée, on *ferme le robinet évacuateur,* on *ouvre le robinet aspirateur,* et à mesure qu'on soulève le piston, le liquide remplit le réservoir.

L'appareil de Dieulafoy est extrêmement utilisé, mais sa faible contenance le rend inférieur à l'appareil de Potain pour les grandes collections liquides.

APPAREIL DE POTAIN. — Il se compose : 1° d'une pompe aspirante et foulante avec laquelle on fait le vide dans un flacon ou on injecte de l'air, suivant que l'on utilise l'une ou l'autre de ses propriétés; 2° d'un flacon de un à deux litres, suivant les cas, muni d'un bouchon en caoutchouc traversé par deux robinets, l'un en rapport avec le trocart ou l'aiguille, l'autre avec la pompe, par deux tubes en caoutchouc.

Fonctionnement de l'appareil. — Pour faire le vide :

1° *On ferme* le robinet aspirateur (une lettre A, gravée, indique où est le robinet aspirateur, la lettre F le robinet évacuateur);

2° *On ouvre* le robinet en rapport avec la pompe, par son ajutage terminal;

3° *On fait manœuvrer* la pompe; quand le vide est fait par les mouvements de celle-ci :

4° *On ferme* le robinet en rapport avec elle;

5° *On ouvre* le robinet aspirateur, et le liquide s'écoule dans le flacon.

Quand on veut faire suivre l'aspiration d'injection, on adapte la pompe par son *ajutage* F, et on adapte au-dessous du bouchon un tube qui doit plonger dans le liquide versé dans le flacon et communiquer avec le robinet muni de l'aiguille aspiratrice. On *ouvre alors les deux robinets*, et on refoule de l'air qui, pénétrant dans le récipient, comprime le liquide et le refoule dans la cavité.

Le devoir des infirmières est de tenir ces instruments en excellent état. Chaque fois qu'on s'en sera servi, il faudra tout laver, surtout les tuyaux, et faire passer de l'eau et des liquides antiseptiques (cyanure de mercure, formol). Il faudra surveiller surtout les caoutchoucs, qui s'altèrent, les lier avec soin sur les tubulures.

Quant aux trocarts et aux aiguilles, ils devront être *aseptisés* avec la plus grande rigueur par l'étuve ou l'ébullition, suivant les cas et la matière qui les constitue.

Le pansement sera le même que dans la ponction simple.

Ponction exploratrice. — On appelle ponction exploratrice une ponction faite par le médecin dans le but de s'assurer, pour établir son diagnostic, de l'existence ou de la nature d'une collection liquide.

Cette ponction s'exécute soit avec des aiguilles, des trocarts ou l'appareil de Dieulafoy.

Ponction lombaire. — On appelle ponction lombaire une ponction grâce à laquelle on pénètre dans le canal rachidien, à travers la région lombaire, pour soustraire du liquide céphalo-rachidien (Quincke, 1890).

Cette ponction se pratique soit pour obtenir l'anesthésie en faisant suivre la ponction d'une injection de cocaïne ou de stovaïne (rachicocaïnisation, rachistovaïnisation), soit pour établir le diagnostic et faire le traitement de certaines méningites et de diverses affections cérébro-spinales. On emploie pour cela une aiguille creuse, dite *aiguille de Tuffier*, en platine iridié, très résistante d'un millimètre environ de diamètre intérieur et de 9 à 10 centimètres de long.

La ponction se pratique entre la quatrième et la cinquième vertèbres lombaires, en passant entre les lames vertébrales.

Cette opération doit être faite avec une propreté absolue, et les précautions aseptiques habituelles seront rigoureusement exécutées, car l'introduction dans le canal rachidien d'un germe septique peut donner une méningite mortelle.

Procédés d'évacuation des cavités normales (vessie-estomac).

CATHÉTÉRISME DE L'URÈTRE ET LAVAGE DE LA VESSIE. — La vessie s'ouvre au dehors par un canal nommé *l'urètre*; l'opération qui consiste à évacuer l'urine à travers ce canal se nomme le *cathétérisme de l'urètre*.

Nous étudierons le cathétérisme de l'urètre chez la femme, l'infirmière ayant souvent l'occasion de le pratiquer après les grandes opérations.

Instruments qui servent au cathétérisme. — On les nomme *sondes;* ce sont des tubes creux, flexibles ou rigides, fermés à leur extrémité terminale ou *bec* de la sonde, et ouverts à l'autre appelée *pavillon.* A quelques millimètres du bec se trouvent placés latéralement un ou deux orifices ovalaires destinés au passage de l'urine; ce sont les *yeux* de la sonde. Les sondes ou *cathéters métalliques ou en verre* se stérilisent comme tous les instruments analogues. Mais avant de les flamber, de les faire bouillir ou de les mettre à l'étuve, il faut les laver avec de l'eau savonneuse, pour les débarrasser des résidus d'urine; puis ils seront essuyés avec soin avant d'être stérilisés.

D'autres sondes sont en *gomme* ou en *caoutchouc;* les sondes en gomme s'altèrent par la chaleur humide et le séjour prolongé dans les antiseptiques; les sondes en caoutchouc peuvent être stérilisées par l'ébullition, la vapeur sous pression. Pour maintenir les sondes stérilisées le mieux est de les maintenir dans des appareils qui émettent des vapeurs de *formol.* C'est le stérilisateur le plus commode et le plus efficace pour les instruments en gomme et en caoutchouc. On les enfonce dans un tube hermétiquement clos dans le fond duquel on verse du formol ou de la poudre de trioxyméthylène.

Avant l'emploi, les sondes devront être passées dans l'eau bouillie pour les débarrasser du formol, qui est très irritant.

Les sondes en verre pourront être conservées dans un liquide antiseptique (cyanure de mercure) et débarrassées de leur liquide antiseptique par un lavage analogue avant l'emploi.

Les sondes seront numérotées d'après leur calibre de 1 à 30 (filière Charrière), et chaque numéro représente 1/3 de millimètre.

La sonde de femme qui sert le plus ordinairement pour le cathétérisme évacuateur est une sonde n° 16, longue de 15 centimètres environ, complètement droite jusqu'à son extrémité, qui se relève à angle obtus, de manière à former un bec long de 1 à 2 centimètres.

OPÉRATION DU CATHÉTÉRISME. — Les instruments aseptisés devront être enduits avec un corps gras (vaseline ou huile stérilisée), afin de faciliter le glissement. Les jambes de la malade un peu écartées, l'infirmière met à découvert le méat urinaire, extrémité externe de l'urètre, et elle introduit la sonde, qu'elle tient comme une plume à écrire, la concavité du bec tournée en haut. Comme le canal urétral de la femme est court, droit et très dilatable, l'opération ne présente aucune difficulté.

Lavage de la vessie. — Parfois la sonde sert, non-seulement à vider la vessie, mais à y injecter un liquide pour faire le *lavage*.

Les sondes employées dans ce cas seront des sondes molles (caoutchouc).

On emploie pour les lavages des solutions tièdes (boriquées ou autres), qu'on injecte avec une seringue contenant 150 à 200 centimètres cubes. Cette seringue, facile à aseptiser, présente à la partie supérieure une armature munie de deux anneaux destinés à passer deux doigts, l'index et le médius. La tige du piston présente aussi un anneau pour le pouce. Cette seringue est dite seringue à hydrocèle (Guyon).

L'embout de la seringue est ajusté dans le pavillon de la sonde et, maintenant le bout bien fixé, on pousse le piston en injectant successivement 50 à 60 grammes de liquide.

CATHÉTÉRISME DE L'ŒSOPHAGE ET LAVAGE DE L'ESTOMAC. — L'évacuation et le lavage de l'estomac, employés en thérapeutique, peuvent aussi être pratiqués pour établir un diagnostic (repas d'épreuve), ou pour combattre un empoisonnement, une indigestion. Pour arriver dans l'estomac il faut pratiquer le cathétérisme de l'œsophage.

Cathétérisme de l'œsophage. — Il se pratique avec une sonde dite « sonde œsophagienne », longue d'environ 50 centimètres, d'un diamètre de 1 centimètre, présentant un œil latéral un peu en arrière du bec fermé en cul-de-sac. Le sujet étant assis, la tête inclinée en arrière, la bouche ouverte, ou maintenue ouverte par un bouchon glissé entre les grosses molaires, on introduit l'index gauche dans la bouche, pour déprimer la base de la langue; puis, tenant comme une plume à écrire la sonde lubréfiée avec de la glycérine ou du lait, on la fait glisser le long de l'index gauche jusqu'à la paroi postérieure du pharynx où elle s'engage dans l'œsophage; dès ce moment on pousse peu à peu, lentement, jusqu'à ce qu'elle ait pénétré dans l'estomac, ce qui demande une longueur de 40 à 45 centimètres.

L'introduction est parfois difficile, accompagnée d'envie de vomir, de gêne respiratoire; cela est vrai surtout pour les premiers cathétérismes; mais certains malades s'y habituent très bien et avalent eux mêmes la sonde œsophagienne.

Lavage de l'estomac. — La sonde étant introduite, on peut vider l'estomac de deux façons :

1º Avec la pompe de Küssmaul;

2º Avec le tube de Faucher.

1º La *pompe de Küssmaul* est une pompe aspirante et foulante qu'on adapte au pavillon de la sonde pour aspirer le contenu de l'estomac, et en modifiant le robinet, on peut ensuite injecter le liquide désiré.

On lui préfère en général le tube de Faucher.

2° Le *tube de Faucher* se compose uniquement d'une *sonde œsophagienne* et d'un *entonnoir*. C'est un tube en caoutchouc long de 1m50, ayant 8, 10, 12 millimètres de diamètre (numéros 1, 2, 3). L'entonnoir, en verre, est d'une capacité de 500 grammes. Sur ce tube il y a un index, qui permet de savoir si le tube est arrivé dans l'estomac. Procédant comme nous l'avons dit, on introduit lentement le tube, en priant le malade de bien respirer et d'avaler, jusqu'à ce que l'index soit arrivé au niveau des lèvres. A ce moment, on ajoute l'entonnoir et on le remplit du liquide choisi (eau de Vichy). Puis on l'élève au-dessus de la tête du patient ; dès que le liquide va disparaître, on pince le tube, on abaisse rapidement l'entonnoir au-dessous de la ceinture du malade, et on le renverse dans un vase préparé à l'avance, où tout le contenu de l'estomac s'écoule. Le tube de Faucher est donc un *siphon* qu'on amorce avec le liquide versé dans l'entonnoir.

On doit laver l'estomac jusqu'à ce que le liquide ressorte limpide.

Le *gavage* au moyen de lait, d'œufs, de jus de viande se pratique de la même façon, sauf qu'on n'abaisse pas l'entonnoir et qu'on retire la sonde quand le liquide a pénétré dans l'estomac.

CATHÉTÉRISME ET GAVAGE PAR LES FOSSES NASALES. — Parfois le cathétérisme est impossible par la bouche, chez les enfants, les aliénés, certains malades (tétanos). Il faut alors passer par les fosses nasales. On utilisera le tube de Faucher et la sonde de Baillarger. La sonde aura un diamètre inférieur à celles qui passent par la bouche (6 millimètres). Le tube est enfoncé par une narine en suivant le plancher des fosses nasales et, se réfléchissant sur la paroi du pharynx, pénètre dans l'œsophage. Par cette sonde, on pourra *gaver* le malade, soit avec un entonnoir, soit avec un flacon rempli d'aliments liquides, qu'on pousse dans l'estomac avec une soufflerie, comme nous l'avons fait pour les injections de sérum artificiel.

CHAPITRE VI

Injections et Irrigations dans les cavités naturelles.

Nous passerons rapidement en revue les instruments qui servent à pratiquer des injections ou des irrigations dans certaines cavités naturelles : 1° le canal nasal; 2° les fosses nasales; 3° les oreilles; 4° le vagin; 5° le gros intestin.

CANAL NASAL. — Ces injections se pratiquent avec la seringue d'Anel, renfermant environ 10 centimètres cubes de liquide, et munie d'une canule droite ou courbe, que l'oculiste introduit dans le canal lacrymal.

Ces seringues peuvent être en métal, en cristal, ou moitié cristal et métal. Elles sont pourvues pour être plus faciles à tenir, de deux anneaux latéraux pour l'index et le médius, et d'un anneau terminant la tige du piston pour le pouce.

FOSSES NASALES. — L'irrigation peut se faire, soit avec une seringue munie d'une canule renflée en olive, soit avec un injecteur tout en caoutchouc nommé énéma, soit sous forme de douche nasale, avec le *siphon de Weber*. Quelle que soit la façon dont le liquide soit projeté, après avoir introduit la canule, on serre l'aile du nez du patient de façon à obturer ce côté, et on pousse lentement le liquide qui, *au lieu de tomber dans la gorge*, comme on pourrait le croire, ressort par l'autre narine restée ouverte, le voile du palais se relevant d'une façon réflexe, et fermant toute communication avec le pharynx.

L'énéma est un tube en caoutchouc portant sur son trajet un renflement en forme de poire, qui constitue une pompe aspirante et foulante. Une des extrémités est pourvue d'un embout olivaire destiné à pénétrer dans la narine, l'autre porte un ajutage en plomb contenant dans son intérieur un appareil qui fait office de soupape. Ce bout sera naturellement plongé dans le liquide à injecter et projeté dans les fosses nasales par des pressions douces et régulières exercées sur la poire.

Le *siphon de Weber* est constitué par un tube en caoutchouc long de 1m50 dont une extrémité, munie d'un embout en verre ou en ébonite, doit être introduite dans une narine, et l'autre porte une balle creuse servant à la maintenir par son poids dans le récipient placé à 50 ou 75 centimètres au-dessus de la tête du malade. On amorce le siphon, et le liquide s'écoule à volonté dans les fosses nasales; pour arrêter le passage du liquide, il suffira de pincer le caoutchouc avec les doigts ou avec un presse-tube.

ORELLE. — On peut utiliser pour le lavage des oreilles soit une seringue en verre ou en ébonite, soit l'énéma.

Pour l'injection forcée, qui sert à chasser de l'oreille les corps étrangers, on utilisera de préférence une seringue de 100 à 150 centimètres cubes, parce qu'on pourra rendre le jet plus vigoureux selon les besoins.

Pour l'injection d'air qu'on envoie dans l'oreille moyenne par la trompe d'Eustache, l'auriste utilise la poire en caoutchouc ou l'*insufflateur de Politzer*. C'est un petit ballon en caoutchouc pourvu d'un embout conique adapté au pavillon de la sonde introduite par la trompe. Cette poire présente à sa base, pour l'aspiration de l'air extérieur, un orifice qu'on maintient fermé avec le pouce pendant qu'on comprime le ballon d'arrière en avant.

CAVITÉ VAGINALE. — L'injection ou irrigation vaginale peut s'exécuter dans la position couchée ou accroupie. On se servira autant que possible d'un appareil que la femme puisse manœuvrer elle-même. L'instrument le plus simple est le bock ou réservoir, pouvant contenir 1 ou 2 litres, qu'on dispose à 1 mètre au-dessus de la malade, et d'où le liquide s'écoule par un long tuyau de caoutchouc dans une canule placée dans la cavité. Cette longue canule, en gomme, ou mieux en *verre*, est percée de trous près de l'extrémité, mais pas au sommet.

L'infirmière préparera tout ce qui est nécessaire : le bassin destiné à recevoir le liquide, le drap d'alèze, la toile cirée, etc.

GROS INTESTIN. LAVEMENTS. — Les injections faites dans le rectum portent le nom de *lavements*.

La quantité de liquide à injecter est variable. Le lavement entier est de 500 grammes, le demi-lavement de 250, et le quart de lavement de 125.

Les instruments qui servent aux lavements varient suivant l'âge et l'importance du lavement.

Chez les enfants, on peut employer une poire en caoutchouc, dite *poire à injections*, munie d'une canule mousse pourvue de nombreux orifices à son extrémité.

Un instrument autrefois très répandu était l'irrigateur du Dr Eguisier.

On utilisera dans le même but l'énéma. L'appareil le plus simple, le plus facile à désinfecter est encore le bock à injections.

La canule sera désinfectée avec soin, et toujours huilée ou vaselinée avant d'être introduite.

Quand on désire introduire dans le rectum et dans le côlon une grande quantité de liquide, on utilise de *grandes canules souples*, qu'on enfonce doucement aussi haut que possible; ce genre de lavement s'appelle l'*entéroclyse*.

Le lit sera protégé par une *alèze* et une toile cirée.

Le temps délicat du lavement est l'introduction de la canule. Le malade sera de préférence au lit, couché sur le côté droit, la cuisse droite étendue, la gauche fléchie et le corps un peu penché en avant. La canule, préalablement huilée, sera introduite, non pas en arrière et en haut, comme on serait tenté de le faire, mais suivant une ligne qui irait dans la direction de l'ombilic, afin de traverser le sphincter, car le rectum à sa partie inférieure va de bas en haut et d'arrière en avant pendant 3 ou 4 centimètres. La canule introduite, l'injection sera poussée ou conduite sans violence.

On appelle *lavement électrique* un procédé employé pour combattre l'occlusion intestinale. L'agent actif est l'électricité, qui est chargée d'amener des contractions intestinales évacuatrices. On place sur le ventre du malade une large électrode reliée au pôle négatif; on introduit dans le rectum une sonde spéciale en gomme munie d'un mandrin métallique creux, dont une extrémité sera reliée au pôle positif. Un irrigateur est chargé d'eau salée et mis en rapport avec la sonde rectale. On fait pénétrer l'eau salée dans le rectum, et on fait passer un courant continu de 10 milliampères; on augmente jusqu'à 40 ou 50 suivant les cas, en augmentant progressivement et diminuant de même jusqu'à 0.

On emploie plusieurs espèces de lavements. Les lavements *simples* sont faits avec de l'*eau bouillie*. Les lavements *émollients* peuvent être faits avec du son, de la graine de lin, des feuilles de mauve, des racines de guimauve.

Le lavement à la *graine de lin* se prépare en faisant bouillir 20 grammes de graine de lin pendant dix minutes dans 500 grammes d'eau et filtrer.

Pour le lavement aux *feuilles de mauve*, on fait bouillir une demi-heure 25 grammes de feuilles dans un demi-litre d'eau.

Pour le lavement de *racines de guimauve*, on fera bouillir pendant une demi-heure 5 grammes de la plante.

Les lavements pourront être dits *purgatifs*.

Le lavement huileux se prépare en battant 60 grammes d'huile d'olives dans 500 grammes d'eau de mauve.

Dans le lavement à la *glycérine*, on mettra deux ou trois cuillerées à soupe de glycérine dans 500 grammes d'eau.

On emploiera dans le même but le miel, ou le miel de mercuriale (60 gr. pour un demi-litre).

Le lavement purgatif salé se prépare avec une cuillerée à café de sel pour les enfants, et une cuillerée à soupe pour les adultes.

Pour le lavement *purgatif au séné*, on fait infuser 15 grammes de follicules de séné dans 500 grammes d'eau bouillante pendant une demi-heure dans une casserole en faïence, et on y fait dissoudre 15 à 20 grammes de sulfate de soude.

On peut aussi donner un lavement *purgatif au savon*, en faisant dissoudre 10 grammes de savon blanc dans 500 grammes d'eau.

Tous ces lavements sont donnés dans le but de nettoyer l'intestin, d'obtenir des selles. Mais on peut se servir du rectum dans un autre but, soit pour introduire des *aliments*, soit pour introduire des *médicaments;* de là, deux variétés très importantes de lavements : les lavements *alimentaires* et les lavements *médicamenteux.*

Ces variétés doivent toujours être précédées, avant leur application, d'un lavement laxatif qui nettoie le rectum, car ils doivent être gardés et non rendus.

Les lavements alimentaires seront d'une très grande utilité pour soutenir les malades dont l'alimentation ordinaire est insuffisante ou impossible. Par cette voie intestinale, on leur fera absorber des *œufs*, du *bouillon*, du *lait*, des *peptones*, etc.

Le nombre des médicaments qu'on peut introduire par le rectum est très considérable : les plus employés sont les lavements calmants avec X gouttes de laudanum, le lavement au chloral, au bromure de potassium. La voie rectale est une voie que le médecin pourra utiliser dans maintes circonstances, concurremment avec la voie hypodermique.

Les lavements laxatifs pourront être injectés *froids*, c'est-à-dire à la température de la chambre. Mais les médicaments ou les liquides nutritifs seront injectés à la température de 38 à 40 degrés, et alcalinisés avec du borate de soude, du bicarbonate de soude, de façon à être mieux tolérés par l'intestin.

INJECTIONS D'AIR DANS LE RECTUM. — Dans certains cas d'occlusion intestinale, on essaie les injections d'air. On introduit pour cela une grosse sonde de gomme dans le rectum, et on adapte au pavillon soit un soufflet ordinaire, soit une soufflerie de Richardson.

CHAPITRE VII

—

Microbes et Contagion.

— —

Avant d'étudier les pansements des plaies, il me semble indispensable de faire connaissance avec les germes qui viennent les infecter, ceux qui sont les agents pathogènes de nombreuses maladies.

Dès lors, l'étude de l'asepsie, de l'antisepsie et de l'hygiène vous semblera toute rationnelle, et vous comprendrez les raisons qui expliquent les précautions infinies que le chirurgien ou le médecin doit prendre chaque jour pour combattre la maladie.

Microbes. — Les immortelles découvertes de Pasteur ont montré que certains phénomènes biologiques inexplicables étaient dus à la présence d'êtres infiniment petits qu'on appelle des microbes. Qu'ils appartiennent au règne animal ou végétal, ils sont englobés sous cette dénomination générale, que leur a donnée le chirurgien Sédillot.

Les microbes se rencontrent partout : dans l'air, dans l'eau, dans le sol, sur notre corps, sur les êtres animés et inanimés, dans les voies digestives, respiratoires, et si tous étaient malfaisants, la vie deviendrait impossible.

Certaines espèces, introduites dans l'organisme, y provoquent des maladies : ce sont les microbes pathogènes ; d'autres sont utiles pour les fermentations, d'autres enfin sont indifférents.

Structure, dimensions. — Ils sont constitués par un protoplasma, une substance nucléaire et une membrane d'enveloppe ; certains portent à leur surface des cils vibratiles qui leur permettent de se déplacer très rapidement. Leurs dimensions sont très petites : ils mesurent de 4 à 8 millièmes de millimètre, suivant les espèces.

Formes. — On les nomme différemment, suivant leurs formes :

Ils peuvent être : 1° *sphériques;* 2° *cylindriques;* 3° *courbes.*

1° La forme sphérique est appelée *coccus* ou *coque, micrococcus, microcoque.*

2° Le type cylindrique, ou bâtonnet, est appelé *bacille, bactérie* et *filament* s'il est très long *leptothrix.*

3° Le type cylindrique courbe est le bacille *virgule,* le *spirille.*

Groupement des microbes. — Le *microcoque* est un microbe sphérique isolé; le *diplocoque* est la réunion de *deux coques* en forme d'haltère; le *tétragène* est la réunion de *quatre coques;* la *sarcine,* un amas cubique de coques.

Le *streptocoque* est formé par des coques placés les uns derrière les autres, en chapelet.

Le *staphylocoque* est formé par un groupement de coques irrégulier, analogue à une grappe de raisin, d'où le nom.

Reproduction. — Ils se reproduisent par scissiparité ou par sporulation. Cette puissance de reproduction est intense. Une seule bactéridie charbonneuse introduite dans le corps humain produit au bout de quarante-huit heures 16 millions de bactéries, de soixante-douze heures, 71 milliards. Cette pullulation extraordinaire explique la marche foudroyante de certaines infections.

Spores. — Les microbes se reproduisent par des spores, sortes de graines qui abandonnent la cellule qui leur a donné naissance, et sont capables de résister longtemps au froid, à la lumière, au chaud, si funeste aux microbes adultes, aux antiseptiques, jusqu'à ce qu'elles trouvent un milieu favorable à leur germination.

Certaines de ces spores résistent à des températures invraisemblables et conservent très longtemps leur vitalité.

Respiration des microbes. — Alors que tous les êtres, animaux et végétaux, ont besoin de respirer, Pasteur découvrit que certains microbes mouraient au contact de l'air et de l'oxygène. De là, deux variétés de microbes.

Les uns sont *aérobies,* c'est-à-dire qu'ils ont besoin de l'oxygène de l'air pour vivre; les autres sont *anaérobies,* c'est-à-dire n'ayant pas besoin de l'oxygène de l'air pour vivre, ils l'empruntent aux corps oxygénés au contact desquels ils sont.

Nutrition, excrétions. — Les microbes, pour se nourrir, ont besoin de milieux spéciaux. Les milieux de culture les plus employés sont le bouillon de bœuf, de veau, la gélatine, la gélose, l'agar-agar, la pomme de terre, le sérum sanguin, etc.

La cellule microbienne, en se nourrissant, donne des déchets qu'on appelle des ptomaïnes.

Sécrétion, toxines. — De plus, elle sécrète des produits,

variables suivant le- espèces. Ces produits sont les *toxines*, qui constituent le poison dangereux pour l'organisme. Certains microbes fabriquent des couleurs : rouge, bleu (bacille pyocyanique), vert, etc. D'autres émettent une véritable phosphorescence.

Les microbes peuvent pénétrer dans le réseau sanguin ou lymphatique par une érosion de la peau, des muqueuses, par les pores des glandes sudorales ou les follicules pileux.

ÉTUDE DES PRINCIPAUX MICROBES. — 1° MICROCOQUES. DIPLOCOQUES. — Parmi ceux-ci, nous signalerons les *staphylocoques*, les *streptocoques*, le *pneumocoque* et le *méningocoque*.

Staphylocoques. — Le staphylocoque blanc ou doré (aureus) est un agent de suppuration des plus importants. On le rencontre partout : dans l'air, dans les poussières, sur le sol, sur la peau, les muqueuses, dans les cavités naturelles accessibles à l'air, etc. Les plaies sont donc extrêmement exposées à être infectées par lui. Il est constitué par l'agglomération de coques en forme de grains de raisin.

Le *staphylococcus pyogenes aureus* est le microbe du *furoncle* et de l'*ostéomyélite*. Il peut se trouver dans les phlegmons, les pleurésies, les méningites, l'impétigo, etc.

Streptocoque. — Le *streptocoque*, ou microcoque en chaînette, est le microbe de l'*érysipèle* et de la *fièvre puerpérale*. Il est partout, aussi répandu que le précédent, et il est un agent infectieux qui menace toutes les plaies, déterminant des phlegmons, des lymphangites, des adénites, des angines, des endocardites, des méningites, en somme des accidents suppuratifs plus graves que le staphylocoque.

Pneumocoque. — C'est un *diplocoque* encapsulé qui est considéré comme l'agent principal des pneumonies et des bronchopneumonies. On le rencontre dans la salive, dans les voies aériennes et un peu partout.

Méningocoque. — Le *méningocoque* est l'agent de la méningite cérébro-spinale ; on le rencontre dans le pharynx, les fosses nasales, dans le liquide céphalo-rachidien.

2° BACILLES. — Nous ne citerons que les plus connus. — **Bacille de la diphtérie.** — Le bacille de la diphtérie, ou *bacille de Lœffler*, est très répandu. On le trouve dans les fumiers, les chiffons, la paille, sur les oiseaux de basse-cour, dans la bouche et dans les fosses nasales, sur les vêtements des personnes qui soignent les diphtériques.

La résistance de ce bacille est très grande : elle peut durer plus de dix-huit mois. Il faut donc retenir que les livres, linges, jouets d'un enfant atteint de diphtérie sont dangereux et ne doivent être donnés qu'après désinfection complète.

Ce bacille infecte en général les muqueuses; celles de la gorge (angine diphtérique) et celles du larynx (laryngite diphtérique ou croup) sont les plus communément atteintes. Mais on le trouve souvent dans le nez, et il peut déterminer dans l'œil une conjonctivite diphtérique.

Bacille de la tuberculose. — Le *bacille de Koch* est l'agent de la tuberculose. C'est un microbe extrêmement répandu, dans les poussières, dans les crachats, dans les selles des phtisiques, dans les voies respiratoires. Il est transmis non seulement par l'air et les poussières, mais par les aliments (lait tuberculeux), par les mouches, les punaises. Sa toxine ou tuberculine est employée en médecine vétérinaire pour reconnaître la tuberculose latente des bovidés; elle est employée aussi, mais encore très peu, dans la médecine humaine, à titre curatif.

Pour éviter la contagion par les crachats desséchés, il faut *munir tous les phtisiques de crachoirs*, désinfecter leurs selles, et puisque la contagion se fait surtout par la voie digestive, il faut stériliser le lait et les aliments par une bonne cuisson.

Bacille de la lèpre. — C'est le *bacille de Hansen*; il ressemble au bacille de Koch; on le trouve dans la peau, dans le sang et dans le système nerveux des lépreux.

Bacille du charbon. — La bactéridie charbonneuse est très répandue. Ses spores sont très vivaces. Les vers de terre les ramènent à la surface du sol après les avoir ingérées sur les cadavres des animaux morts du charbon. Certaines mouches ayant séjourné sur les charognes charbonneuses inoculent le charbon à l'homme ou aux animaux. Ceux-ci peuvent être vaccinés contre cette grave infection.

Bacille de la morve. — Ce bacille se trouve dans le pus des ganglions et dans les sécrétions des chevaux atteints de morve. Il est transmissible à l'homme.

Bacille du tétanos. — Le *bacille de Nicolaïer* affecte la forme d'un clou, d'une baguette de tambour, car le bacille porte à une extrémité une spore. Son habitat est la terre. On le rencontre dans la boue, la poussière, le fumier, les excréments. Il est anaérobie

Vibrion septique de Pasteur. — C'est un bacille qui se rencontre, comme le précédent, dans la terre; il est anaérobie. C'est le bacille de l'œdème malin, de la gangrène gazeuse, ou septicémie gangréneuse. Il produit la décomposition des tissus sur le vivant, avec production de gaz dans les tissus (emphysème).

Bacille d'Eberth. — C'est le bacille de la fièvre typhoïde. On le trouve dans les ganglions, la rate, l'intestin, les matières fécales des typhiques. On le rencontre dans l'eau, qui est l'agent de transmission le plus important. On le rencontre aussi dans l'air, le lait, les légumes, certains mollusques. Ce bacille est très mobile, grâce aux cils dont il est pourvu.

Absorbé avec l'eau ou les aliments crus, il arrive dans l'intestin grêle, où il détermine la fièvre typhoïde (inflammation des plaques de Peyer).

Bacille coli communis. — Le colibacille habite l'intestin en très grande quantité. Il ressemble beaucoup au bacille d'Eberth. Il s'en distingue par la propriété qu'il possède de faire cailler le lait, et par la privation du pouvoir de déterminer l'agglutination des bacilles d'Eberth.

Bacille de la grippe. — C'est le *bacille de Pfeiffer.*

Bacille-virgule, ou spirille du choléra. — Ce bacille, étudié par *Koch,* est *incurvé,* d'où son nom de bacille-*virgule.* On le trouve en abondance dans l'intestin et les déjections des cholériques.

Bacille de la peste. — Le *bacille de Yersin* est un bacille court, à bouts arrondis, en forme de navette. Il est abondant dans les bubons des pestiférés. L'agent de transmission est le rat. Cette maladie se transmet de rat à rat, et du rat à l'homme. Les agents d'inoculation sont les puces ; certaines puces du rat peuvent piquer l'homme.

À côté de ces microbes proprement dits, nous signalerons d'autres êtres inférieurs (protozoaires), parasites du sang, qui sont la source de nombreuses maladies.

Hématozoaire de Laveran. — La fièvre intermittente, ou impaludisme, ou fièvre des marais, est produite par l'hématozoaire de *Laveran.* Cet animalcule se loge dans les globules rouges et les détruit ; il se cantonne volontiers dans la rate, le foie. La transmission de la maladie s'opère par la piqûre de certains moustiques appelés *anophèles,* qui prennent du sang infecté à un malade et inoculent un homme sain en le piquant.

Trypanosome de la maladie du sommeil. — Cette maladie est particulière à l'Afrique occidentale et à la race nègre. Elle exerce des ravages énormes : elle est causée par un *protozoaire flagellé,* qui nage dans le sang comme un poisson : c'est le *trypanosome.* Il pénètre dans le corps grâce à la piqûre d'un insecte, la mouche tsétsé, ou *Glossina palpalis.* Cette mouche transporte la maladie de l'homme à l'homme ou au singe.

Dans le même groupe de spirochètes, nous trouvons le tréponème pâle, qui est l'agent de la syphilis.

Filaire du sang. — La filaire est transmise aussi par les piqûres de moustiques. L'embryon s'observe surtout le soir, d'où le nom de filaire nocturne. Cette filaire est cause de la *chylurie* (urines laiteuses), de varices lymphatiques, d'éléphantiasis.

Contagion et infection.

L'énumération des principaux microbes et animalcules inférieurs et leurs sièges variés montrent combien la contagion est possible. Mais il existe encore une foule de maladies contagieuses dont les agents ne sont pas connus (variole, rougeole, scarlatine, etc).

Impureté des eaux. — L'eau de source est pure quand elle sort du sable ou du gravier, mais elle s'infecte vite par les poussières et les matières qui y sont entraînées.

L'eau de pluie contient 248,000 microbes par litre. Les eaux d'égout renferment 80 millions de microbes par litre, l'eau de Seine au-dessous de Paris 12,800,000. Les trois espèces de microbes pathogènes qui habitent l'eau sont le bacille d'Eberth (de la fièvre typhoïde), le colibacille et le bacille-virgule du choléra. On en trouve aussi beaucoup d'autres qui ne sont pas dangereux dans les eaux potables. Les eaux sont considérées comme potables lorsqu'elles ne renferment pas plus de 500,000 microbes par litre. Les eaux potables sont donc impures au point de vue chirurgical : on ne doit jamais les employer telles quelles pour le pansement des plaies.

Impureté de l'air. — S'il est vrai que les plaies sont surtout infectées par les mains et les instruments malpropres, l'air joue aussi un rôle important dans le transport des germes. L'air est plus ou moins chargé de microbes, sauf sur la mer, près des côtes, et sur les montagnes, au-dessus de 2,000 mètres. A mesure qu'on descend et qu'on s'approche des régions populeuses, le nombre des microorganismes augmente à tel point qu'on trouve dans une salle d'hôpital de 10,000 à 15,000 bactéries par mètre cube d'air.

Les poussières renferment des quantités de microbes, et on devrait proscrire de partout, des hôpitaux surtout, le balayage à sec, qui lance dans l'air une foule de germes dangereux.

Impureté du sol. — La pluie seule entraîne à la surface du sol 5,500,000 microbes par mètre carré, au parc Montsouris, d'après les recherches de Miquel. Le nombre des microbes aérobies et anaérobies qui sont sur la surface de la terre et dans le sous-sol est effrayant. La poussière et la boue en contiennent des quantités : staphylocoques, streptocoques, bacille typhique, bacille de la gangrène, du tétanos, etc. C'est là ce qui explique l'infection si facile et si constante des plaies souillées par la terre ou la poussière, et les soins assidus qu'elles réclament.

IMPURETÉ DE LA PEAU. — Les peaux les mieux nettoyées ne sont jamais aseptiques; elles portent à leur surface une foule de microbes qui peuvent devenir pathogènes en pénétrant par la plus petite érosion. L'épiderme joue un rôle protecteur très important. L'infection peut aussi se faire par les orifices des glandes sudorales, ou des glandes sébacées.

On a décrit 25 espèces de bactéries de la peau, dont 12 pathogènes, sans compter les champignons parasites. C'est pour cette raison qu'il faut procéder avec le plus grand soin au lavage des mains du chirurgien, de ses aides, et des téguments qui doivent être le siège de l'opération.

Toutes ces constatations sont des faits qui montrent combien nous sommes exposés à la maladie, et combien la propreté peut nous préserver de nombreux fléaux.

Heureusement, il ne suffit pas qu'un microbe existe dans telle partie du corps pour qu'il y détermine une maladie. Il faut qu'il trouve un milieu, un terrain favorable pour évoluer. Ce terrain dépend d'une foule de facteurs, âge, sexe, climat, saison, température, fatigue, maladies antérieures, etc.

IMMUNITÉ ET VACCINATION. — Parfois, l'introduction d'un germe pathogène dans l'organisme est capable de rendre celui-ci réfractaire à une nouvelle inoculation. C'est ce qu'on appelle l'immunité : les produits qu'on injecte dans l'organisme dans le but de conférer cette immunité, sont des vaccins. Les microbes s'éliminent par la suppuration, les sueurs, les urines, les matières fécales. La phagocytose est notre arme défensive pour les détruire et nous en débarrasser.

Phagocytose. — Quand les microbes pathogènes envahissent notre organisme, ils ne tardent pas à provoquer la défense de ce dernier. Le défenseur, c'est le globule blanc du sang, qui accourt vers le point attaqué, enveloppe le microbe nuisible, le dévore, d'où le nom de phagocytose donné à ce phénomène. Si les globules blancs sont assez nombreux, et assez puissants, l'infection est arrêtée et se termine par la résolution : sinon, ils succombent et constituent des globules de pus, et la maladie continue à évoluer.

CHAPITRE VIII

Pansements des plaies.

ASEPSIE ET ANTISEPSIE. — MATIÈRES ET TISSUS A PANSEMENTS. FILS A LIGATURES ET A SUTURE. AGRAFES DE MICHEL. — LAVEUR DES PLAIES.

Asepsie et Antisepsie.

On appelle *pansement le moyen propre à amener la guérison d'une plaie en la protégeant contre l'accès ou le développement des germes infectieux et contre les violences extérieures.*

Le pansement d'une plaie comporte : 1° l'application de matériaux nommés matières à pansements, et 2° l'emploi de moyens de fixation.

Tout pansement doit être exécuté suivant les principes de la méthode antiseptique, qui a pour but de mettre les plaies à l'abri des germes. Cette méthode antiseptique qui utilise des substances capables de détruire les microbes pathogènes ou d'entraver leur développement remonte à la plus haute antiquité.

Tous les baumes, vins, teintures employés étaient des médicaments antiseptiques. L'alcool camphré, autrefois célèbre, constitue un excellent antiseptique qui a guéri beaucoup de plaies. Mais il s'agissait de moyens empiriques, et il a fallu arriver aux travaux de Pasteur sur les fermentations, pour trouver les bases scientifiques de la méthode antiseptique.

C'est un chirurgien anglais, Lister, qui, en 1871, créa la méthode antiseptique, qui a révolutionné la chirurgie et lui a imprimé un prodigieux essor. Un chirurgien français,

A. Guérin, avait réalisé aussi un progrès important en employant le pansement ouaté, qui mettait à l'abri des germes des plaies que les autres laissaient exposées à toutes les infections. Lister avait trouvé que le meilleur agent à employer contre les microbes était l'*acide phénique*. Aujourd'hui, cet antiseptique est presque délaissé et on l'a remplacé dans la plupart des cas par des antiseptiques plus puissants et d'un maniement plus facile.

Nous les étudierons plus tard avec détails.

Les agents antiseptiques sont précieux, mais ils offrent aussi des inconvénients. Tout en détruisant les microbes, ils peuvent irriter ou détruire les tissus sains surtout s'ils sont employés à doses exagérées. Ils peuvent compromettre ainsi la vitalité des tissus, ils déterminent parfois même de véritables intoxications. De plus, pour détruire certains germes, il faut un contact prolongé entre le microbe et l'agent chimique, ce qu'il est souvent impossible de réaliser. On a donc cherché à détruire ces germes par d'autres procédés plus efficaces, et actuellement, par la chaleur sèche ou humide, on est arrivé à rendre *aseptiques*, c'est-à-dire dépourvus de tous germes les instruments et les matières à pansements destinés à être mis au contact d'une plaie.

C'est là ce qu'on appelle l'*asepsie*.

Pour désinfecter les mains du chirurgien, la peau des malades, les plaies infectées ou suspectes d'infection, il faudra avoir recours à l'*antisepsie*. Par contre, pour les plaies non infectées, il sera inutile de les panser de cette façon; l'application de l'asepsie suffira. C'est grâce à l'asepsie, en évitant le transport de tout germe dans une plaie opératoire, que le chirurgien obtient les plus brillants résultats. Ces deux méthodes doivent se prêter un mutuel appui et se compléter l'une l'autre.

Matières et tissus à pansements.

Nous allons passer en revue les diverses matières qui sont employées pour la confection des pansements.

COMPRESSES. — On nomme *compresses* des pièces de linge de dimensions variables, qu'on emploie soit simples, soit repliées en plusieurs doubles. Elles sont taillées dans des pièces de lin, de coton, et doivent toujours être soumises à une désinfection complète.

Actuellement, les compresses utilisées pour les opérations ou les pansements sont en *gaze* fine.

D'après leurs formes, on les distingue en compresses *carrées, longuelles, triangulaires, graduées*.

La compresse *longuette* est une compresse pliée quatre fois sur elle-même dans le sens de la longueur.

La compresse *graduée* est faite avec une compresse repliée un certain nombre de fois sur elle-même; les plis se superposent et sont fixés par quelques points de fil.

La compresse en *croix de Malte* est une compresse carrée fendue à ses quatre angles, employée pour maintenir les pansements sur les moignons.

La compresse *fendue* est une compresse divisée une ou deux fois sur une certaine étendue dans le sens de la longueur; elle peut être utilisée pour protéger les chairs pendant la section des os dans les amputations.

GAZE. — La gaze, ou mousseline sans apprêt, joue un rôle très important dans la pratique des pansements. La gaze apprêtée se nomme tarlatane; dans cet état, elle est utilisée sous forme de bandes ou de feuilles pour la fabrication d'appareils.

Pour débarrasser la gaze de son apprêt et la rendre hydrophile, voici comment on procède. On la plonge dans l'eau à 80 degrés et on agite par intervalles. Au bout de vingt-quatre heures, on l'exprime et on l'immerge dans une solution d'hypochlorite de soude pendant une demi-heure. On la sort ensuite de ce bain et on la lave à grande eau jusqu'à réaction négative sur le papier de tournesol. On l'exprime de nouveau et on la met dans un bain d'acide chlorhydrique à 1/20 pendant le même temps; on la retire et on la lave à grande eau jusqu'à ce qu'elle ne rougisse plus le papier de tournesol. Elle est enfin exprimée et desséchée à l'étuve.

La gaze stérilisée absorbante s'applique directement sur la surface des plaies, dont elle absorbe les suintements. Elle sert à la fabrication des compresses-éponges, qui ont remplacé les anciennes éponges, si difficiles à aseptiser.

COTON OU OUATE. — L'ouate peut être utilisée de deux façons :

1º Sous forme de coton *cardé* ou ouate ordinaire;

2º Sous forme de coton *hydrophile.*

Le coton ordinaire, non dégraissé, ne se met pas au contact des plaies, mais il sert de remplissage pour les gouttières, les attelles, les appareils, et on l'emploie pour compléter les pansements, au-dessus des couches de coton hydrophile. Pour l'appliquer facilement, on le coupe soit en bandes, soit en carrés. Il est nécessaire de le conserver soit en rouleaux, soit en carrés, dans des boîtes qui ne devraient pas être ouvertes à l'air, car le coton possède la propriété de retenir les germes et les poussières de l'air qui pénètre dans ses mailles. Ce coton peut se stériliser à l'autoclave.

Le *coton hydrophile* est précieux; on l'obtient en faisant bouillir pendant quelques instants de l'ouate ordinaire dans une solution de soude à 25 ou 30 degrés, et en l'y laissant macérer une heure; le coton ainsi dégraissé est lavé à grande eau et cardé après dessiccation.

Préparé avec soin, le coton hydrophile est une substance blanche, soyeuse, légère, élastique, se laissant facilement et rapidement imbiber par toutes les solutions aqueuses, alcooliques et antiseptiques : c'est une véritable éponge, qui sert pour le lavage des plaies d'une manière courante. Il peut aussi, grâce à cette propriété absorbante, s'imprégner des produits de sécrétion des plaies, sérosité, sang, pus. On l'utilisera sous forme de tampons-éponges pour nettoyer les plaies ou les parties à opérer. On peut, si on le désire, envelopper les tampons avec une couche de gaze fixée par un fil.

On l'emploie à sec pour le pansement des plaies; mais on interpose entre lui et elles quelques couches de gaze absorbante.

Substances de protection des plaies. — *Imperméables.* — Actuellement, on n'utilise plus ces substances, qui étaient destinées à être placées directement sur les plaies pour les protéger contre l'action irritante des antiseptiques. La protective de Lister, qui s'appliquait directement sur la plaie, est une étoffe de soie très mince, huilée et recouverte d'une couche de vernis copal; après dessication du vernis, la soie est enduite sur ses deux faces avec une mince couche de dextrine et d'amidon.

Le *mackintosh* est une étoffe de coton ou de toile imperméabilisée en l'enduisant d'une mince couche liquide de caoutchouc, généralement coloré en rose; il est très souple.

Le *papier ciré* se prépare en plongeant une feuille de papier dans de la cire fondue dans un vase chauffé au bain de sable; on le retire et on le laisse sécher.

Le *papier parcheminé* s'obtient en plongeant le papier dans une solution d'acide sulfurique.

Actuellement, les imperméables ne sont plus employés que pour la confection des pansements humides.

On emploie surtout la *gutta-percha laminée* et le *taffetas gommé.*

La *gutta-percha laminée* en feuilles très minces est employée couramment : elle est bien moins chère que la protective ou le mackintosh.

Le *taffetas gommé,* imperméable, fabriqué avec une gaze de soie ou de coton enduite d'huile siccative de lin, est un imperméable peu dispendieux.

Agglutinatifs.

Les agglutinatifs s'emploient de plusieurs façons : tantôt ils servent à occlure une plaie, tantôt à aider au rapprochement des lèvres de la plaie, ou encore comme moyen de fixation des pansements. Nous citerons les principaux : le *collodion*, le *sparadrap* et quelques autres.

Collodion. — On donne le nom de collodion à une solution de fulmi-coton dans un mélange d'alcool et d'éther.

Découvert en 1847 par Maynard, de Boston, il se présente sous forme d'un liquide sirupeux qui, exposé à l'air, laisse une matière sèche et grisâtre. On le conserve dans des flacons hermétiquement fermés pour empêcher cette dessication.

Le collodion, en se rétractant, altère trop fortement les tissus et se fendille; aussi, pour le rendre plus souple, plus élastique, on lui adjoint une partie d'huile de ricin pour dix parties de collodion ordinaire : c'est le *collodion riciné*.

Le collodion s'applique en couche mince avec un pinceau ou un petit tampon d'ouate hydrophile.

Quand on veut fermer avec le collodion une petite plaie (injection hypodermique, paracentèse), on l'incorpore avec de petits flocons d'ouate : cela fait un pansement hermétique et très solide. On incorpore au collodion des principes médicamenteux : on obtient ainsi du collodion *iodé, iodoformé, salolé*, etc.

Sparadraps emplastiques. — On emploie en chirurgie des sparadraps de toile de chanvre, de coton, recouverts de substances agglutinatives. Le plus connu est le *diachylon* ou *toile-Dieu*.

Diachylon. — Le diachylon est un sparadrap emplastique préparé en étalant sur une toile bien tendue (chanvre, coton, calicot), un emplâtre à litharge ramolli par la chaleur mise au-dessous du point de fusion. On reconnaît qu'il est de bonne qualité en pliant sur elle-même la face emplastique et en pressant énergiquement: si en séparant les deux feuilles il laisse sa surface emplastique sur un seul côté, c'est qu'il est de mauvaise qualité. A la longue, il devient sec et cassant.

Quand on roule une pièce de diachylon, il faut disposer sur la surface emplastique une feuille de papier ciré ou paraffiné pour empêcher l'adhérence au dos de l'étoffe.

Pour couper une bandelette de diachylon, la feuille est tendue par un aide, le chirurgien saisit l'autre extrémité entre le pouce et l'index d'une main, et de l'autre il fait cheminer ses ciseaux à demi ouverts par simple poussée, sans chercher à couper. La bandelette est ainsi très régulièrement taillée.

Avant l'application on peut la chauffer légèrement.

Actuellement on prépare des sparadraps caoutchoutés (Vigier), qui sont plus adhésifs que l'ancienne toile-Dieu.

Le *taffetas d'Angleterre* est un sparadrap préparé à la colle de poisson, ou ichtyo-colle. On l'humecte légèrement pour l'employer.

La *baudruche* est une pellicule de l'intestin de bœuf ou de mouton, qui est gommée soit avec de la colle de poisson, soit avec une solution de gomme arabique; ses usages sont restreints aux petites plaies superficielles.

AUTRES AGGLUTINATIFS. — On emploie aussi, concurremment avec le collodion, des solutions agglutinatives, telles que la solution de *caoutchouc*, la solution de *gutta-percha*, la *traumaticine*, le *stérésol*.

Le caoutchouc est soluble dans le chloroforme et l'essence de térébenthine.

La traumaticine est une solution de *gutta-percha* dans le chloroforme à 10 p. 100; on peut lui incorporer des substances médicamenteuses.

Le *stérésol* est un vernis à l'acide phénique, fabriqué avec de la gomme laque, 270 grammes; du baume de Tolu, 10 gr.; de la teinture de benjoin, 10 gr.; de la saccharine et essence de cannelle, 6 gr.; de l'acide phénique cristallisé, 50 gr.; et de l'alcool à 95 degrés pour un litre.

L'*adhésol* est un vernis au naphtol et au benjoin.

DRAINS. — Le drainage chirurgical a pour but de faciliter l'écoulement des suppurations des plaies et de s'opposer à la rétention du pus et aux accidents qu'elle entraîne.

Les instruments qui servent à cet usage sont les *drains*.

Les drains les plus employés sont des *tubes en caoutchouc gris, noir* ou *rouge* vulcanisé et convenablement désulfuré.

Un bon tube doit flotter sur l'eau et être élastique.

Le tube *gris* renferme un excès de soufre qui se présente sous forme de poussière fine qui irrite les plaies.

En le faisant séjourner dans une lessive de soude pendant trois heures, on enlève l'excès de soufre et on obtient le tube *noir*.

Le tube *rouge* doit sa couleur à la combinaison de sulfure d'antimoine au caoutchouc pendant la vulcanisation.

Les drains se stérilisent à l'*autoclave* ou par l'*ébullition*. On les conserve dans des solutions antiseptiques.

Ces tubes en caoutchouc sont pourvus d'orifices latéraux qui permettent aux liquides de s'écouler dans le canal du drain. Leurs parois doivent être assez épaisses et assez résistantes pour qu'ils ne s'affaissent pas. Leur volume doit être naturellement proportionné à l'étendue de la cavité et à la quantité des sécrétions qu'ils doivent drainer.

Pour effectuer le drainage, on utilise également les *crins de cheval*. On en forme un faisceau de grosseur convenable et on en diminue la grosseur en supprimant quelques fils à chaque pansement.

La *gaze*, sous forme de mèches, est employée dans le même but.

Pour remplacer les tubes en caoutchouc, on a préconisé des *tubes en verre*, percés de trous, des *tubes métalliques* en aluminium, des drains en os décalcifiés, en artères de bœuf, etc.

Mais les plus employés sont les tubes en caoutchouc et les mèches de gaze, suivant les cas.

Fils à ligature et à suture.

FILS A LIGATURE. — Les fils qui servent à lier les vaisseaux sont des fils de catgut. Ce sont des fils de nature animale qu'on peut abandonner dans les tissus, car ils sont résorbés. Le *catgut*, ou boyau de chat, appelé encore corde à boyau, corde à *violon*, est fabriqué avec des intestins, non de chat, comme l'indique son nom, mais de mouton. Il en existe de différentes grosseurs : les diamètres vont des n°s 00, 0.1, 2 à 3, les numéros les plus bas correspondant aux plus fins.

On emploie la soie, et surtout la soie tressée, pour lier les vaisseaux et certains pédicules : elle étreint mieux et est moins glissante que le catgut.

Signalons aussi les tendons de *kangaroo*, et les tendons de *renne*, qu'on a préconisés pour remplacer le catgut.

FILS A SUTURE. — Il y a des cas où il est relativement facile de réunir les lèvres d'une plaie et de les maintenir sans avoir recours à des fils. On peut utiliser, pour maintenir les lèvres au contact :

1° Des bandelettes de diachylon, ou mieux de sparadrap caoutchouté ;

2° Des bandelettes de gaze maintenues par du collodion.

Mais le plus souvent il faut, pour maintenir les lèvres au contact, des moyens de contention qui sont les sutures.

Les fils à suture sont des fils de *catgut*, de *soie*, de *lin*, des *crins de Florence*, des *crins de cheval*, des *fils d'argent*, de *platine*, de *bronze d'aluminium*.

Le catgut et la soie sont réservés pour les sutures profondes. Les sutures superficielles se font en général au crin de

Florence. On le remplace par la soie ou le lin dans les tissus délicats et peu résistants.

Pour les sutures osseuses, on préfère les fils d'argent et de platine.

Le *crin de Florence* provient du ver à soie. Il est fait par l'étirement rapide de la glande sétigère du bombyx avant qu'il ne file son cocon. On obtient ainsi des fils de différentes grosseurs qu'on colore pour les reconnaître plus facilement.

Ces fils à suture sont numérotés de 00, 0, à 1, 2, 3, suivant leur grosseur.

Pour introduire ces fils dans les tissus, on se sert :

1° D'aiguilles à suture de formes variées (droites, demi-courbes, courbes), ayant de préférence un chas à ressort ;

2° D'aiguilles de Reverdin.

SUTURES PAR AGRAFES DE MICHEL. — On utilisait autrefois, dans certains cas exceptionnels, la serre-fine, espèce de pince munie de griffes qui se maintenait fermée par un ressort.

Aujourd'hui on emploie beaucoup pour réunir les lèvres des plaies cutanées les *agrafes de Michel*, qui rappellent les agrafes des boîtes de carton.

Les agrafes sont de petites lames de nickel de 2 millimètres de largeur, dont les extrémités sont enroulées sur elles-mêmes en boule de façon à former de petits œillets terminaux portant chacun une petite pointe fine de 1 millimètre de longueur. La longueur totale de l'agrafe est de 1 centimètre.

Elles sont enfilées par vingt-quatre dans une double broche en forme d'épingle à cheveux.

Pour leur application, Michel a imaginé deux instruments : l'un, le plus simple, est une *pince à griffes* qui présente, en arrière des griffes, une petite excavation pour recevoir les deux boucles de l'agrafe. L'autre est automatique, c'est le *revolver à agrafes*. Ce revolver se compose d'une pince, d'un magasin, et d'un dispositif permettant d'amener au moment voulu les agrafes contre les mors.

On a construit aussi un magasin qui peut se monter sur n'importe quelle pince à griffes. Ce magasin se compose de deux lames parallèles entre lesquelles sont placées les agrafes.

Pour appliquer les agrafes, rien n'est plus simple. On affronte la peau avec une pince à griffes. Le chirurgien saisit l'agrafe avec la pince, la met à cheval sur la plaie, et *serre modérément*. L'agrafe se plie en son milieu, les petites pointes qui ont pénétré dans la peau assurent l'affrontement. On place les agrafes tous les centimètres au plus, suivant les cas.

On laisse les agrafes de cinq à sept jours. Pour les enlever, on peut :

1° Les couper simplement avec des ciseaux ;

2° Les redresser avec deux pinces à pression placées sur chacun des côtés de l'angle;

3° Se servir d'une pince spéciale qui porte un bec creusé d'une rainure dans laquelle pénètre une sorte de couteau mousse; on introduit le bec entre l'angle de l'agrafe et la peau et une pression courbe l'agrafe en sens inverse sans tiraillements.

L'application des agrafes de Michel se généralise; c'est un procédé de suture rapide et peu douloureux, car la peau n'est pas traversée. De plus, la stérilisation en est très facile.

Compresses-éponges. · Dans l'ancienne chirurgie, on utilisait pour les pansements et les opérations des éponges de toilette; mais la préparation de ces éponges était tellement difficile et si peu sûre, qu'on les a absolument abandonnées.

Pour nettoyer les plaies, il est préférable de se servir de *tampons de coton hydrophile* trempés dans une solution antiseptique nus ou enveloppés dans une couche de gaze, comme nous l'avons dit. Pour les opérations, on se sert de *compresses-éponges en gaze* qui absorbent facilement le sang et sontd'une stérilisation très facile.

Il y en a de plusieurs dimensions, des petites, des moyennes, des grandes. 6/7. 8/9. 10/12 environ. On se sert, naturellement, de gaze non apprêtée. Les compresses comprenant plusieurs doubles sont découpées, repliées, ourlées et stérilisées à l'autoclave. Elles sont conservées dans des boîtes hermétiquement fermées qui ont servi à les contenir dans l'autoclave.

Dans le cas où on ne pourrait avoir de compresses stérilisées, on pourrait les employer après les avoir fait bouillir pendant une demi-heure dans l'eau salée ou boratée, ou dans une solution antiseptique quelconque.

IRRIGATEURS DES PLAIES. — Quand les compresses ou les tampons ne suffisent pas pour laver les plaies, on utilise des irrigateurs : le plus connu est *l'irrigateur d'Esmarch*, qui est universellement connu et se compose d'un récipient en métal ou en verre d'un ou deux litres muni à sa partie inférieure d'un tube en caoutchouc dont le bout est terminé par une canule en ébonite, verre ou métal, qui sert à diriger le jet liquide.

La pression dépend à la fois de l'élévation donnée au récipient et de la compression exercée sur le tube par l'opérateur. Le *vide-bouteille de Galante* permet d'utiliser une bouteille quelconque. C'est un instrument très commode.

On utilise aussi pour le lavage les seringues en métal, en verre, en ébonite, dont le volume varie suivant les cas.

Dans la chirurgie antiseptique, on utilisait beaucoup les *pulvérisateurs*, qui lançaient dans l'air et sur les plaies des vapeurs antiseptiques; c'était le *spray* phéniqué de Lister; actuellement, les pulvérisateurs sont rarement employés : ils sont bannis des salles d'opération et utilisés comme moyens thérapeutiques surtout dans les affections oculaires ou respiratoires.

ACCESSOIRES DES PANSEMENTS. — Nous nous bornerons à signaler qu'il faut pour les pansements des *alèzes*, des *toiles cirées*, des *bassins* pour recueillir les pansements enlevés et les produits du nettoyage des plaies. Les formes de ces bassins varient suivant les régions et les usages auxquels ils sont destinés.

CHAPITRE IX

———

Des antiseptiques employés en chirurgie.

———

DÉFINITION. — Les antiseptiques sont des substances capables de détruire les microbes pathogènes ou tout au moins d'entraver leur développement. Ils agissent différemment suivant les germes au contact desquels ils sont mis.

Les uns s'emploient sous forme liquide, les autres sous forme de poudre. Le mode d'emploi et la nature de l'antiseptique varient suivant les cas. Nous ne parlerons que des principaux.

Acide phénique.

Préconisé par Lister, l'inventeur du pansement phéniqué, l'acide phénique est aujourd'hui rarement employé en raison de son odeur et de son action microbicide bien inférieure à celle des sels de mercure.

L'acide phénique, phénol extrait de la distillation de la houille, s'emploie en solution dans l'eau avec l'addition d'alcool et de glycérine.

On employait deux solutions, l'une forte, l'autre faible.

1° Solution forte :

Acide phénique.	50 grammes.
Alcool ou glycérine	50 —
Eau	1.000 —

2° Solution faible :

Acide phénique.	25 grammes.
Alcool.	50 —
Eau	1.000 —

La première servait à désinfecter les plaies, la peau, les mains, les instruments.

La seconde servait pour le spray, ou pulvérisation antiseptique abandonnée, et les lavages ordinaires. La glycérine rend l'acide phénique moins irritant et moins caustique.

Il ne faudra jamais employer l'acide phénique pour les pansements humides prolongés. Les solutions d'acide phénique à 5 p. 100 dans l'huile ou la glycérine servent à lubréfier les doigts, les sondes, les trocarts, pour faciliter le glissement.

L'acide phénique produit des accidents locaux et généraux. La peau du chirurgien est souvent lésée, se couvre d'érythème, d'eczéma, se craquèle. Cette irritation des mains, qui varie suivant les personnes, le rend impraticable pour beaucoup de chirurgiens. Les pansements phéniqués sur les doigts déterminent parfois de la gangrène; il faut s'abstenir d'employer de l'acide phénique dans ces cas.

Les accidents généraux sont beaucoup plus graves et se présentent sous la forme chronique ou aiguë. Un des premiers symptômes est la coloration vert olive des urines.

Sels de mercure.

Les sels de mercure sont beaucoup plus antiseptiques que l'acide phénique; ils n'ont aucune odeur et ils n'ont pas tardé à régner en maîtres dans la chirurgie contemporaine.

Les plus employés sont le *sublimé corrosif* ou *bichlorure de mercure*, et le *cyanure de mercure*.

Ce sont des antiseptiques très puissants. Un gramme de sublimé stérilise 14,000 centimètres cubes de bouillon de bœuf. A la dose de 1 p. 1,000, il tue en huit secondes les bacilles charbonneux sans spores, les bacilles de la diphtérie, du typhus, le microbe de l'érysipèle.

On prépare avec le sublimé du coton, de la gaze antiseptiques, mais il est surtout employé en solution pour le lavage des mains, des champs opératoires et des plaies.

Le cyanure de mercure, qui lui est préféré à Bordeaux, est moins irritant pour la peau, surtout si on a soin de lui adjoindre une solution légère de *borate de soude*.

Ces deux sels s'emploient aux mêmes doses. La solution mère ordinaire de tous les hôpitaux est à 1 p. 1,000. Comme le sublimé se combine avec les sécrétions albuminoïdes (pus, glaires, etc.), on lui adjoint de l'acide tartrique, qui remédie à cet inconvénient et rend les solutions plus actives.

Cette solution de sublimé à 1 gramme pour 1,000 centimètres cubes est la *liqueur de Van Swieten*, qui renfermait de l'alcool. La solution à 1 p. 1,000 utilisée pour le lavage des mains, des organes externes, doit être souvent dédoublée, et le chirurgien se contentera de solutions à 1 p. 2,000, 1 p. 5,000 ou

1 p. 10,000, suivant la susceptibilité des organes qu'il aura à soigner, ou suivant la quantité qu'il emploiera.

D'ailleurs, pour éviter les intoxications qui pourraient suivre les grands lavages (utérus en particulier), il sera bon de faire suivre l'injection de sublimé d'une injection d'eau bouillie.

Le sublimé produit des accidents *locaux et généraux*. Les accidents locaux varient suivant la susceptibilité des peaux. Ce sont des érythèmes, des vésicules, des pustules.

Les accidents généraux sont signalés par les vomissements, une diarrhée séreuse ou sanguinolente, de la salivation, de l'anurie; ils sont à craindre chez les malades atteints de néphrite ou de diabète. C'est surtout à la suite d'injections intra-utérines qu'on les a observés. Aujourd'hui, grâce à l'asepsie qui a remplacé l'antisepsie dans la plupart des interventions, ces intoxications ne se montrent plus guère.

Les sels de mercure altèrent les instruments; pour éviter cet inconvénient, on adjoint au *cyanure de mercure* du *borate de soude* pour alcaliniser la solution : de la sorte, on a une solution extrêmement antiseptique, très bien supportée par la peau et n'altérant pas les instruments.

Il ne faut pas oublier de colorer les différentes solutions antiseptiques, afin de les reconnaître de suite et de ne pas les confondre. On peut les colorer en rouge avec de la fuchsine; en bleu avec du bleu de méthylène; en jaune avec le chromate de potasse. Nous utilisons une solution de cyanure ainsi composée :

Cyanure de mercure.	1 gramme.
Borate de soude.	5 —
Chromate jaune de potasse. . . .	0,50 cent.
Eau stérilisée.	1 litre.

Cette solution mère sera dédoublée suivant les cas.

Les autres sels de mercure ne sont pas employés en solutions antiseptiques, sauf l'*hermophényl*, sel renfermant les principes de l'acide phénique et du mercure, qui est un bactéricide énergique, ni toxique ni irritant, ne coagulant pas l'albumine, qui s'emploie en solution à 1 ou 2 p. 1000. Il est bien mieux toléré que le sublimé.

Panas avait aussi préconisé pour la chirurgie oculaire le *biiodure de mercure* à 0,05 centigrammes par litre. Comme ce sel est insoluble dans l'eau, on ajoute de l'alcool pour la dissolution.

Formol.

Le formol, ou aldéhyde formique, est un gaz obtenu par le passage de vapeurs d'alcool méthylique sur le charbon porté au rouge; il est très soluble dans l'eau et l'alcool. On le livre dans le commerce sous forme de solution alcoolique à 40 p. 100. Cette solution est très irritante, elle émet des vapeurs qui irritent les muqueuses aériennes et oculaires et présente une vague odeur de souris.

C'est un antiseptique très puissant, plus puissant que le sublimé. Il n'attaque pas les métaux, il n'est pas toxique et agit à l'état de vapeur. Il est extrêmement employé pour la désinfection. On l'emploie en solution à 1 p. 1,000, mais cette solution doit être souvent réduite à 0,5 p. 1000 et à 0,25 p.1000. Il peut remplacer avantageusement en chirurgie tous les sels de mercure et ne présente aucun de leurs inconvénients.

Eau oxygénée.

L'eau oxygénée est du *bioxyde d'hydrogène*, qu'il ne faut pas confondre avec de l'eau gazeuse renfermant dans des siphons de l'oxygène sous une pression de 4 à 5 atmosphères; cette dernière est appelée improprement eau oxygénée.

L'eau oxygénée vraie est un oxydant très énergique; elle fait rouiller les instruments; elle ne peut donc être employée pour le lavage des instruments ni de la peau; elle décolore les tissus et elle est très employée pour blondir les cheveux. C'est un excellent antiseptique et désodorisant; elle jouit de plus de propriétés *hémostatiques*. Un tampon imbibé d'eau oxygénée peut arrêter les épistaxis. Elle forme une mousse au contact de l'albumine des tissus, et on utilise cette propriété pour *nettoyer les plaies* où sont retenus des exsudats. L'eau oxygénée à 12 volumes contient douze fois son volume d'oxygène. C'est la solution employée en général. On la dédouble, suivant les cas, pour les pansements, lavages ou injections.

Pour la rendre stable, on y ajoute 3 p. 100 d'acide borique.

Teinture d'iode.

L'iode est un antiseptique puissant. On s'en sert actuellement comme désinfectant de la peau pour les opérations, sous forme de teinture d'iode ou solution alcoolique à 1 p. 10. C'est la méthode de Grossich. On imprègne la peau de teinture d'iode pure; celle-ci pénètre très profondément et détruit tous les germes. Le chirurgien incisera ensuite les régions ainsi désinfectées.

On peut aussi l'utiliser pour faire avorter les furoncles qui sont produits par le staphylocoque.

L'iode peut aussi être employée avec avantage en injection,

en lavage dans les cavités infectées, en teinture pure ou moins concentrée. C'est un antiseptique très pénétrant grâce à l'alcool qui est absorbé par les tissus et aux vapeurs d'iode émises.

Permanganate de potasse et de chaux.

Le permanganate de potasse est très soluble dans l'eau, où il donne une solution d'un beau violet. C'est un antiseptique puissant, moins cependant que les précédents, mais c'est un oxydant énergique qui rend de grands services dans le traitement de l'ophtalmie purulente.

Il s'emploie en solution de 0,25 à 1 gramme pour 1,000. Cette solution tache la peau et le linge. Il faudra tenir compte de cet inconvénient. On l'a employé aussi pour la désinfection des mains du chirurgien à dose plus forte, 5 p. 1,000. Pour enlever la teinte brune qu'il donne aux tissus, on les lave avec une solution de *bisulfite de soude* à 10 p. 100. Le permanganate de potasse n'est pas caustique et son contact avec les muqueuses n'est pas douloureux : ce sont des avantages utiles en pratique.

On emploie de la même façon le *permanganate de chaux,* qui est beaucoup plus actif que le permanganate de potasse. On l'a préconisé pour la stérilisation de l'eau potable.

Nitrate d'argent.

Le nitrate d'argent est non seulement un antiseptique, mais aussi un caustique : à ce titre, il est employé pour la cautérisation des plaies sous forme de *crayons.* Nous en avons parlé.

Les lotions antiseptiques ne doivent pas être caustiques; elles contiendront de 0,25 à 1 gramme de nitrate d'argent, pour 100 centimètres cubes d'eau distillée.

Ces solutions sont surtout employées en instillations pour les suppurations de l'œil.

Chlorure de zinc. — Sulfate de zinc.

Le *chlorure de zinc* en solution concentrée est un caustique énergique et un désinfectant puissant. On peut désinfecter les planchers avec une solution à 50 p. 1,000. Certains chirurgiens l'emploient à la dose de 1 à 2 p. 100 pour le lavage des plaies et des mains. Mélangé à la farine, il donne la pâte de Canquoin, dont nous avons parlé aux Caustiques.

Il s'emploie en chirurgie à 10 p. 100 pour la désinfection des foyers infectés et des foyers tuberculeux, et dans le traitement des arthrites tuberculeuses.

Le *sulfate de zinc* est moins antiseptique, mais c'est un astringent très énergique qui rend de grands services dans le traitement des maladies inflammatoires de la conjonctive et dans la cicatrisation des plaies atoniques. Il s'emploie en solutions qui vont de 1 à 10 et 20 p. 1,000. Ces solutions ne sont nullement caustiques.

Sulfate de cuivre.

Le *sulfate de cuivre* est un antiseptique assez puissant et un désinfectant très employé en hygiène. Mélangé avec le *sulfate de zinc*, il constitue l'*eau d'Alibour*, qui contient 10 grammes de sulfate de cuivre, 35 grammes de sulfate de zinc par litre d'eau camphrée.

Le sulfate de cuivre s'emploie pour le lavage des plaies atoniques, pour les conjonctivites chroniques granuleuses : soit sous forme de *cristal pur* qu'on passe sur les parties malades, soit sous forme de solutions dans la glycérine ou l'eau, qui présentent une jolie teinte bleue. Les solutions employées vont de 10 à 20 p. 1,000. Ces solutions sont très astringentes et hémostatiques.

Le sulfate de cuivre et l'eau d'Alibour ont été préconisés contre l'impétigo de la face.

Ces solutions tachent les téguments et les linges.

Acide salicylique.

Autrefois employé sous forme gaze, le coton salicylé a perdu beaucoup de sa vogue depuis l'asepsie. C'est d'ailleurs un médiocre antiseptique, qui est surtout employé pour la désinfection de la bouche, du pharynx, sous forme de collutoires, de gargarismes.

Acide borique. — Borate de soude.

Ces deux corps sont des antiseptiques faibles qui ne peuvent être employés que dans les cas où on veut faire des lavages non irritants. Les solutions à 20 p. 1,000 pour le borate de soude, et à 30 p. 1,000 pour l'acide borique, sont très bien tolérées. Ce sont des antiseptiques ni toxiques ni irritants, et le borate de soude devra être préféré, à cause de son alcalinité, toutes les fois qu'on aura à laver des muqueuses. Les solutions devront être *bouillies* pendant longtemps, car les paillettes très légères d'acide borique sont entourées de poussières et de germes qui rendent l'eau boriquée ordinaire non bouillie dangereuse pour le traitement des plaies. Le borate de soude présente sur l'acide borique l'avantage de ne pas altérer les instruments et d'être mieux supporté par les peaux délicates. Nous avons dit qu'il faisait partie des solutions de cyanure de mercure dans ce double but.

Iodoforme.

C'est le plus important et le plus employé des antiseptiques pulvérulents. Il se présente sous forme d'une poudre jaune douée d'une odeur caractéristique qui est une des raisons pour lesquelles les chirurgiens limitent de plus en plus son emploi. D'ailleurs, ce corps sous forme de poudre est très peu antiseptique; il ne détruit pas les germes, il arrête leur évolution.

L'iodoforme est insoluble dans l'eau ou à peu près, mais soluble dans l'alcool, l'éther, les huiles grasses. De la sorte on peut le rendre plus actif en l'employant soit sous forme d'*éther iodoformé*, soit sous forme d'*huile iodoformée*.

L'éther iodoformé renferme 5 p. 100 d'iodoforme; mais la solution peut être plus concentrée, jusqu'à 20 p. 100. Il en est de même de la solution huileuse.

On emploie encore l'iodoforme pour le plombage des cavités osseuses sous le nom de *plombage de Moselig*, qui renferme : iodoforme, 60 grammes; blanc de baleine, 40 grammes; huile de sésame, 20 grammes.

L'iodoforme est surtout employé à l'heure actuelle pour les lésions tuberculeuses des os et des articulations : c'est lui qui semble avoir donné les meilleurs résultats. Partout ailleurs, il est remplacé par des antiseptiques plus puissants et sans odeur désagréable.

L'iodoforme a donné lieu, à l'époque antiseptique où on en abusait, à des accidents graves. Les accidents qu'il détermine peuvent être locaux ou *généraux*. Locaux, ce sont des érythèmes, des ulcérations qu'on traitera par de la vaseline à l'oxyde de zinc, des lavages à l'alun.

Dans les accidents généraux qui peuvent être mortels, il y a de l'inappétence, de la dépression, des vomissements, de l'insomnie, de l'agitation; il se produit un goût alliacé qui apparaît en appliquant sur la langue une cuiller en argent; l'urine prend la couleur d'une infusion de thé. Dans les formes graves, les désordres cérébraux augmentent, et enfin le malade tombe dans le coma.

On a signalé aussi des éruptions scarlatiniformes dues à

l'iodoforme. Pour éviter ces intoxications, on emploiera des doses modérées, surtout si la plaie est étendue, et on surveillera attentivement les malades.

Si les accidents éclatent, il faut immédiatement défaire le pansement, enlever tout l'iodoforme mis dans la plaie : faire uriner le malade, le stimuler par du café, des injections d'éther, de l'acétate d'ammoniaque, et combattre l'empoisonnement par des injections de carbonate de potasse à 5 p. 100.

Succédanés de l'iodoforme. — Pour masquer l'odeur désagréable de l'iodoforme, on a essayé de le mélanger avec du café, de l'essence de bergamote, de menthe, de néroli, de camphre, etc. Mais comme on ne parvient pas à la supprimer, on a cherché des produits similaires pour le remplacer. Citons le *biiodoforme*, l'*iodol*, l'*aniodol*, le *thymol*, l'*aristol*, le *salol*, le *naphtol*, le *camphre*. Ces deux derniers combinés ensemble forment le *naphtol camphré*, qui est un puissant antiseptique qu'on injecte dans les abcès et les foyers tuberculeux. L'alcool camphré est un bon antiseptique qui a assuré le succès de l'ancienne méthode de Raspail.

Nous devons citer un antiseptique nouveau jouissant d'une certaine vogue et qui se nomme le *goménol;* c'est l'essence extraite par distillation des feuilles de *Melaleuca iviridiflora.* Son odeur balsamique est agréable. Il s'emploie en solution huileuse à 10 ou 20 p. 100, en injections profondes et même à l'intérieur dans les affections pulmonaires. Il est très bien supporté par les muqueuses et n'est pas toxique.

La liste des antiseptiques est trop longue pour être complétée ici. Nous avons borné notre énumération aux plus employés. D'autres seront étudiés comme agents hygiéniques au chapitre de la Désinfection.

CHAPITRE X

Stérilisation. Asepsie.

L'étude des différents antiseptiques nous a montré que dans certains cas, ces corps sont capables de désinfecter, mais leur action n'est pas constante, et y a aussi des cas où ils sont insuffisants ou même nocifs. On a donc cherché à stériliser les instruments, les objets de pansement, par d'autres procédés.

On n'a pas recours pour cela à des substances chimiques, mais on emploie des procédés physiques, où toujours l'agent destructeur des microbes est la *chaleur*. Les germes les plus malins ne résistent pas aux températures élevées, c'est sur ce principe qu'est basée la préparation des objets de pansement qui sont dépourvus de tout germe, et pour cela méritent le non d'*aseptiques*.

La chaleur est employée de plusieurs façons.

Nous passerons en revue : 1° *l'ébullition;* 2° la *vapeur d'eau sous pression*; 3° la *chaleur sèche.*

1° ÉBULLITION. — C'est le procédé le plus simple, celui auquel on aura le plus souvent recours dans la chirurgie d'urgence, à la campagne, dans tout endroit éloigné d'une maison de santé ou d'un hôpital. On peut réaliser par ce procédé l'asepsie des instruments, des fils à ligature, de la gaze, du coton qui seront mis au contact des plaies.

On utilisera l'eau ordinaire, si on n'en a pas d'autre.

En général, les microbes adultes ne résistent pas au delà de 100 degrés. Les microbes pyogènes (staphylocoques, streptocoques), sont tués entre 60 et 70 degrés, les bacilles de 70 à 100 degrés. Les spores seules résistent à des températures plus élevées.

Si on veut réaliser une asepsie totale par l'ébullition on

le peut. Il suffit de faire bouillir l'eau deux ou trois fois à des intervalles de deux à quatre heures.

Cette ébullition discontinue détruit toutes les spores.

Cette façon de réaliser l'asepsie s'appelle la tyndallisation, du nom de Tyndall, physicien irlandais, qui a étudié ce mode de stérilisation. D'ailleurs, si on veut élever la température d'ébullition de l'eau, on le peut facilement en recouvrant le récipient d'un couvercle assez hermétique pour ne pas laisser échapper les premières vapeurs de l'eau. Si l'eau ordinaire peut être employée, il est évidemment bien préférable de lui substituer l'*eau filtrée au filtre Chamberland* qui est dépourvue de germes nuisibles.

Mais l'eau pure a l'inconvénient d'oxyder les instruments; c'est pour cela qu'il est recommandé d'ajouter dans l'eau un sel tel que le *borate de soude* ou le *carbonate de soude* à la dose de 2 p. 100. Le carbonate de soude appelé vulgairement « cristaux » se trouve dans tous les ménages.

Ces sels de soude ont de multiples avantages : 1° ils empêchent l'altération des instruments; 2° ils élèvent le point d'ébullition de l'eau qui bout à 104 degrés, l'asepsie est donc encore plus sûre; 3° ils dégraissent les instruments et dépouillent les germes des matières grasses qui les protègent.

Dans tous les milieux pauvres, à la campagne, *par l'ébullition pendant quinze ou vingt minutes d'eau boratée ou carbonatée*, on peut réaliser l'asepsie de tout ce qui est nécessaire à une opération.

Liquides à point d'ébullition élevé. — Pour arriver par l'ébullition à détruire toute spore, Tripier (de Lyon), a recommandé l'ébullition dans un bain d'huile à 130 degrés, et Poncet (de Lyon), l'a remplacée par l'ébullition dans la vaseline liquide à 300 degrés. Ces procédés de stérilisation ne peuvent s'employer pour tous les objets de pansement, et sont pratiquement inutilisables. Il est d'ailleurs inutile d'arriver à des températures aussi élevées.

2° VAPEUR D'EAU SOUS PRESSION. — La vapeur d'eau sous pression est le procédé de choix pour la stérilisation des objets de pansement. Seuls les instruments ne peuvent être ainsi stérilisés, car ils se rouillent. La vapeur d'eau à 120 degrés agissant pendant vingt minutes *détruit tout ce qui a vie* (Strauss).

C'est sur ce principe de stérilisation qu'est construit l'*autoclave*. Les modèles les plus connus sont ceux de Wiesneg, Redard, Geneste, Herscher, etc. Les grandes étuves à désinfection sont basées sur le même principe.

L'*autoclave*, quel qu'en soit le modèle, se compose d'une marmite en cuivre dont le couvercle se ferme hermétiquement avec des boulons, de façon à ne pas laisser échapper la vapeur : c'est le principe de la marmite de Papin. On met dans le fond de la marmite une certaine quantité d'eau qui atteint le fond du panier métallique contenant les objets à stériliser. On place le panier intérieur retenu en haut et on le remplit des objets à stériliser placés dans leurs boîtes ou leurs tubes. On ferme le couvercle, en serrant les boulons et on ouvre un robinet placé à la partie supérieure, de façon à ce que l'air contenu dans l'appareil puisse s'échapper quand l'eau entrera en ébullition. On allume l'appareil de chauffage et on attend que la vapeur s'échappe par le robinet du couvercle. Il faut chasser complètement l'air qui était dans l'autoclave ; c'est un point de pratique très important, car s'il reste de l'air et si le robinet d'échappement a été fermé trop tôt, il arrive que cet air, doué d'une force expansive plus forte que la vapeur à une même température, fait monter le manomètre à une pression qui est marquée pour la vapeur seule.

On laissera donc sortir une certaine quantité de vapeur afin d'être assuré que tout l'air est parti, et on fermera le robinet d'échappement. À ce moment l'appareil entre en pression. Cette pression est indiquée par le manomètre placé sur le couvercle. On voit l'aiguille du manomètre monter peu à peu, indiquant que la pression s'élève jusqu'à *deux atmosphères*, c'est-à-dire deux fois la pression atmosphérique (760 millimètres). En même temps, la température s'élève de 100 à 120 degrés environ. Quand la température s'élève à 120 degrés, on modère l'allumage de façon à ne pas dépasser cette température. En la maintenant pendant vingt à trente minutes, on a une stérilisation absolue.

Pour éviter les explosions, ou que la température ne s'élève trop, on a fait des soupapes de sûreté, des avertisseurs, mais le mieux est de surveiller attentivement la marche de l'appareil.

Quand la stérilisation est faite, on éteint l'allumage et avant d'ouvrir le couvercle, on attend que le manomètre soit revenu à 0 degré. Alors on ouvre le robinet du couvercle qui laisse pénétrer l'air dans l'appareil. On desserre les boulons, on relève le couvercle et on enlève les objets stérilisés dont on ferme hermétiquement les joints avec du papier gommé. Les objets ainsi retirés sont *humides*. Pour les avoir *secs*, il faut avoir un autoclave muni d'une trompe à eau, grâce à laquelle on fait circuler un courant d'air sec dans l'autoclave avant de l'ouvrir. Pour cela, on ouvre les robinets placés au bas de l'appareil de façon à faire sortir l'eau qui est dans l'autoclave : puis on les ferme tous et on ouvre seulement le robinet qui correspond à la trompe qu'on fait fonctionner demi-heure. On ouvre ensuite la clef qui fait communiquer l'autoclave avec le tube en serpentin par lequel doit pénétrer l'air sec et on allume le bec placé au-dessous de ce tube. Au bout d'un quart d'heure, la dessication est obtenue, et il ne reste qu'à éteindre le bec Bunsen, fermer la trompe, ouvrir l'auto-clave et retirer les boîtes.

Pour s'assurer que la température de 120 degrés a bien atteint tous les objets à stériliser, on conseille l'emploi de *témoins*. Ce sont, en général, des tubes renfermant des matériaux qui fondent à 120 degrés. Si ces matériaux n'ont pas subi la fusion, on en conclut que la température n'a pas été atteinte: la stérilisation est à recommencer. On pourrait employer des thermomètres à maxima allant de 70 degrés à 130 degrés ou un thermo-élément placé au milieu du matériel à stériliser et relié avec un galvanomètre extérieur.

Vapeur d'alcool sous pression. — Ce procédé de stérilisation est employé pour le catgut. On utilise la vapeur d'alcool anhydre surchauffée à 120 degrés dans un appareil spécial.

Barthe et Soulard (de Bordeaux) ont perfectionné cette méthode.

Ils emploient deux autoclaves ordinaires, l'un plus petit pouvant être renfermé dans le plus grand et contenant de l'alcool avec les objets de pansement.

Le plus grand, extérieur, renferme de l'eau et est chauffé à 120 degrés; le petit autoclave intérieur ne tarde pas à s'élever à la même température, et l'alcool qu'il contient se transforme en vapeur à 120° sous une pression de 4 atmosphères environ. Le catgut, dégraissé à l'éther, est enroulé par coupures de 2 m 50 ou 3 mètres sur des tubes ou bobines en verre. Les bobines garnies sont desséchées à fond dans une étuve où circule de l'air chaud. Elles sont ensuite introduites isolément dans des tubes en verre de forme cylindrique, bouchés avec un tampon d'ouate hydrophile, et c'est ce tout qui est soumis à la vapeur d'alcool sous pression à 120 degrés. Quand tout est terminé, on referme les tubes avec des capuchons de caoutchouc. On utilise aussi des tubes en verre fermés par un couvercle en verre et un dispositif spécial.

3° *Chaleur sèche.* — La chaleur sèche peut être employée sous forme de *flambage* ou par l'*étuve à air chaud*.

Le *flambage* ou *punch* est un procédé très infidèle: pour être réellement efficace, il devrait être très prolongé, et ne peut être employé que pour les récipients ou les instruments. Dans la réalité, il est toujours trop rapide et ne réussit guère qu'à brûler les poussières et quelques microbes. De plus, si on le prolonge, il altère notablement les instruments, qui deviennent rapidement inutilisables. En pratique, on l'emploie pour aseptiser suffisamment les pinces, stylets, ciseaux qui servent à chaque instant pendant les pansements journaliers. On le pratique en versant une certaine quantité d'alcool sur les instruments, et on enflamme avec une allumette.

On peut aussi utiliser la flamme d'une lampe à alcool; c'est ainsi qu'on stérilise les aiguilles en platine des seringues hypodermiques. Le platine porté au rouge est absolument stérile et n'est nullement altéré. On emploiera de même la flamme d'un bec Bunsen.

L'étuve à air chaud est l'appareil ordinairement employé pour la stérilisation des instruments. La chaleur sèche doit être plus élevée que la chaleur humide. La température doit atteindre 150 degrés et y rester pendant trente minutes.

L'étuve à air chaud, ou *stérilisateur* de Poupinel, se compose d'une caisse en cuivre à double paroi, limitant des cavités où sont mis sur des étagères, les objets de pansement. Le chauffage de la cuve se fait avec le gaz ou tout autre moyen de chauffage; il faut en régler l'intensité en se fixant sur le thermomètre qui plonge dans l'appareil, et dont la tige est extérieure.

On a construit aussi des stérilisateurs chauffés par l'électricité sous forme de radiateurs électriques.

Technique de l'asepsie et de l'antisepsie pour les opérations et les pansements.

Les procédés chimiques de destruction des germes (antisepsie) et les procédés physiques (asepsie) sont employés simultanément par la chirurgie pour les opérations et les pansements.

Pour tout ce qui est *tissu vivant*, la destruction des germes est *faite par les antiseptiques*, par les agents chimiques; pour *tout le reste*, on utilise *la chaleur sèche ou humide*, suivant les cas.

Pour remplir les conditions d'asepsie rigoureuse, on doit réaliser :

1° *La désinfection des mains et des avant-bras de l'opérateur et des aides;*

2° *La désinfection du champ opératoire;*

3° *La désinfection des instruments;*

4° *La désinfection de l'eau et des objets de pansement.*

Désinfection des mains et des avant-bras.

Les mains qui doivent toucher les objets de pansement et les plaies doivent être d'une propreté rigoureuse. Il faut réaliser leur asepsie aussi complète que possible. Cela est difficile à réaliser à cause de la toilette des ongles, des poils et des nombreuses glandes qui sont contenues dans l'épaisseur de la peau.

L'asepsie obtenue n'est jamais rigoureusement absolue, si

on se fie aux ensei ....ments bactériologiques, et l'asepsie
n'est pas d'une durée t.... longue, car la sécrétion des glandes
sudoripares ou sébacées entraine au dehors les germes qui ont
échappé à la désinfection. C'est pour cela que beaucoup de
chirurgiens emploient des gants de raoutchouc, qui évitent
tout contact entre la plaie et l'épiderme de l'opérateur.

Dans l'emploi des moyens de désinfection des mains, il faut
être éclectique et varier suivant les circonstances et les susceptibilités personnelles. Les uns supportent l'alcool, l'acide
phénique, le sublimé, le formol; d'autres ont des accidents
cutanés qui les obligent à renoncer à certains antiseptiques.

Le nettoyage des mains et des avant-bras du chirurgien
exige les objets suivants :

Désinfection des mains et des avant-bras
du chirurgien et de ses aides.

Objets nécessaires :
1° Eau stérilisée;
2° Savon et alcoolé de savon;
3° Limes à ongles stérilisées;
4° Brosses stérilisées;
5° Alcool à 90 degrés;
6° Solution antiseptique de sublimé ou de cyanure de
mercure.

Manière de procéder :
1° Débarrasser les doigts des bagues;
2° Mettre à nu les avant-bras;
3° Nettoyage à sec des ongles et de leur rainure;
4° Lavage et brossage des mains avec du savon et de l'eau
chaude pendant cinq minutes, en insistant surtout au niveau
des ongles;
5° Nettoyage des ongles;
6° Lavage à l'alcool à 90 degrés pendant une minute pour
enlever les matières grasses, déshydrater la peau pour qu'elle
puisse mieux s'imprégner d'antiseptique;
7° Lavage pendant deux minutes dans une solution antiseptique les solutions les plus employées sont les suivantes :
Le sublimé corrosif, ou bichlorure de mercure, à 1 p. 1,000.
Le cyanure de mercure à 1 p. 1,000.
Le lysol à 1 p. 100.
Le formol à 1 p. 1,000.
L'acide phénique à 25 p. 1,000;
8° Essuyer les mains avec une serviette stérilisée.
Certains chirurgiens préconisent une désinfection plus éner-
gique par un lavage dans une solution de *permanganate de*

potasse à 1 p. 1.000. Le permanganate colorant très fortement la peau en brun, on trempera les mains dans un bain décolorant de bisultite de soude à 10 p. 100, et on trempera ensuite les mains dans la solution antiseptique.

Certains emploient pour obtenir une destruction des germes plus complète du sublimé à 2 p. 1.000, au lieu d'alcool à 90°.

Le nombre des savons antiseptiques est considérable : savons au lysol, à l'aniodol, à l'thermophényl ; mais il est inutile d'y avoir recours. Le savon de Marseille, le savon mou, le savon à la glycérine sont suffisants ; le savon liquide est très commode.

On emploiera aussi avec avantage l'alcoolé de savon, l'alcool saponifié. Les brosses doivent être rigoureusement aseptiques ; elles seront toujours stérilisées dès qu'elles auront servi, soit à l'autoclave, soit par l'ébullition dans une solution de carbonate de soude à 10 p. 100 ; elles seront conservées, dans le premier cas, dans une boîte métallique hermétiquement close, dans le second dans une solution de cyanure de mercure ou de sublimé à 1 p. 1.000.

La propreté des mains doit être permanente : il faut les tremper de temps en temps dans les antiseptiques au cours d'une opération, pour maintenir leur asepsie ou mieux les recouvrir de gants de caoutchouc aseptisés, quand cela est possible

Préparation par l'infirmière des objets nécessaires pour le pansement des malades.

L'infirmière devra, avant toutes choses, se mettre dans un état de *propreté irréprochable*. Ses *mains* seront soigneusement lavées et ses *vêtements* rigoureusement propres.

Elle préparera alors ce qui sera nécessaire pour le pansement des malades :

1° Des cuvettes ;

2° Des bassins ;

3° Les vêtements indispensables ;

4° Des boîtes renfermant du coton hydrophile stérilisé ;

5° Des boîtes renfermant des compresses de gaze stérilisées ;

6° Du coton ordinaire ;

7° Des bandes ;

8° Des épingles ;

9° Les médicaments ou les instruments spéciaux nécessités par les pansements à faire ;

10° Des cuvettes, de l'eau chaude, du savon, des serviettes pour le lavage des mains.

1° Plusieurs cuvettes sont nécessaires. Il en faut :

a) Une pour contenir le liquide antiseptique qui servira à laver les plaies ;

b) Une pour le lavage des mains du chirurgien ou de l'infirmière ;

c) Une pour les instruments.

Les cuvettes, ayant été au préalable nettoyées et désinfectées, seront flambées à l'alcool.

Pour cela, on répand dans le fond une certaine quantité d'alcool à 90 degrés qu'on enflamme, et en faisant exécuter à la cuvette des mouvements de rotation, d'inclinaison, on fait flamber successivement toutes les parois de la cuvette.

Pendant cette manœuvre, il faut éviter de faire tomber l'alcool et de se brûler.

Les cuvettes seront soutenues par-dessous et par la face externe ; jamais les doigts ne devront les saisir par le bord et la face interne.

Le flambage des cuvettes devra se faire au moment de la visite, ou des opérations, pour qu'elles ne restent pas exposées aux poussières de l'air.

Après le flambage, on versera dans l'intérieur une solution antiseptique, et on ajoutera de l'eau chaude s'il en est besoin.

2° Les bassins seront de plusieurs sortes : réniformes, plats, etc. ; les uns seront utilisés pour être mis au-dessous des plaies pour recueillir les écoulements ou l'eau de lavage ; les autres sont destinés à recueillir les pansements enlevés.

3° Les instruments indispensables sont : les pinces à pansements, les pinces à griffes, les ciseaux droits et courbes, le stylet, la sonde cannelée, etc.

Les instruments, s'ils n'ont pas été stérilisés à l'avance, devront être flambés, soit en les passant avec une pince à la flamme de l'alcool, soit en les mettant au fond de la cuvette où on a versé un peu d'alcool qu'on enflamme.

Si les instruments ont été stérilisés, il faudra les mettre dans la cuvette, *sans les toucher directement,* on les prendra avec une pince dont on flambera les mors auparavant.

4° Les objets de pansement qui doivent être mis au contact de la plaie, sont conservés dans des boîtes métalliques hermétiquement closes.

Elles ne seront ouvertes qu'au moment du pansement, et refermées aussitôt après.

5° Pour les ouvrir, il faut déchirer la bande de papier collée tout autour du couvercle, avec la pointe des ciseaux ou tout autre instrument analogue. Il ne faut jamais faire cette déchirure avec les ongles, sous peine de se blesser.

L'ouverture sera faite doucement, par des mouvements de va-et-vient, en évitant toute brusquerie, sous peine de voir les objets projetés au dehors, et désormais inutilisables,

On évitera avec soin de toucher avec les doigts les objets de pansement, qui doivent être pris par une main ou un instrument aseptique.

Il faudra aussi éviter de souiller l'intérieur du couvercle, qui pourrait à son tour infecter le contenu des boîtes.

6° Le coton ordinaire sera employé dans certains pansements, où il n'existe pas de plaie (fractures simples, etc.), ou par-dessus le coton hydrophile, pour terminer un pansement.

7° Les bandes varieront suivant les variétés de pansement. Il faudra avoir tout autre moyen de contention des pansements (linge de corps). L'infirmière devra choisir selon les besoins.

8° On aura deux sortes d'épingles : des épingles ordinaires en acier, et des épingles anglaises piquées sur un morceau de savon.

9° Suivant chaque cas, on préparera les médicaments ou les instruments dont le chirurgien aura besoin.

10° Il faudra toujours avoir des cuvettes ordinaires, de l'eau chaude, du savon, des solutions antiseptiques, des serviettes pour que le chirurgien ou l'infirmière puissent se laver les mains après les pansements, et chaque fois que cela sera nécessaire.

Désinfection du malade et du champ operatoire.

Les malades doivent prendre des bains savonneux avant les grandes opérations, après lesquels ils seront frottés, surtout dans la région à opérer.

La peau est extrêmement difficile à désinfecter, et il est bien difficile de la rendre absolument stérile. Les microbes sont cachés dans les plis, les follicules pileux, les glandes sudoripares, il est difficile de les atteindre dans la profondeur.

Il faut savonner, brosser et raser, s'il y a lieu, la région à opérer, la veille de l'opération. Au moment de l'opération, la région est de nouveau savonnée, brossée et rasée, puis frottée à l'alcool ou à l'éther pour être dégraissée, et nettoyée avec une solution antiseptique, sublimé ou cyanure de mercure à 1 p. 1.000. On recouvre la région avec des serviettes stérilisées ou imprégnées d'une solution antiseptique.

DÉSINFECTION PAR LA TEINTURE D'IODE. — Depuis quelques années, depuis le travail de Grossich (1908), la stérilisation de la peau se fait par la teinture d'iode et l'observation montre que c'est le moyen le plus puissant et le plus pratique dont nous disposons pour détruire les germes à la surface de la peau et dans les anfractuosités des plaies.

La raison de cette action de la teinture d'iode est son *pouvoir de pénétration* au sein des tissus. On a constaté la présence de l'iode dans tous les espaces intercellulaires de l'épiderme, jusque dans les voies lymphatiques. Ce pouvoir de pénétration appartient aux solutions alcooliques. Les solutions aqueuses ne pénètrent qu'incomplètement dans les couches superficielles. La teinture alcoolique dissout la graisse que renferment toujours les espaces capillaires et elle est absorbée par eux. D'un autre côté, l'iode possède un pouvoir de pénétration propre.

C'est pour cette raison qu'il ne *faut pas laver la peau avec une solution aqueuse* avant la désinfection à la teinture d'iode. On pourra par contre dégraisser la peau avec de l'alcool ou de l'éther. Plus la peau est sèche et dégraissée, mieux elle absorbe la teinture.

La teinture d'iode est une solution d'iode à 1 p. 10 dans de l'alcool à 90 degrés. Cette solution peut être facilement *dédoublée* pour les peaux délicates. Il sera toujours nécessaire d'employer de la teinture fraîche, car dans la teinture vieille il se forme de l'acide iodhydrique qui est un caustique. Pour éviter cet inconvénient il suffira de joindre à la teinture d'iode de l'iodure de sodium ou de potassium à 30 p. 1,000.

La teinture d'iode est actuellement l'antiseptique le plus facile à manier, le moins dangereux et le plus puissant, pour la désinfection des mains, du champ opératoire et des plaies.

Desinfection des instruments.

Ceux-ci seront, dans les maisons de santé et les hôpitaux, stérilisés dans l'étuve à air chaud à 150 degrés, sauf les instruments en caoutchouc, gomme, corne, etc.

Un autre procédé très recommandable est la stérilisation par l'ébullition dans l'eau boratée ou carbonatée pendant vingt minutes.

La stérilisation par le séjour dans les solutions antiseptiques n'est pas à recommander, car elle est infidèle et demande un séjour prolongé. Le flambage n'est pas à recommander en raison de son infidélité et des altérations qu'il produit sur les instruments.

Stérilisation de l'eau et des objets de pansement.

L'eau destinée au lavage des plaies, des mains, des instruments, à la préparation des solutions antiseptiques, doit être stérilisée. On peut y arriver de plusieurs façons. On peut employer de l'eau filtrée au filtre Chamberland et on la fait bouillir pendant vingt minutes. Si on n'a pas d'eau filtrée, on la fera bouillir à plusieurs reprises comme nous l'avons déjà indiqué. Dans les maisons de santé on stérilise l'eau par la chaleur sous pression à 120 degrés. On remplit plusieurs réservoirs avec cette eau stérilisée, de façon à avoir toujours une réserve importante sans communication avec l'air extérieur.

Pour les objets de pansement : fils de soie, de lin, d'argent, crins de Florence, drains, compresses, coton, gants, serviettes, ils sont stérilisés par la vapeur d'eau sous pression dans l'autoclave.

On peut y arriver dans les cas urgents par l'ébullition dans l'eau boratée.

Le catgut seul n'est pas stérilisé de cette sorte. On l'emploie le plus souvent stérilisé, comme nous l'avons dit, par la vapeur d'alcool à 120 degrés sous pression (4 atmosphères).

On le stérilise aussi par le séjour prolongé dans des antiseptiques. On a utilisé dans ce but l'acide phénique, puis l'acide chromique à 1 p. 1000, le sublimé à l'alcool ; le meilleur antiseptique semble être l'iode. On plonge le catgut tout enroulé autour d'une bobine de verre dans une solution d'iode et d'iodure de potassium à 1 p. 500. La stérilisation est absolue au bout d'une semaine et le catgut peut séjourner dans la solution jusqu'à son emploi.

Pansements secs. — Pansements humides.

Les plaies, opératoire ou non, doivent être mises à l'abri de l'air et des traumatismes extérieurs : on y arrive par l'application du *pansement*.

Il y a deux espèces de pansements : les *pansements secs* et les *pansements humides*.

Les pansements *secs* sont les plus employés ; les pansements *humides* ne sont appliqués que pour les plaies infectées ou suppurées.

PANSEMENT SEC. — On applique d'abord sur la plaie : 1° des compresses de *gaze aseptique*; 2° du *coton hydrophile aseptique*; 3° du coton ordinaire, et on maintient le tout avec une bande de tarlatane ou de crêpe Velpeau. Le pansement doit être fait de telle façon que les pièces qu'on superpose soient de plus en plus grandes, chacune devant dépasser en tous sens la pièce sur laquelle on l'applique.

La gaze et le coton hydrophile absorbent le sang ou la sérosité qui s'écoule de la plaie. Le coton ordinaire, non absorbant, empêche le suintement des liquides à l'extérieur.

PANSEMENT HUMIDE. — Il se compose de compresses de gaze ou de coton aseptiques, imprégnées d'eau bouillie, appliquées sur la partie malade et recouvertes d'un imperméable : gutta-percha, taffetas gommé. On recouvre le tout avec du coton ordinaire et on maintient avec une bande.

Le point important dans ce pansement, qui doit rester humide, c'est que l'imperméable déborde, dans tous les sens, la compresse humide. Au lieu d'eau bouillie on peut utiliser l'eau boriquée, boratée. Mais on n'emploiera jamais d'antiseptique puissant, ni sels de mercure, ni surtout d'acide phénique, capable de déterminer des gangrènes, surtout au niveau des extrémités.

PANSEMENT DEMI-SEC. — On remplacera parfois les pansements humides par des pansements dits demi-secs, faits soit avec de l'alcool à 90 degrés, soit avec des solutions antiseptiques faibles. On trempe une compresse dans la solution, on l'exprime un peu pour chasser l'excès de liquide et on l'applique sur la plaie infectée en la recouvrant de coton, mais non d'imperméable. On les renouvelle toutes les deux ou trois heures.

Pour tous les pansements, on prendra les précautions suivantes :

1° Stérilisation des instruments : ébullition et flambage. Lavage chirurgical des mains ;

2° Nettoyage à l'eau bouillie ou antiseptisée, au savon si c'est nécessaire, de la place tout autour de la plaie ;

3° Nettoyage de la plaie au moyen de tampons de coton stérilisé, imprégnés de solutions antiseptiques (cyanure de mercure ou sublimé. Entre chaque pansement, il faut désinfecter ses mains et les instruments qui ont servi.

Les pansements humides sont ordinairement renouvelés plusieurs fois par jour.

Les pansements secs le sont beaucoup moins souvent. Appliqués sur des plaies aseptiques, ils peuvent être conservés plusieurs jours sans aucun inconvénient.

La fréquence des pansements varie suivant les cas, et l'infirmière exécutera les ordres du médecin.

Les objets qui ont servi aux pansements : bandes de tarlatane compresses, coton, etc., doivent être sacrifiés : on les brûle.

CHAPITRE XI

Anesthésie chirurgicale.

BUT DE L'ANESTHÉSIE CHIRURGICALE. — L'anesthésie provoquée par le chirurgien a pour but de supprimer la douleur dans les opérations. On y arrive de deux façons : soit en agissant sur le système nerveux central, en provoquant la perte de toute sensibilité et de la conscience, soit en agissant sur les troncs et filets nerveux des régions opérables pour supprimer seulement la douleur.

De là, deux sortes d'anesthésies à considérer : *l'anesthésie locale* et *l'anesthésie générale*.

Anesthésie locale.

Celle-ci doit être employée aussi souvent que possible, car en ayant recours à des substances à des doses non toxiques, elle n'expose pas le malade aux accidents de l'anesthésie générale.

Elle se réalise de deux façons : 1° *par le froid;* 2° *par injection* dans les tissus d'une substance dite *anesthésique*.

ANESTHÉSIE PAR LE FROID, PAR RÉFRIGÉRATION. — On employait la glace pilée avec le sel, l'éther qu'on vaporisait avec une soufflerie de Richardson, mais aujourd'hui on emploie soit le chlorure d'éthyle, soit le chlorure de méthyle ou des mélanges connus sous le nom de *coryl*, *d'anestile*. etc. Tous ces corps s'évaporant très rapidement à la température ordinaire, projetés sur une région, la congèlent en quelques secondes. C'est cette *gelure* qui détermine l'anesthésie.

Cette méthode est employée par les dentistes pour l'extraction des dents de devant. Elle peut être utile pour ouvrir un abcès, ponctionner une collection liquide, pratiquer une thoracentèse.

Mais ce procédé ne répond qu'à des cas peu nombreux et ne peut être employé pour des anesthésies un peu étendues ou prolongées. Il exposerait à des eschares consécutives et il ne permet pas la dissection des tissus.

Le chlorure d'éthyle et le chlorure de méthyle sont renfermés liquides dans des tubes fermés d'un côté et présentant, de l'autre, un petit orifice par où s'échappe le jet de vapeurs qu'on dirige sur la région à anesthésier, en maintenant le tube à une certaine distance. Dès que les téguments sont blancs et durs, on peut pratiquer l'opération.

ANESTHÉSIE PAR LES SUBSTANCES CHIMIQUES. COCAÏNE. — La cocaïne a été la première substance employée pour réaliser l'anesthésie locale; depuis, on a vanté successivement plusieurs autres substances : nous citerons l'eucaïne, l'holocaïne, la nirvanine, l'acoïne, la stovaïne et, dernièrement la novocaïne.

La cocaïne peut soutenir la comparaison avec tous ces produits, et aucun ne paraît l'avoir détrônée.

La cocaïne s'emploie sous forme de chlorhydrate de cocaïne. Le principe actif se retire des feuilles de coca, dont on connaissait les propriétés insensibilisatrices. L'*Erythroxylon coca* est un arbuste de 2 à 3 mètres de haut, originaire du Pérou et de la Bolivie. Pour lutter contre la soif, les indigènes mastiquaient les feuilles et s'apercevaient qu'ils faisaient disparaître les sensations désagréables par l'anesthésie de la bouche et de la langue. C'est à *Koller*, de Vienne (1884), que revient le mérite d'avoir découvert et vulgarisé les propriétés anesthésiques de la cocaïne.

Le chlorhydrate de cocaïne, qui est très soluble dans l'eau est employé de préférence à la cocaïne, qui est insoluble dans l'eau. mais soluble dans l'huile.

Les solutions de cocaïne s'emploient : 1° en *instillations;* 2° en *badigeonnages;* 3° en *injections.*

Les *instillations* de cocaïne sont employées journellement par les oculistes. Avec des solutions à 2 p. 100, on arrive à pratiquer la plupart des opérations oculaires : *paracentèse, iridectomie, opération de la cataracte.* Il suffit de déposer à la surface de l'œil quelques gouttes de ces solutions pour arriver à une insensibilité parfaite.

En *badigeonnages,* elle est très employée par les rhinologistes et laryngologistes, seule ou associée à *l'adrénaline.* La solution est en général plus forte (5 p. 100).

En injections, elle peut être employée de plusieurs façons : 1° *injections intra-dermiques;* 2° *injections hypodermiques;* 3° *injections interstitielles;* et 4° *injections dans le canal rachidien.*

L'injection *intra-dermique* a pour but d'anesthésier la peau dans la région que doit suivre le bistouri. L'aiguille ne doit pas traverser la peau, mais rester dans le derme. En poussant le piston de la seringue, on voit apparaître une zone blanchâtre, qui indique la pénétration de la solution dans la peau; sur la limite de cette zone, on injecte une nouvelle quantité de solution, de manière à dépasser la ligne que doit suivre le bistouri; l'anesthésie forme le long de cette ligne une zone d'un centimètre environ de large.

L'injection hypodermique amènera l'anesthésie des plans sous-jacents.

À mesure que les plans superficiels anesthésiés auront été incisés, on pratiquera des injections interstitielles de plus en plus profondes, suivant les régions.

ANESTHÉSIE PAR VOIE INTRA-RACHIDIENNE OU RACHIANESTHÉSIE. — La rachianesthésie a pour but d'amener l'insensibilité de toutes les parties du corps innervées par les nerfs rachidiens au niveau desquels on injecte la solution anesthésique. C'est ainsi qu'en injectant une solution dans la région lombaire, on obtiendra l'anesthésie des membres inférieurs et du bassin.

Cette méthode a été préconisée par Bier et importée en France par Tuffier.

Elle consiste à injecter une solution anesthésique dans les espaces sous-arachnoïdiens. On utilisera une aiguille comme pour la ponction lombaire et on fera la piqûre entre la quatrième et la cinquième lombaires. L'aiguille doit être longue de 8 à 10 centimètres, solide et posséder un biseau assez long.

Dès que l'extrémité de l'aiguille a pénétré dans le sac arachnoïdien, on voit sourdre un liquide clair qui est le liquide céphalo-rachidien. On laisse écouler quelques gouttes, puis on ajuste à l'aiguille une seringue de Pravaz contenant la solution anesthésique; le liquide céphalo-rachidien pénètre alors dans le corps de pompe, dont il refoule le piston, et se mélange avec la cocaïne ou la stovaïne. On repousse alors à fond, mais lentement; l'injection intra-rachidienne est faite.

Au bout de quelques minutes, le malade accuse des picotements, des fourmillements, de l'engourdissement, du froid aux pieds, aux jambes; c'est l'anesthésie qui se produit et qui remonte jusqu'au niveau des reins et de la région sous-ombilicale.

La cocaïne, ayant donné lieu à des accidents et à des morts, a été remplacée par la *stovaïne*, qui est trois fois moins toxique et qu'on doit employer en solution isotonique en ajoutant du chlorure de sodium. On emploie de 2 à 5 centigrammes de stovaïne.

**Plus récemment, la *novocaïne* a été préconisée. C'est à ces deux derniers anesthésiques qu'on donnera la préférence, la cocaïne étant dans cette variété d'anesthésie beaucoup plus dangereuse.

Toutes les fois qu'on emploie la cocaïne, le malade doit être étendu horizontalement et doit rester dans cette position quelque temps après l'intervention.

L'adjonction de *l'adrénaline*, principe vaso-constricteur retiré des capsules surrénales, rend l'action de la cocaïne plus parfaite et permet d'anesthésier des tissus enflammés, sur lesquels la cocaïne seule ne prendrait pas.

ACCIDENTS COCAÏNIQUES. — La cocaïne, étant un poison, peut, dans quelques cas, très rares, où on l'emploie à fortes doses, donner lieu à des accidents. Au début, on observera de la sécheresse du pharynx, des nausées, des vertiges et une excitation comparable à l'ivresse; puis apparaissent la pâleur des mains et de la face, la petitesse du pouls et enfin, dans les cas mortels, le refroidissement et la syncope.

Quand un malade cocaïné présente une tendance à la syncope, il faut lui mettre la tête basse, lui pratiquer une injection de caféine, lui faire avaler du café fort, et pratiquer enfin tous les moyens habituels pour le traitement de la syncope.

Pour éviter ces accidents, certains ont préconisé l'emploi de la stovaïne et de la novocaïne.

La stovaïne, découverte par Fourneau *stove*, fourneau), cristallise en petites lamelles brillantes très solubles dans l'eau; sa toxicité est le tiers de celle de la cocaïne. Alors que la cocaïne est vaso-constrictrice, la stovaïne est vaso-dilatatrice; c'est un inconvénient pour certaines opérations, en particulier les opérations oculaires. Il est vrai qu'il est facile de supprimer cette action vaso-dilatatrice en lui adjoignant de l'adrénaline. Elle s'emploie à la dose de 3 à 5 p. 100, et de 10 p. 100 pour la *rachistovaïnisation*.

La novocaïne est très peu toxique. On peut injecter 30 centigrammes à un adulte; on l'emploie à 5 p. 100.

Anesthésie générale ou Narcose.

Le chirurgien devra employer l'anesthésie locale toutes les fois qu'elle sera possible et suffisante, mais lorsque le champ opératoire est très étendu, lorsque la résolution complète de tous les muscles est indispensable, lorsqu'il y a intérêt à supprimer la conscience du malade pour mener à bien le résultat de l'acte opératoire, on emploie l'anesthésie générale.

Celle-ci consiste à *introduire dans l'organisme une substance qui amène la perte de la conscience et de la sensibilité.*

Cette substance est un poison qui agit sur les cellules nerveuses, les excite et les paralyse. C'est la première phase d'un empoisonnement général.

Il y a une dose qui supprime la conscience et la sensibilité : c'est le but du médecin; au delà, la vie serait en danger.

Heureusement, le bulbe est la partie du système nerveux qui résiste le plus longtemps à l'anesthésique.

Les régions nerveuses sont, par ordre de sensibilité : 1º les hémisphères cérébraux; 2º la moelle épinière; 3º le bulbe.

L'anesthésique qui pénètre dans le poumon va dans le sang et agit d'abord sur les hémisphères cérébraux, déterminant une excitation caractérisée par du délire, des hallucinations (bruit de cloches), une loquacité parfois extrême, des cris, des chants, des pleurs.

Puis l'action se fait sentir sur la moelle, entraînant des mouvements désordonnés, très violents, qui rendent nécessaires les moyens de contention.

Après cette période d'*excitation* arrive la période de *paralysie* et d'*anesthésie*. Les muscles excités sont paralysés, dans le relâchement complet. L'insensibilité devient générale. C'est dans cette période de calme que le chirurgien doit opérer.

Mais pendant toute la durée de l'anesthésie, il faudra surveiller la dose de l'anesthésique, pour ne pas mettre le bulbe en danger, ce qui pourrait amener la mort par syncope ou asphyxie.

Nous allons passer en revue les principaux corps employés pour l'anesthésie générale ou *narcose* (de *narcos*, sommeil).

Nous les diviserons tout d'abord en deux catégories, suivant qu'on veut réaliser des *anesthésies de courte durée*, ou des *anesthésies de longue durée*.

Les anesthésiques de *courte durée* sont : 1º le *protoxyde d'azote*; 2º le *bromure d'éthyle*; 3º le *chlorure d'éthyle*.

Protoxyde d'azote, ou gaz hilarant. — C'est un corps qui bout à 88 degrés au-dessous de 0; on l'emploie liquéfié sous pression. Il fut employé par Horace Wells en 1844. La narcose est produite en cinquante-cinq secondes, elle dure une demi-minute. En Angleterre, le protoxyde d'azote est très employé par les dentistes. On a fait avec lui des millions de narcoses sans accident mortel. C'est le plus inoffensif des anesthésiques rapides.

Bromure d'éthyle. — Le bromure d'éthyle se présente sous forme d'un liquide incolore, d'odeur douce, éthérée, qui bout à 38 degrés. Il ne doit pas avoir une odeur alliacée.

C'est un vaso-dilatateur. Il occasionne de la cyanose de la face, et permet ainsi d'opérer les malades assis, position commode pour les opérations de la gorge. Il n'expose pas à la syncope. Pendant un jour ou deux l'haleine du malade possède une odeur alliacée.

Le bromure d'éthyle est surtout indiqué pour les opérations de courte durée chez les enfants : incision d'abcès, ablation des végétations adénoïdes.

Pour l'administrer, on se sert d'un masque en forme de coquille capable d'emprisonner exactement le nez et la bouche du patient. On applique exactement le masque et on administre d'un seul coup la quantité nécessaire, de 10 à 20 grammes selon l'âge.

Dès l'application hermétique, le malade étouffe, se débat, mais bientôt il fait quelques inspirations, et vers la dixième il commence à dormir. Vingt à quarante secondes suffisent pour obtenir le sommeil et on doit opérer immédiatement.

Le réveil arrive au bout de une ou deux minutes et quelques instants après, l'opéré peut marcher.

CHLORURE D'ÉTHYLE. — C'est actuellement le plus employé des anesthésiques de courte durée, sous les noms de kélène, de somnoforme, de coryloforme. ces deux dernières préparations renfermant avec le chlorure d'éthyle du bromure d'éthyle, du chlorure de méthyle.

C'est un liquide incolore, d'odeur alliacée, qui bout à 10 degrés et se volatilise très facilement à la chaleur de la main.

La narcose est obtenue très rapidement : trente à quarante secondes. Il suffit de 4 à 5 centimètres cubes pour y arriver.

Les malades s'endorment généralement sans présenter de contracture. Les vomissements sont assez rares, et le réveil est rapide et gai. Les malades peuvent marcher presque aussitôt sans crainte de syncope.

L'administration se fait avec des masques de modèles nombreux qui ferment hermétiquement les voies respiratoires, car il est important de ne pas laisser respirer d'air. Les ampoules renfermant 5 centimètres cubes de chlorure d'éthyle sont chargées dans un appendice où elles sont brisées mécaniquement, et le chlorure d'éthyle volatilisé immédiatement à l'intérieur du masque est absorbé aussitôt par les inspirations du malade.

En l'absence de masque spécial, on peut utiliser comme compresse un mouchoir plié en plusieurs doubles, dans les plis duquel on met une feuille de papier pour empêcher toute communication avec l'air extérieur.

On fait avec ce mouchoir un cornet ou un chapeau de gendarme qui coiffe hermétiquement le nez et la bouche du patient. Dans le fond du cornet, on dépose un tampon de coton hydrophile sur lequel on pulvérise un jet de chlorure d'éthyle de 4 à 5 centimètres cubes, et on applique très rapidement le masque sur la figure.

La narcose est rapide et caractérisée par la résolution musculaire et par le rythme respiratoire, qui est régulier et s'accompagne souvent d'un ronflement.

Si on veut prolonger l'anesthésie, il suffira de verser sur la compresse une nouvelle quantité de chlorure d'éthyle (2 à 3 centimètres cubes). Cet anesthésique rend de grands services pour les opérations de courte durée : incisions d'abcès, de panaris, ténotomie, ponctions ; il est très employé par les dentistes pour l'extraction des dents.

Anesthésiques de longue durée.

Si ces anesthésiques sont précieux pour les opérations courtes, le chirurgien ne peut les employer pour les interventions longues qui nécessitent un sommeil profond et plus ou moins prolongé.

Pour les grandes interventions, ou celles où le réveil du malade ne doit pas être trop rapide, on emploie deux anesthésiques : 1° l'*éther*, 2° le *chloroforme*.

ÉTHER. — L'éther est un liquide d'odeur agéable, caractéristique, de saveur fraîche et aromatique, qui s'évapore très rapidement à la température ordinaire.

Il a été employé pour la première fois par Long d'Athènes, en 1842, et surtout par Morton, en 1846.

Comme l'éther s'évapore très rapidement, il est indispensable pour l'administration d'avoir recours à un masque spécial imperméable, qui s'applique exactement sur la figure du patient.

Le masque le plus simple est constitué par un bâti de fil de fer, recouvert d'un imperméable et au fond duquel on dispose plusieurs rondelles de flanelle, sur lesquelles l'éther est versé. Il vaut mieux utiliser certains masques spéciaux qui rendent l'application plus facile. Parmi ceux-là, celui d'Ombrédane est l'un des plus pratiques. Le masque est en relation avec un réservoir sphérique rempli de feutre sur lequel on verse l'éther en grande quantité et que l'on ferme ensuite.

Les précautions pour administrer l'éther sont les mêmes que pour l'administration du chloroforme : nous en parlerons plus loin.

L'anesthésie par l'éther s'accompagne d'un *ronflement* très sonore du patient, ce qui permet de suivre très facilement la respiration, et les partisans de l'éther y voient un gros avantage pratique. Ce ronflement s'accompagne de mucosités bronchiques qui peuvent gêner la respiration et il est souvent nécessaire avec un tampon monté de faire le nettoyage du mucus arrivant dans le pharynx.

Indications et contre-indications. -- L'éther détermine de la *congestion de la face*, de la *cyanose*. Il produit une *hypersécrétion salivaire et trachéo-bronchique*. Il est *très inflammable*. Son emploi nécessite l'usage d'*un masque spécial*.

Il est parfois suivi de congestions pulmonaires graves.

Il n'est donc pas indiqué dans les opérations portant sur la face, le crâne et le cou, dans celles où on emploiera le thermocautère ou le galvanocautère. On ne l'emploiera pas non plus chez les malades atteints d'une affection chronique des bronches et des poumons, chez les asthmatiques, chez les emphysémateux.

Par contre, l'éther présente certaines indications. Il est beaucoup moins dangereux pour le cœur que le chloroforme. Il expose moins au shock opératoire. Les vomissements sont peut-être moins fréquents qu'avec le chloroforme. L'administration de l'éther peut être confiée à une personne peu exercée, ce qui est utile en cas d'urgence.

L'éther expose beaucoup moins à la syncope; les accidents produits par l'éthérisation sont toujours des accidents d'asphyxie beaucoup moins dangereux.

Enfin l'éther présente une mortalité moindre que le chloroforme. Celui-ci détermine une mortalité de 1 p. 4,000 environ, et l'éther 1 p. 16,000 seulement.

C'est pour ces raisons que certains chirurgiens restent fidèles à l'éther et que l'école lyonnaise préconise son emploi.

CHLOROFORME. — Le chloroforme a été découvert par Soubeyran en 1731; son emploi comme anesthésique date de Flourens (1847).

C'est un liquide transparent, d'une odeur spéciale qu'on a comparée à celle de la pomme reinette; il bout à 61 degrés: ses vapeurs ne sont pas inflammables. Versé sur une feuille de papier blanc, il doit s'évaporer sans laisser aucune trace; il doit être neutre vis-à-vis du papier de tournesol et ne pas désagréger le bouchon qui ferme le flacon où il est contenu.

Le chloroforme s'altère sous l'influence de l'air et de la lumière. Le mieux est de le mettre dans de petits flacons brunis ou dans des ampoules teintées scellées à la lampe.

Tout chloroforme qui aura subi l'action de l'air ou de la lumière ne devra pas être employé pour l'anesthésie.

Objets nécessaires pour l'administration du chloroforme. — Avant la chloroformisation, on devra préparer tout ce qui est nécessaire pour l'anesthésie.

1° Plusieurs flacons de chloroforme de 30 ou 60 grammes. suivant la durée de l'intervention. Le chloroforme sera chiiniquement pur et renfermé dans des flacons en verre jaune hermétiquement clos.

2º Un tire-bouchon ou une lime pour ouvrir les flacons ou les ampoules qui contiennent le chloroforme.

3º Un flacon compte-gouttes dans lequel on versera le chloroforme. Dans le cas où l'on n'en aurait pas, on utilisera un bouchon le long duquel on aura fait une rainure avec un canif pour remplacer le compte-goutte.

4º Un ouvre-bouche, pour écarter les mâchoires, souvent contracturées.

5º Une pince à langue de Berger pour saisir la langue, qui tombe parfois dans le pharynx et gêne la respiration.

6º Plusieurs pinces longues montées de tampons de coton ou de gaze pour nettoyer le pharynx et la bouche des mucosités qui peuvent gêner la respiration.

7º Des serviettes, qui serviront à recueillir les vomissements.

8º Un masque à chloroforme, qui sera réduit à une simple carcasse métallique qu'on recouvrira d'une compresse de gaze sur laquelle sera versé le chloroforme.

Le masque peut même être abandonné et remplacé par une simple compresse, un mouchoir plié de façon à recouvrir le nez et la bouche du patient.

9º Un pot de vaseline, de cold-cream ou de glycérolé d'amidon. La compresse imprégnée de chloroforme, qui repose sur le nez et le menton du patient, détermine des brûlures légères de la peau.

Pour les éviter, on graisse avec les corps gras recommandés le nez, le menton et le pourtour des lèvres.

10º Une seringue hypodermique prête à fonctionner.

11º Des ampoules d'éther, de caféine, de spartéine.

12º Une pile électrique qui pourra servir à l'électrisation des nerfs phréniques en cas de syncope.

13º Un ballon d'oxygène.

14º Des courroies pour maintenir les bras et les jambes.

TECHNIQUE DE LA CHLOROFORMISATION. — 1º *Avant l'anesthésie.* — Le malade aura été purgé la veille et devra être à jeun depuis *six heures au moins*. En réalité, il l'est depuis une douzaine d'heures. Il faut que l'estomac se soit débarrassé de tout aliment, car les débris alimentaires vomis pourraient tomber dans le larynx et la trachée.

Si l'opération doit être longue, on fera bien de pratiquer une injection sous-cutanée de 5 centigrammes de sulfate de spartéine et de 1 centigramme de chlorhydrate de morphine.

Le malade sera réconforté et devra se présenter dans la salle d'opération ou d'anesthésie avec confiance. L'infirmière joue à ce point de vue un rôle important. Il sera vêtu aussi simplement que possible. Les cheveux des femmes seront tressés.

On fera monter le malade sur la table d'opération et on s'assurera qu'il est débarrassé de tout lien capable de gêner la respiration ou la circulation, tels que cravate, col, cordon de jupon, ceinture de pantalon, jarretières, etc.

On enlèvera tous les vêtements qui seront indiqués et on recouvrira le malade avec un drap et des couvertures, laissant à découvert les régions opératoires.

On enlèvera les dentiers, qui pourraient tomber dans les voies digestives ou aériennes.

On rassurera le malade en lui expliquant de respirer régulièrement et profondément par la bouche.

On enduira la figure de cold-cream ou de vaseline.

Mais avant de commencer l'anesthésie, le chloroformisateur devra s'assurer qu'il a sous la main tout ce qui est nécessaire, devra veiller à ce qu'il n'y ait pas de flamme de gaz dans la pièce, car il se forme du gaz chloroxycarbonique qui expose l'opéré à la syncope. Le chirurgien aura ausculté le cœur et le poumon.

Les aides se placeront de chaque côté et mettront les courroies qui maintiendront l'une les bras et l'autre les jambes. Celle-ci sera placée au-dessus des genoux, aussi près que possible de l'articulation et sous la table. La courroie des membres supérieurs passera en arrière des reins et immobilisera les deux poignets. Ces courroies sont très utiles et diminuent le nombre des aides nécessaires pour maintenir le malade pendant la période d'excitation.

2° *Pendant l'anesthésie.* — Dès lors, le malade étant étendu, la tête plus basse que le tronc, le chloroformisateur se place en général derrière la tête du malade et il commence l'administration de l'anesthésique.

Celui-ci doit être administré à dose faible et continué par intermittence. On verse cinq à six gouttes à la fois, et cela toutes les vingt secondes environ, en recommandant au malade de respirer par la bouche et de souffler sur la compresse pour provoquer une large inspiration. On doit laisser passer le moins d'air possible, à moins qu'il ne s'agisse de malades craintifs. Quand on verse le chloroforme, ne pas lever la compresse ou le masque. On verse directement sur la gaze du masque si elle est en couche assez mince. Pour la compresse, on verse sur la face externe et on retourne vivement, et ainsi de suite ; on ne lève pas la compresse pour verser sur sa face interne, ce qui laisserait passer trop d'air.

On tient le maxillaire inférieur bien appliqué sur le supérieur. Le malade se plaint souvent, au début, d'une sensation d'étouffement, mais cette sensation disparaît vite, il ne tarde pas à être excité, il éprouve des bourdonnements d'oreilles, il rit, crie, chante ou parle, puis il s'agite fortement et c'est alors qu'on constate l'utilité des courroies qui le maintiennent. Après une période de contraction musculaire, d'agitation, où le malade se congestionne, se débat, arrive la période de sommeil. Les membres retombent inertes, la respiration devient régulière et profonde. Le malade est prêt pour l'acte opératoire.

Quand le sommeil est absolu, le réflexe oculaire doit être aboli, c'est-à-dire que si, avec le doigt, on touche la conjonctive de l'opéré, il ne doit pas fermer la paupière, ce qui est un réflexe naturel. Mais il ne faut pas dépasser cette limite: en continuant l'administration du chloroforme sans arrêt, on arriverait à paralyser le bulbe et à déterminer la mort.

Le rôl du chloroformisateur est donc des plus importants: il tient en ses mains la vie du malade. Il devra le maintenir endormi, ne pas le laisser se réveiller et l'empêcher de succomber au poison chloroformique.

Il aura donc besoin d'un sang-froid à toute épreuve, d'une grande habitude, car il devra doser le chloroforme pour arriver au résultat cherché.

Il devra s'occuper exclusivement de son anesthésie, *ne jamais parler et surveiller constamment le ma' de.*

A quel signe reconnaîtra-t-il que le malad. .t endormi, mais n'est pas en imminence de syncope? *A l'état de la pupille.*

Si la *pupille se dilate.* c'est que le malade meurt ou se réveille. Il faut alors immédiatement chercher le réflexe oculaire.

Si la *pupille se dilate et si le réflexe existe.* c'est que le malade se réveille.

Si la *pupille est dilatée et si le réflexe est aboli.* c'est qu'il fait de la syncope et qu'il va mourir.

Le chloroformisateur devra surveiller attentivement :

1º La *pupille;* 2º la *face;* 3º la *respiration:* 4º le *pouls.*

La pupille devra rester contractée et le réflexe aboli.

La coloration de la face indiquera si le malade fait de l'asphyxie (dans ce cas, elle devient violette), ou s'il faut craindre la syncope, dont la pâleur de la face est un excellent signe.

Il est important de surveiller attentivement la respiration, et de regarder le soulèvement de l'épigastre. La respiration s'arrête presque toujours avant le pouls.

On surveillera le pouls, mais comme il s'arrête le dernier, si on se fiait à lui, il serait souvent trop tard.

3º *Après l'anesthésie.* — L'opération terminée, on cesse l'administration du chloroforme. On rapporte le malade dans son lit en le surveillant attentivement, car à ce moment surviennent les vomissements: on entourera le cou du malade de serviettes pour les recueillir: et l'opéré sera couché dans son lit, la tête très basse.

Si la figure est bien colorée et la respiration calme, on laisse le malade se réveiller de lui-même.

S'il est pâle, s'il respire mal, on provoquera son réveil en flagellant sa figure avec un linge mouillé d'eau froide, et on lui fera une injection de spartéine ou de caféine si les battements du cœur sont faibles ou irréguliers.

Les accidents qui se montrent au cours d'une chloroformisation sont : les *vomissements*, l'*asphyxie*, la *syncope*.

Les *vomissements* se produisent quand on a trop espacé les prises de chloroforme, laissé respirer trop d'air au malade. Le seul remède, c'est d'augmenter de suite la dose de chloroforme, car *vomissement* veut dire *réveil*. On mettra de côté la tête du malade pour recueillir les vomissements et éviter leur chute dans les voies aériennes.

L'asphyxie est facile à reconnaître à la cyanose de la face et des lèvres. La respiration devient irrégulière et peut s'arrêter. Il faut ouvrir la bouche du malade, tirer la langue hors de la bouche, nettoyer la bouche et le pharynx des mucosités qui s'y trouvent. Dans les cas graves, faire la respiration artificielle, et des insufflations d'oxygène.

L'accident le plus grave de la chloroformisation est la *syncope;* mais on ne doit mettre sur le compte du chloroforme que les syncopes tardives, celles qui surviennent dans la période de sommeil. Les syncopes qui se montrent quand le malade est à peine couché sur la table d'opération, ne peuvent être regardées comme causées par l'intoxication chloroformique. Il peut fort bien s'agir de syncopes émotives.

La syncope qui se produit dans le sommeil se caractérise par une dilatation brusque de la pupille avec disparition du réflexe oculaire, par la pâleur de la face et des lèvres, le ralentissement de la respiration, la faiblesse et l'arrêt du pouls.

Le traitement doit être rapide et énergique. Sans perdre un instant, il faut :

1º Arrêter la chloroformisation;

2º Flageller fortement avec les mains la figure du sujet;

3º Mettre la tête aussi basse que possible;

4º Commencer immédiatement les manœuvres de respiration artificielle et de tractions rythmées de la langue;

5º Faire des injections sous-cutanées d'éther, de caféine;

6º Électriser les phréniques.

Dans les cas graves où la syncope persiste, on fera la trachéotomie avec insufflation d'air dans les poumons. Certains chirurgiens ont même pratiqué le massage du cœur.

Toute syncope traitée dès le début se termine presque toujours heureusement : c'est au chloroformisateur à saisir le moment où le danger se montre.

Rôle de l'infirmière avant, pendant et après l'anesthésie.

Avant l'anesthésie. — Elle devra :

1º Préparer la salle et la table d'opération, s'assurer de sa propreté absolue, de son excellente aération, de la température, qui devra atteindre 25 à 26 degrés pour les opérations abdominales;

2º Préparer le malade physiquement et moralement. Elle l'aura purgé la veille, aura nettoyé les régions qui doivent être opérées, elle l'habillera sommairement et s'assurera qu'il est à jeun. Elle lui fera entrevoir le succès de l'intervention qu'il va subir, l'absence absolue de tout danger, et lui inspirera la plus grande confiance.

3º Préparer la table de chloroformisation.

Pendant l'anesthésie. — Elle sera absolument silencieuse, exécutant sans hésitation les ordres qui lui sont donnés. Elle respectera les règles de l'asepsie la plus absolue, ne touchant aucun des instruments ou objets de pansement qui seront utilisés par le chirurgien.

Après l'anesthésie. — Elle devra :

Accompagner le malade de la salle d'opération dans son lit. Ne pas l'abandonner un seul instant jusqu'au réveil absolu. Éviter qu'il touche à son pansement.

Surveiller les vomissements, la température et l'aération de la chambre. Le lit sera chauffé, muni de bouillottes. Elle aura à sa portée des serviettes et des bassins pour les vomissements, qui sont assez fréquents.

Le jour de l'opération, le malade ne devra rien prendre pendant plusieurs heures. Si la soif se fait trop sentir, on lui donnera à sucer un peu de glace, quelques cuillerées de boissons glacées; mais on réduira cela au minimum, afin de ne pas provoquer de vomissements.

L'infirmière surveillera attentivement le pansement, le pouls, la température, et si une complication anormale apparaissait, elle devrait immédiatement avertir le chirurgien.

CHAPITRE XII

Maladies traumatiques.
Contusions et Plaies. Leurs traitements.

La médecine a pour objet l'étude des maladies et pour but leur guérison. C'est une science complexe, difficile ; c'est aussi un art dans ses applications et l'art médical consiste précisément à remettre l'organisme en état de santé, en état physiologique.

L'organisme vivant, en perpétuel renouvellement, est très fragile et le moindre trouble dans le fonctionnement d'un de ses appareils le met en état de maladie.

Les causes qui sont susceptibles de créer la maladie sont extrêmement nombreuses. Malgré leur diversité, on peut les ranger dans quatre groupes principaux.

Les agents capables de déterminer la maladie ou *agents pathogènes* (de pathos, maladie) sont :

1º Des *agents mécaniques;*
2º Des *agents physiques;*
3º Des *agents chimiques;*
4º Des *agents animés.*

Les agents *mécaniques* sont nombreux et importants, ce sont ceux qui provoquent les contusions, les plaies, les fractures, les luxations, etc.

Les agents *physiques* sont représentés par la pression atmosphérique, la chaleur, la lumière, le son, l'électricité.

Les agents *chimiques* atteignent l'organisme soit comme *caustiques*, soit comme *toxiques.*

Les agents *animés* sont représentés par les *parasites* et par les *agents infectieux* ou *microbes* dont le nombre est déjà considérable.

Nous nous occuperons tout d'abord des affections que vous

pouvez être appelées à soigner d'urgence en attendant le médecin ou en l'assistant.

Parmi ces affections, on trouve un premier groupe très important. C'est celui des *traumatismes* (de trauma, blessure), que nous allons passer en revue.

DÉFINITION. — *On donne le nom de traumatismes ou de maladies traumatiques aux affections locales provoquées instantanément par des agents mécaniques, physiques ou chimiques.* Ce sont ce qu'on appelle vulgairement des « accidents ».

En nous occupant tout d'abord des lésions produites mécaniquement par les agents physiques, nous suivrons l'ordre dans lequel nous avons énuméré les causes générales des maladies.

Quand un corps vient à rencontrer plus ou moins brusquement nos tissus, il peut provoquer soit un écrasement, soit une déchirure des tissus qui variera avec la forme, la nature et la puissance de l'agent vulnérant : de là deux sortes de lésions : les *contusions* et les *plaies*.

Contusions.

Quand une compression plus ou moins énergique a écrasé les tissus, sans les déchirer, on dit qu'il y a *contusion*. Les contusions, résultant de l'attrition plus ou moins énergique des tissus peuvent atteindre tous les degrés, être bénignes ou très graves, suivant l'importance des organes contusionnés.

La peau, qui est souple, élastique, mobile sur le tissu cellulaire sous-jacent, fuit souvent sous le choc, ce qui explique l'absence de plaie dans un grand nombre d'accidents.

Les signes importants d'une contusion sont : 1° la *douleur;* 2° le *gonflement;* 3° l'*ecchymose.*

La *douleur* est provoquée par la compression des filets nerveux sensitifs qui parcourent la peau et tous les organes.

Le *gonflement* est dû à l'épanchement de sang et de sérosité, qui résulte de la rupture des vaisseaux capillaires ou de vaisseaux plus importants.

L'*ecchymose*, vulgairement appelée « bleu » est la coloration que prend la peau sous l'influence de l'épanchement sanguin dans le tissu cellulaire, produit par la rupture vasculaire. La coloration de ces taches ecchymotiques varie: elles sont d'abord noirâtres, comme le sang veineux, puis elles deviennent verdâtres, jaunâtres à mesure qu'elles disparaissent. Les ecchymoses ont tendance à venir vers la peau et à s'infiltrer dans les parties déclives, sous l'influence de la pesanteur.

Quand les vaisseaux déchirés sont assez importants, il se produit un épanchement sanguin qui, retenu parfois par les tissus du voisinage, forme une véritable bosse sanguine, ou « hématome ».

Les ecchymoses qui se produisent au niveau de l'œil, entre la conjonctive et la sclérotique, sont toujours « rouge vif », jamais elles ne sont noirâtres, elles gardent leur couleur rutilante jusqu'à la fin, cela est dû à ce que les globules du sang doivent s'oxygéner à travers la membrane très mince qui les recouvre.

Quand une contusion a été assez violente pour déterminer la mort des tissus, il peut y avoir des conséquences graves. Si la peau est dans ce cas, la contusion se complique de perte de substance cutanée : la contusion se transforme en *plaie contuse*.

La contusion du poumon peut donner lieu à des hémoptysies, celle du ventre à des vomissements de sang (hématémèse), à des selles sanglantes (mélæna), à des syncopes mortelles.

La contusion du foie, de la rate, de l'intestin, du rein, est souvent sérieuse, d'autant que dans les accidents graves il s'agit non plus de contusion simple, mais de plaie, de rupture des organes.

Les contusions de la tête peuvent s'accompagner de commotion cérébrale.

TRAITEMENT DES CONTUSIONS. — Les contusions légères guérissent d'elles-mêmes, et le traitement doit consister en applications de solutions froides qui calment la douleur : on emploie vulgairement l'eau-de-vie camphrée, qui est un excellent antiseptique, la teinture d'arnica ou l'eau blanche. Celle-ci se prépare en versant une cuillerée à soupe d'extrait de Saturne ou sous-acétate de plomb dans un litre d'eau.

On imprégnera des compresses de ces liquides et on les maintiendra à la surface des régions contuses, en les recouvrant d'un tissu imperméable pour empêcher la trop rapide dessiccation.

Les jours suivants, quand la douleur aura disparu, on supprimera le pansement inutile et on fera du massage : celui-ci, en activant la circulation locale, activera le fonctionnement normal des cellules contusionnées.

Si les mouvements sont douloureux, on immobilisera la partie atteinte. En cas de contusions multiples, à la suite d'une chute, on fera bien de plonger le malade dans *un grand bain*.

Il va sans dire que dans les cas graves, commotion cérébrale, menace de syncope, on s'occupera de ranimer au plus vite le malade par les moyens connus ; on le transportera avec mille précautions, surveillant attentivement son cœur et sa respiration, mettant en œuvre tous les moyens enseignés au sujet de la syncope.

Plaies.

On appelle *plaie* toute solution de continuité des téguments et des tissus sous-jacents.

Une section de la peau est une plaie de la peau : une section d'une artère, d'un nerf est une plaie de ces mêmes organes.

Les plaies sont dites *simples* quand les bords sont nets et que les téguments seuls sont atteints sans lésion d'un organe important.

Les plaies sont dites *composées* quand un organe important est atteint (tendons, nerfs, vaisseaux).

Les plaies sont dites *compliquées* lorsqu'elles s'accompagnent d'accidents locaux ou généraux.

Elles sont dites *pénétrantes* quand elles atteignent l'intérieur des cavités naturelles (abdomen, thorax, crâne).

Suivant la nature des causes qui les produisent, on a divisé les plaies en :

1° Plaies par instruments tranchants ou *coupures;*
2° Plaies par instruments piquants ou *piqûres;*
3° Plaies par instruments contondants ou *plaies contuses;*
4° Plaies par *arrachement.*

1° PLAIES PAR INSTRUMENTS TRANCHANTS. — Ces plaies sont produites par les couteaux, les sabres, tous les instruments tranchants. Ces plaies ont des bords nets qui saignent assez abondamment suivant les régions. Les lèvres de la plaie s'écartent.

Si ces plaies se réunissent sans suppuration, on a ce qu'on appelle la *réunion primitive* ou par première intention ; quand il y a suppuration, c'est la *réunion secondaire.*

Le traitement consiste à rapprocher les lèvres de la plaie, à faire les sutures nécessaires et à appliquer un pansement antiseptique.

2° PLAIES PAR INSTRUMENTS PIQUANTS. — Dans la piqûre, la plaie est très petite, l'écartement des tissus est presque nul ; il y a peu d'hémorragie. Les piqûres sont très dangereuses parce que l'agent vulnérant porte dans la profondeur des tissus des germes que les nettoyages ordinaires ne peuvent atteindre. Ils échappent aux pratiques ordinaires de l'antisepsie.

Dans les piqûres, on peut décrire les *plaies empoisonnées,* dont un exemple est la *piqûre anatomique.*

Les plaies *envenimées*, les plaies *virulentes*, sont des piqûres compliquées de l'introduction dans l'organisme par cette plaie d'un *poison*, d'un *venin*, d'un *virus*. Nous y reviendrons dans les complications des plaies.

Les plaies provoquées par les aiguilles, épingles, stylets, fleurets, les flèches, les clous, les arêtes de poisson sont très fréquentes.

Ces plaies renferment souvent le corps vulnérant, qui se brise et est parfois difficile à extraire. Quand les moyens ne permettent pas la localisation du corps étranger, on aura recours à la radiographie.

3° PLAIES PAR INSTRUMENTS CONTONDANTS. — Les plaies contuses sont celles qui sont produites par un corps mousse qui déchire les tissus sous sa pression. Les *morsures* produites par le chien, le cheval, l'homme sont des plaies contuses. Les plaies dites par *broiement*, par *écrasement*, sont de même nature. C'est aussi dans cette catégorie qu'on doit ranger les *plaies par armes à feu*.

Dans les plaies contuses, les bords des plaies ne sont pas nets; parfois les tissus sont broyés et transformés en une véritable bouillie. Les bords sont toujours *meurtris*, plus ou moins *déchiquetés*. La douleur est souvent insignifiante. L'hémorragie est moins grande que dans les coupures, car les vaisseaux écrasés font l'hémostase; par contre, quand il y a une hémorragie, elle est parfois difficile à arrêter, car la recherche du vaisseau blessé est délicate.

Ce sont de toutes les plaies les plus dangereuses, parce qu'elles ne peuvent se réunir par première intention. La gangrène des tissus trop violemment contusionnés est la règle; l'infection est très fréquente. De plus, ces plaies, au niveau des extrémités surtout, sont souillées par la terre, la poussière, les corps étrangers.

C'est pour elles qu'un pansement intelligent sera précieux, car il permettra de prévenir l'infection et de conserver des tissus qu'on serait tenté parfois de sacrifier.

4° PLAIES PAR ARRACHEMENT. — Ce sont les plaies provoquées par une traction violente et la torsion. Ces plaies sont assez fréquentes depuis l'augmentation des machines. Une main, un pied pris dans un engrenage, dans une courroie, dans un volant, voilà les causes ordinaires. On cite aussi des cas d'arrachement en voulant réduire une luxation; ces accidents ne doivent plus arriver avec le chloroforme. Ce sont les doigts, les mains et les bras qui sont le plus atteints. La dislocation du membre se fera au niveau des jointures, des articulations. Les ligaments et les muscles cèdent, mais les déchirures ne se produisent pas au niveau de la plaie. Les vaisseaux, avant de se rompre, s'étirent, les artères s'allongent, la tunique externe s'étire comme le verre à la lampe, après avoir obstrué l'orifice et fait ainsi l'hémostase. Les nerfs et la peau se rompent en dernier. Tantôt les lambeaux cutanés recouvrent la plaie, tantôt ils sont rétractés. Cette plaie, d'où sortent des nerfs, des vaisseaux, des tendons, est très caractéristique. Elle saigne souvent très peu, en raison de l'oblitération des vaisseaux, comme nous l'avons dit.

Ces plaies peuvent se compliquer d'accidents graves (infection, hémorragies secondaires, gangrène) et demandent l'asepsie la plus rigoureuse.

Nous signalerons maintenant certaines plaies qu'on a classées à part en raison de leurs complications spéciales : ce sont les plaies *empoisonnées*, les plaies *envenimées*, les plaies *virulentes*.

Ces plaies sont presque toujours des *piqûres*; c'est donc dans la deuxième catégorie de plaies qu'on doit les ranger; certaines plaies virulentes sont parfois le résultat de *morsures* ou plaies contuses.

1° PLAIES EMPOISONNÉES. — Les flèches empoisonnées de certains pays sauvages en réalisent le type. Dans nos pays, l'exemple le plus frappant de la plaie empoisonnée est la *piqûre anatomique*, qui arrive au cours de l'autopsie d'un cadavre. Il en résulte parfois un simple accident local : le *tubercule anatomique*, mais souvent aussi une inflammation du doigt, un panaris, une lymphangite, un phlegmon plus ou moins grave.

Dans certains cas même, il y a une infection générale d'emblée. Le malade est pris de frissons, de vomissements, de diarrhée; il tombe vite en délire et meurt.

2° PLAIES ENVENIMÉES. — Ce sont les plaies provoquées par la piqûre d'un animal qui sécrète un *venin*. Les piqûres d'abeilles, de frelons, de guêpes, de moustiques, de punaises, de puces, de scorpions, sont des exemples fréquents.

Contre les piqûres de guêpes, d'abeilles, on recommande d'enlever le dard et de faire un pansement à l'alcool; le pétrole aurait la propriété de calmer les douleurs.

Les plaies venimeuses les plus dangereuses sont celles provoquées par le *venin des serpents*.

La vipère, espèce répandue en Europe, possède dans son appareil dentaire deux dents creusées d'un canal qui est en rapport avec les glandes à venin. Celles-ci sont comprimées par les muscles masticateurs que l'animal contracte lorsqu'il mord. Le venin est donc ainsi porté à travers le canal dentaire dans la profondeur des tissus. Ce venin est un liquide jaunâtre, gommeux, sans goût et sans odeur. Ce venin est extrêmement actif chez les animaux à sang chaud; il est encore plus violent vis-à-vis des oiseaux que des mammifères. Il est inactif sur les serpents.

La douleur provoquée par la piqûre est le plus souvent légère. Peu de temps après, on voit autour de la plaie un gonflement se produire. L'œdème augmente rapidement, en même temps qu'apparaissent des taches livides, rouges, violacées. Le malade est rapidement pris de symptômes qui tiennent à la pénétration du poison dans le sang. Il a des nausées, des vomissements, de la diarrhée, de l'ictère. Le pouls est déprimé, le malade tombe rapidement en prostration, et meurt dans les cas graves. La gravité dépend toujours, d'ailleurs, de la quantité et de la qualité du venin injecté par la morsure et de la résistance, de l'âge du sujet. En France, la mortalité ne dépasse pas 1/25.

Le traitement doit être prompt : il faut empêcher l'absorption rapide du poison.

Pour cela, on fera une ligature énergique au-dessus de la plaie pour arrêter la circulation veineuse et lymphatique.

On pratiquera la *succion* de la plaie, si on a des lèvres saines : on fera saigner la plaie et on la cautérisera le plus vite possible. Il ne faudra pas hésiter à ouvrir cette plaie avec le fer rouge, si on n'a pas sous la main de thermocautère.

Il faudra, concurremment à ce traitement local, pratiquer le plus tôt possible une injection de sérum antivenimeux de Calmette, qui rendra l'organisme réfractaire à l'action du venin. Si le cas paraît grave, l'injection sera faite dans les veines.

3° PLAIES VIRULENTES. — Ce sont les plaies souillées par un *virus* ou un *microbe* qui transmet la maladie dont est porteur l'agent traumatisant. La *rage* est le type de ces plaies virulentes. De la même façon peuvent être transmises la *morve*, le *charbon*, la *tuberculose*, la *syphilis*.

Toutes les plaies envenimées ou virulentes doivent être désinfectées de suite : il faut agir vite.

La *rage* est le plus souvent communiquée à l'homme par les morsures du chien, parfois du chat, du loup. Le chien enragé ou hydrophobe meurt très rapidement; chez l'homme la maladie a une incubation d'une quarantaine de jours.

La conduite à tenir est la suivante en cas de morsure par un animal enragé :

1° *Désinfecter la plaie;*

2° *Faire pratiquer la vaccination antirabique.*

Pour désinfecter la plaie, il ne faudra pas hésiter à recourir aux grands moyens. On placera une ligature au-dessus de la plaie, on l'ouvrira, on l'aspergera de teinture d'iode et on la cautérisera *largement*. Si on n'a pas de thermocautère sous la main, on utilisera un morceau de fer quelconque qu'on portera au rouge et avec lequel on cautérisera toutes les parties atteintes.

Le virus rabique met une quarantaine de jours avant d'agir sur les centres nerveux. Après avoir inoculé la rage à des lapins, Pasteur a réduit chez ces animaux la période d'incubation du virus à sept jours, c'est-à-dire que cette rage de laboratoire évolue en mettant dix-huit jours de moins que la rage la plus rapide donnée par l'animal (vingt-cinq jours).

Si donc on pouvait rendre cette rage supportable à l'homme il serait vacciné. C'est ce que fit Pasteur en commençant par des moelles de lapins progressivement virulentes et en débutant par une dose inoffensive. Le virus s'atténue de jour en jour dans ces organes; au bout de quatorze jours, il est sans danger pour l'homme. On pratique donc des injections sous-cutanées en commençant par les moelles les moins virulentes, celles du quatorzième jour, puis du treizième, du douzième, jusqu'à celles du quatrième ou du troisième jour de l'inoculation.

Ces injections de tranches de 1 millimètre de moelle émulsionnées dans un centimètre cube d'eau stérilisée sont faites sous la peau de l'abdomen. On fait les cinq premiers jours deux injections par jour, puis une seule les dix derniers jours.

La vaccination antirabique de Pasteur a donné de très remarquables résultats : la mort après les morsures d'animaux enragés est presque nulle (0,1 p. 100). Cette méthode est sans danger pour ceux qui sont traités, de sorte qu'en cas de doute sur l'état de santé d'un chien, il n'y a aucun inconvénient à se faire inoculer.

On cautérisera avec la même énergie les pustules malignes qui résultent de l'inoculation du charbon par des mouches ayant sucé des cadavres d'animaux charbonneux.

Traitement des plaies.

Toute plaie présente une tendance naturelle à la guérison. Le seul obstacle qui s'oppose à la réunion, en dehors de l'écartement des lèvres de la plaie, c'est l'*infection produite par les microorganismes* qui se trouvent soit à la surface des téguments, soit à la surface des corps vulnérants ou de ceux qui sont introduits au contact des tissus déchirés. Les agents de la suppuration les plus répandus sont les *staphylocoques* et les *streptocoques*; à ces microbes peuvent s'adjoindre d'autres microbes que nous étudierons plus loin (tétanos, gangrène gazeuse). *Tous les efforts de celui qui panse une plaie tendent à empêcher l'infection.*

Si une plaie est *absolument privée de germes*, comme cela a lieu pour les plaies chirurgicales faites avec asepsie, le rôle du pansement n'a pour but que de mettre cette plaie à l'abri de tout apport de germes par l'air. Un pansement aseptique suffit. Ce pansement empêchera les germes de l'air d'arriver au contact de la plaie. Il n'aura nul besoin d'être antiseptique.

Mais les plaies accidentelles sont toutes plus ou moins infectées. Comment faut-il donc agir en présence d'une plaie toujours plus ou moins infectée?

LAVAGES. — Autrefois, on essayait de tuer les germes sur place en irriguant abondamment les plaies avec des solutions antiseptiques fortes. Malheureusement, pour tuer un microbe, il faut ou *une solution très forte* ou un *contact très prolongé* de la substance antiseptique. Bien plus, sur les spores microbiennes, les solutions fortes sont souvent impuissantes. Enfin, les germes sont souvent enfouis dans des endroits où les lavages antiseptiques abondants ne les atteignaient pas.

D'un autre côté, certaines solutions incapables de tuer tous les germes sont nuisibles *pour les tissus*.

Les faits de gangrène des doigts à la suite de pansements phéniqués sont très nombreux. L'antiseptique tue dans ce cas tous les tissus vivants qu'il rencontre, il agit comme un caustique.

Le rôle du chirurgien est tout autre, il doit détruire les germes et sauver tous les tissus.

Avant de faire un pansement, on devra se désinfecter soigneusement les doigts et n'apporter au niveau de la plaie aucun germe nouveau, par conséquent, *ne pas toucher avec les doigts ou avec des instruments non stérilisés les surfaces cruentées*.

Pour nettoyer la plaie, c'est-à-dire la débarrasser des caillots, des corps étrangers, il faudra procéder avec soin, ne pas provoquer d'hémorragie, et se servir pour de gros nettoyages de coton hydrophile stérilisé ou bouilli préalablement, d'instruments qu'on aura fait bouillir aussi dans une solution alcaline si on ne possède pas d'instrument stérilisé, ce qui est la règle. A l'heure actuelle, pour la désinfection des plaies, surtout des plaies contuses, des plaies par arrachement provoquées par les machines, on recommande d'abandonner les grands lavages, les bains, qui ne font souvent qu'augmenter la propagation des microbes sans les détruire, et d'utiliser les *badigeonnages à la teinture d'iode*. Voici ce que disait à ce sujet Reclus :

« On sait dans quelles conditions fâcheuses se présentent les plaies de la main chez les ouvriers. La machine a happé les chairs, déchiré les muscles, brisé les os, arraché les tendons, et elle a accompli cette triste besogne dans le milieu le plus septique que l'on puisse imaginer, dans cette région calleuse, fendillée, talée et recouverte d'une crasse noirâtre qui renferme des matières grasses, des débris d'épiderme, des poussières où pullulent les germes pathogènes. Aussi, quelle était ordinairement la conduite tenue et qui semblait logique? L'inondation véritable de cette région sous les flots des antiseptiques, le brossage, l'eau chaude, les bains prolongés. On espère ainsi se mettre à l'abri des infections futures; on les fait naître, au contraire, car les microbes sont entraînés par tous ces liquides et se répandent au loin dans les foyers traumatisés. »

Avec la *teinture d'iode*, au contraire, pas de brossage, pas de savonnage; ils sont nuisibles, car les liquides empêchent les topiques de mordre sur le tégument. C'est un véritable *pansement à sec*, car si c'est un corps liquide qu'on emploie, l'évaporation rapide de l'alcool lui fait perdre rapidement cette qualité.

Donc, *badigeonnage direct*, simple, sans aucun contact des doigts, *des alentours de la plaie* avec la teinture d'iode, au moyen du simple pinceau que tout le monde connaît, et *badigeonnage de la plaie elle-même*, si saignants, si à vif que soient les tissus sur lesquels elle agit. La douleur, direz-vous? Elle est pratiquement nulle, un peu de chaleur et c'est tout, à la condition expresse que la teinture d'iode soit fraîche, ne renferme pas d'acide iodhydrique. Lorsque l'alcool est évaporé, qu'il ne reste plus comme trace du passage de l'iode que sa coloration brune, alors une compresse aseptique est placée sur le foyer traumatique; on recouvre d'un manchon d'ouate hydrophile, et on fixe par quelques tours de bande. On renouvelle le pansement vingt-quatre heures après, et ensuite à des intervalles de plus en plus éloignés. Et c'est tout.

Cette supériorité de la teinture d'iode sera très appréciable dans la chirurgie de guerre. C'est le pansement idéal du poste de secours, celui qui ne dure que quelques minutes, qui s'applique à presque toutes les blessures, qui permet au blessé de gagner seul les formations de l'arrière sans craindre l'infection consécutive. Les résultats remarquables obtenus par le corps de santé japonais pendant la guerre de Mandchourie tiennent en grande partie à l'emploi systématique de la teinture d'iode aux postes de l'avant. Le pansement à la teinture d'iode met le plus à l'abri des inflammations, des lymphangites, des phlegmons, des arthrites. Ce mode de pansement remplit toutes les conditions qu'on peut exiger : il évite de fouiller les plaies, empêche tout contact par des mains souvent sales, des instruments ou des tampons souvent infectés; il détruit les germes qu'il rencontre et constitue un pansement sec idéal.

Il doit donc entrer dans la pratique journalière pour toutes les plaies, et en particulier les piqûres, les plaies contuses ou par arrachement.

Donc, en attendant le chirurgien, le pansement d'urgence d'une plaie consistera :

1° A faire l'hémostase, si l'hémorragie est abondante;

2° A nettoyer la plaie des débris, des corps étrangers, sans pratiquer aucune section ni résection, sans explorer la plaie avec les doigts ou avec les instruments;

3° A badigeonner la plaie et les alentours avec une solution de teinture d'iode;

4° A mettre la plaie à l'abri des germes de l'air, en la recouvrant de compresses stérilisées ou bouillies;

5° A préparer tout ce qui sera nécessaire au chirurgien pour faire l'hémostase, nettoyer la plaie, affronter ou suturer ses lèvres quand la chose est possible.

Que faut-il mettre à la surface de la plaie?

Le pansement doit être *absorbant* : il faut que les sécrétions de la plaie ne puissent s'accumuler.

C'est pour cela que la gaze est un excellent agent de pansement. L'ouate hydrophile est aussi un excellent absorbant.

Le pansement devra permettre l'évaporation des liquides sécrétés, mais il devra être *occlusif* pour les germes extérieurs; il devra les empêcher d'arriver à la plaie. C'est pour cela que l'ouate constitue un filtre précieux.

Enfin, le pansement devra aussi protéger la plaie contre les chocs extérieurs.

Si on n'a pas de gaze stérilisée, que pourra-t-on employer? On pourra employer un linge qu'on aura *fait bouillir vingt minutes* dans une solution alcaline de carbonate de soude.

On pourra encore employer un linge de toile *stérilisé par le repassage*. Un coup de fer chaud, dont la température atteint de 200 à 300 degrés, suffit pour stériliser les étoffes fines, comme les mouchoirs de poche. Pour aseptiser des étoffes plus épaisses, il faut plusieurs applications sur les deux faces. Le repassage des linges peut rendre de grands services à la campagne et dans la chirurgie d'urgence. Il ne faut jamais recouvrir un pansement avec un *imperméable*. On favorise par cet emploi la suppuration des plaies et on empêche l'évaporation des sécrétions.

Le pansement se composera donc :

1° D'une *couche de gaze ou de toile absorbante* appliquée au contact même de la plaie et dont l'*asepsie doit être absolue;*

2° D'une *couche de coton* qui fera l'occlusion de la plaie, la protégeant contre les germes de l'air et les chocs extérieurs;

3° D'une bande maintenant le tout.

Quand une *plaie est infectée*, il faudra assurer le *drainage* continu. Le chirurgien placera les drains dans les endroits convenables, et le drainage sera aussi rempli par des morceaux de gaze stérilisée mollement chiffonnés qu'on recouvrira de coton hydrophile.

Le pansement ne permettra le drainage que si le liquide dont il s'imbibe par la face profonde peut s'évaporer librement par sa face superficielle. Il ne faudra donc jamais mettre d'imperméable.

Si l'on n'a pas de teinture d'iode sous la main, ou s'il s'agit d'une plaie des plus nettes par instrument tranchant, on pourra employer les pansements à l'alcool, à l'eau-de-vie camphrée, qui sont d'excellents antiseptiques; on pourra aussi utiliser les solutions de sublimé, de cyanure de mercure à 1 p. 1000, d'eau oxygénée. *On n'emploiera jamais les pansements phéniqués.* Les compresses stérilisées par l'ébullition ou le repassage et imprégnées d'alcool sont d'excellents moyens de traitement des plaies qu'il est aisé de mettre partout en pratique. Enfin, si on ne possède aucun liquide antiseptique, on utilisera l'*eau bouillie* simple ou salée à 7 p. 1000.

PANSEMENTS HUMIDES. — Ces pansements ne seront faits que lorsque le chirurgien les aura prescrits. Ils conviennent aux plaies déjà infectées compliquées de lymphangites ou de phlegmons (pour les panaris). Dans ce cas, on appliquera de la gaze imprégnée d'eau stérilisée ou d'un antiseptique anodin (acide borique, borate de soude), et on appliquera un imperméable pour maintenir l'humidité et la chaleur. Il est indispensable que le tissu imperméable (gutta-percha) dépasse en tous les sens de 2 centimètres les compresses humides. On réalise ainsi un cataplasme qui active l'évolution de l'affection et soulage le malade.

PANSEMENTS DEMI-SECS. — Mais ces pansements sont de plus en plus délaissés, sauf cas exceptionnels. On les remplace souvent par les *pansements à l'alcool*, pour combattre les lymphangites, les panaris au début. C'est le pansement à recommander en présence d'une plaie infectée. On trempe des compresses de gaze dans une cuvette renfermant de l'alcool à 90 degrés, on exprime un peu pour chasser l'excès d'alcool. Les compresses sont appliquées directement sur la peau de façon à recouvrir toute la région malade et à la dépasser de tous les côtés de un à deux centimètres. On recouvre de coton hydrophile et on met une bande. Le pansement est renouvelé toutes les deux heures. Ces pansements arrêtent les débuts de lymphangites. S'il est trop tard, on aura recours aux pansements humides, qui seront faits trois ou quatre fois par jour afin d'éviter l'absorption des produits infectieux sécrétés par la plaie.

Shock traumatique.

Après une blessure importante, après une opération grave, on peut observer un état général spécial connu sous le nom de « shock ». L'état de « shock » se traduit par une dépression intense, une diminution de toutes les fonctions de l'organisme. C'est l'ébranlement produit par le traumatisme.

Le sujet est immobile, abattu; les yeux, sans éclat, sont à demi-voilés par les paupières. Le regard exprime l'indifférence: la peau et les muqueuses sont décolorées. La température axillaire ou rectale est inférieure à la moyenne de 1 ou 2 degrés. La sensibilité de tout le corps est amoindrie. Ce n'est qu'après des excitations multiples que le patient entr'ouvre les yeux. Aucun membre n'est le siège de mouvements actifs : il faut des excitations énergiques pour provoquer de brèves contractions. Les membres soulevés retombent inertes. Le pouls est petit, inégal, la respiration irrégulière, superficielle et précipitée.

Parfois cependant, il y a une forme de shock traumatique qui se traduit par de l'excitation, une angoisse, des cris, du délire; mais cela se produit presque toujours chez des alcooliques, de sorte que ce shock est probablement simplement du délire alcoolique.

Il faut prendre des précautions extrêmes pour ranimer les malades shockés. On les placera de suite la tête basse, afin de ramener le sang vers les centres anémiés. On les réchauffera avec des bouillottes, des briques chaudes. On les frictionnera, les emmaillotera dans des couvertures chaudes. On utilisera les injections d'éther, de caféine. On mettra en œuvre les flagellations, les inhalations d'oxygène, la respiration artificielle, les tractions rythmées de la langue.

Puis, dans les cas où il y a hémorragie importante, l'*injection de sérum artificiel* est un moyen merveilleux qui ranime le blessé ou l'opéré mourant.

Cicatrisation des plaies.

Toute plaie se cicatrise de deux façons :

1° *Par première intention;* 2° *par seconde intention.*

La réunion par *première intention* consiste dans la soudure immédiate des lèvres et des plans profonds de la plaie. Elle se caractérise par sa *rapidité* (huit à dix jours) et l'*absence de toute suppuration.*

Dans la réunion par *seconde intention,* les bords de la plaie ne se soudent pas directement, l'espace qui les sépare est comblé par un tissu granuleux, par des bourgeons qui se couvrent plus tard d'épiderme. La réparation est très lente, et la suppuration, la règle. Enfin, la surface cicatricielle, irrégulière, ne présente plus la régularité linéaire de la réunion par première intention.

Pour qu'une plaie guérisse par première intention, il faut qu'elle soit *aseptique*, que les bords soient *exactement affrontés* plan par plan, et qu'il n'y ait aucune *interposition* de corps étranger.

La cicatrisation par seconde intention se produit soit quand par suite d'une perte de substance l'affrontement des lèvres a été impossible, soit par suite d'infection de la plaie ou par suite du sphacèle des lèvres de la plaie.

Quand ces plaies se réparent, on voit tout autour de la surface granuleuse, sur le rebord de la peau, un liseré blanchâtre : c'est l'épiderme en formation qui prolifère vers le centre, tendant par une marche centripète à rétrécir le champ couvert de bourgeons charnus.

Quand ces surfaces bourgeonnantes mettent trop longtemps pour guérir, on est en droit de faire des *greffes épidermiques pour hâter la cicatrisation.*

CHAPITRE XIII

Les hémorragies et leur traitement.

Les plaies et les traumatismes divers peuvent être accompagnés d'accidents *immédiats* ou d'accidents *éloignés*. Les accidents immédiats les plus importants sont : les *hémorragies*, la *syncope*, le *shock*.

Les accidents éloignés sont : les *infections diverses*, dont nous relaterons les principales, et les *hémorragies secondaires*.

Des hémorragies.

Une plaie s'accompagne presque toujours d'un écoulement de sang. Cet écoulement de sang porte le nom d'*hémorragie*. Les hémorragies légères ne constituent pas une complication. Le sang perdu n'est pas considérable, il nettoie la plaie, entraîne avec lui parfois les poisons ou les germes introduits par le traumatisme.

Mais quand la perte de sang est trop considérable, elle constitue un danger et il importe de l'arrêter le plus tôt possible, de faire ce qu'on appelle l'*hémostase*.

Les hémorragies qui sont consécutives à une blessure sont dites *traumatiques*.

Mais il y en a d'autres qui surviennent sans aucune blessure elles sont dites *spontanées*.

Elles résultent toujours de la rupture des vaisseaux dans lesquels circule le sang : artères, veines ou capillaires.

VARIÉTÉS. — Les hémorragies sont *internes*, quand le sang s'épanche dans une cavité naturelle, *interstitielles* quand il s'épanche dans les tissus, *externes* quand il s'écoule au dehors.

Elles dépendent d'une cause *générale* ou d'une cause *locale*.

Parmi les causes générales, signalons l'*hémophilie*, état particulier du sang qui fait qu'il ne se coagule pas et que la moindre plaie donne lieu à des pertes de sang interminables. Certaines maladies du foie, le scorbut, la leucémie, l'impaludisme prédisposent aux hémorragies. Les causes *locales* peuvent être : 1º l'augmentation de tension artérielle ou veineuse à la suite de la compression ou de l'oblitération d'un vaisseau ; 2º une altération organique (anévrysme) ; 3º un processus ulcératif (ulcère de l'estomac) ; 4º un traumatisme.

Les hémorragies traumatiques sont dites *primitives* lorsque le sang jaillit aussitôt que la blessure est faite.

Elles sont dites *secondaires* lorsque le sang apparaît ou réapparaît quelque temps après le traumatisme. Quand il s'agit d'un caillot récent qui s'est détaché par un mouvement, un effort, c'est l'hémorragie *secondaire précoce;* si l'hémorragie apparaît plusieurs jours après par suite d'infection des parois du vaisseau, c'est l'hémorragie *secondaire tardive.*

SYMPTÔMES. — Les hémorragies internes se caractérisent par des signes généraux, mais les hémorragies externes se caractérisent toutes par un écoulement de sang, qui varie suivant que l'hémorragie est *artérielle, veineuse ou capillaire.*

HÉMORRAGIE ARTÉRIELLE. — Le sang est rouge vermeil, s'écoule en jets saccadés, isochrones aux battements du cœur. Le jet est d'autant plus puissant que l'artère est plus grosse et plus près du cœur.

On reconnaît une hémorragie artérielle par la *compression.* Si on comprime le vaisseau *au-dessus de la plaie,* entre le cœur et la plaie, *le sang s'arrête,* le sang artériel ayant une direction centrifuge, allant du cœur vers les capillaires.

HÉMORRAGIE VEINEUSE. — Le sang est noir, s'écoule en bavant, en nappe. La compression faite au-dessus de la plaie *augmente l'hémorragie. La compression faite au-dessous l'arrête.* Car dans les veines, le sang a une direction centripète, il va des capillaires vers le cœur.

HÉMORRAGIE CAPILLAIRE. — Le sang est rouge, d'une couleur intermédiaire entre le sang artériel et le sang veineux; il s'écoule en nappe et lentement.

Symptômes généraux.

Toute hémorragie n'est pas grave immédiatement. Elle le devient par son abondance, par sa durée, et tout le pronostic dépend de la quantité et de la rapidité de la perte.

Les *symptômes généraux* des hémorragies sont une pâleur

plus ou moins accentuée de la peau, des muqueuses, la petitesse, la rapidité du pouls, des mouvements respiratoires précipités; un abaissement de la température (fièvre typhoïde); des sueurs froides, des éblouissements, tintements d'oreilles, convulsions, syncopes. Ce dernier accident peut amener la mort, puisqu'il résulte d'un arrêt des battements cardiaques. Cet arrêt peut parfois sauver des blessés, car sous l'influence de l'arrêt du cœur le sang se coagule dans les vaisseaux; l'hémorragie s'arrête ainsi spontanément, et si le cœur se remet à battre, le blessé peut revenir à la vie. Le traitement de toute hémorragie consiste à provoquer la formation d'un caillot, ou à lier les vaisseaux ouverts, afin d'arrêter l'écoulement sanguin.

Traitement.

Le traitement des hémorragies est de réaliser l'*hémostase* ou arrêt du sang. Les procédés hémostatiques sont très nombreux; ils varient suivant les cas. Ils sont temporaires, provisoires ou définitifs, d'où l'*hémostase provisoire* et l'*hémostase définitive*.

Suivant les cas, le traitement doit :

1º Prévenir les hémorragies dans les opérations;

2º Les arrêter quand elles sont produites accidentellement;

3º Réparer les pertes sanguines éprouvées et fortifier l'état général.

HÉMOSTASE PRÉVENTIVE. — C'est la méthode d'Esmarch. Elle a pour but de refouler le sang contenu dans les membres vers le cœur et d'opérer sans hémorragie. Elle comprend trois temps principaux :

1º Élévation du membre pour faciliter le retour du sang veineux et diminuer l'afflux du sang artériel;

2º Compression de tout le membre par un bandage spiral élastique, pour en chasser tout le sang qui y est contenu;

3º Arrêt de la circulation artérielle au moyen d'un tube placé circulairement.

L'appareil d'Esmarch se compose : 1º d'une bande en caoutchouc longue de 8 à 9 mètres, large de 5 à 6 centimètres; 2º d'un tube en caoutchouc rouge, gros comme le pouce, long de 65 centimètres environ, terminé à l'une de ses extrémités par un crochet métallique, et à l'autre par une chaînette avec barrette sur le dernier anneau.

Nicaise a remplacé ce tube par une bande élastique de 1 mètre de long sur 5 centimètres de large, portant à une de ses extrémités un crochet et munie près de l'autre, sur sa face externe, de dix anneaux : il est ainsi facile d'arrêter et de desserrer la bande.

Houzé de l'Aulnois, en se basant sur ce fait qu'une bande de caoutchouc longue de 60 centimètres, large de 5 et épaisse de 1 millimètre produit l'ischémie, c'est-à-dire l'arrêt du sang, en portant sa longueur à 1^m02 pour le bras et 1^m73 pour la cuisse, a fait construire une bande graduée assez commode.

APPLICATION. — La main ou le pied seront enveloppés d'ouate, surtout au niveau des doigts et des orteils ; on placera un coussinet d'ouate dans le creux poplité et au-devant du coude. Le membre sera élevé pendant trois à quatre minutes. On applique la bande depuis l'extrémité des doigts jusqu'au delà du champ opératoire, en faisant lentement un bandage spiral dont les tours se recouvrent au tiers et sont assez fortement serrés ; le chef initial est *laissé libre*. Puis, sur les derniers tours de la bande, on applique circulairement le tube d'Esmarch ou la bande de Nicaise, en leur faisant décrire trois à quatre circulaires pour arrêter absolument la circulation ; on saisit alors le chef initial, puis on déroule le spiral de bas en haut jusqu'à la bande constrictrice. Le membre présente un aspect cadavérique. L'opération terminée, les gros vaisseaux liés, la bande ou le tube sont enlevés.

Dans les cas où l'application de la bande n'est pas possible, on fera la *compression* de la sous-clavière pour l'épaule, de la fémorale pour la cuisse, de l'aorte pour les opérations sur la hanche.

Pour les opérations sur les doigts, sur les orteils, on remplace cet appareil par un tube en caoutchouc qu'on enroule à la racine et dont on fixe les extrémités avec une pince hémostatique.

TRAITEMENT CURATIF. — Le traitement variera suivant qu'on a affaire à une *hémorragie capillaire* ou à une hémorragie provenant des vaisseaux moyens ou gros.

HÉMORRAGIE CAPILLAIRE. — Cette variété cède en général aux moyens les plus simples.

Le premier à employer est la *compression directe et aseptique*. Il ne faut pas, en effet, mettre les doigts dans une plaie, il ne faut la toucher qu'avec un objet aseptique. Des compresses de gaze ou de toile bouillies pourront être employées. On pourra aussi utiliser des solutions antiseptiques légères.

Quand la compression aseptique ne suffit pas, on a recours à certains hémostatiques non dangereux.

1° *Réfrigérants*. — L'eau froide stérilisée, la glace agissent en faisant contracter les capillaires.

2° *L'eau très chaude*, de 45 à 50 degrés, est particulièrement utile dans les hémorragies utérines, où elle excite la contraction des parois des vaisseaux et des fibres musculaires de l'utérus.

3° *Les styptiques.* — Les plus employés sont l'eau vinaigrée, la solution d'alun. Mais il faut proscrire de cette thérapeutique le perchlorure de fer, qui souille les plaies, masque les hémorragies, entraîne souvent des complications phlegmoneuses.

L'antipyrine à 10 p. 100 est un bon hémostatique.

Il en est de même de l'eau oxygénée, qui est un excellent antiseptique en même temps.

On pourra aussi employer le *sérum gélatiné* à 10 p. 100, qui doit être stérilisé à l'autoclave.

4° *Absorbants.* — Nous parlerons pour mémoire de l'amadou, surtout utilisé pour arrêter les hémorragies des piqûres de sangsues. On doit proscrire les *toiles d'araignée*, toujours pleines de poussières, qui ont joui d'une certaine vogue dans le public, ainsi que la cendre. Tous ces corps agissent en formant une croûte avec le sang épanché. Mais ils sont sales et peuvent provoquer des complications graves. Ils sont à rejeter.

5° *Thermocautère.* — Dans certains cas où ni la compression ni les styptiques n'ont donné de résultats, on aura recours au *thermocautère*, qui touchera les vaisseaux qui saignent, en le maintenant au *rouge sombre*.

6° *Suture des plaies.* — Les hémorragies capillaires des plaies sont guéries par le chirurgien par le *rapprochement et la suture des lèvres de la plaie.*

Hémorragie des vaisseaux moyens et gros.

Les moyens de combattre ces hémorragies sont nombreux. Il y a : 1° la *position du membre;* 2° la *compression;* 3° la *forcipressure;* 4° la *torsion;* 5° la *ligature.*

1° POSITION DU MEMBRE. — L'élévation réussit souvent contre les hémorragies capillaires et veineuses.

La flexion du genou agit en comprimant l'artère poplitée ; la flexion du coude agit en comprimant l'artère humérale.

2° COMPRESSION. — Elle est immédiate ou médiate. *Immédiate* ou *directe* quand elle est faite sur le vaisseau même, dans la plaie; *médiate* ou *indirecte* quand elle est pratiquée à distance de la blessure, au-dessus ou au-dessous d'elle.

Compression immédiate ou directe. — Cette compression s'exécute en *tamponnant* avec de la gaze ou du coton *aseptique* le foyer de la plaie. Le tamponnement de la plaie avec la gaze iodoformée s'emploie dans les opérations sur les os enflammés. Mais cette méthode de tamponnement ne peut être le plus souvent que temporaire: elle a besoin d'être complétée par une hémostase définitive. C'est ainsi qu'au cours des opérations se fait l'hémostase; l'aide tamponne avant de pincer et de lier les vaisseaux qui saignent.

Compression indirecte. — La compression directe exige une asepsie absolue: la compression indirecte, qui s'exerce sur le trajet du vaisseau qui saigne sans toucher à la plaie, est un procédé des plus utiles à connaître pour les accidents.

Pour arrêter une hémorragie artérielle, la compression se fera entre le cœur et la plaie; pour une hémorragie veineuse, entre la plaie et les capillaires: *au-dessus* de la plaie dans le premier cas, *au-dessous* dans le second.

La compression se fait soit avec les doigts, soit avec des moyens mécaniques extrêmement nombreux.

Compression digitale. — Elle ne peut être efficace que dans les points où le vaisseau repose sur un plan osseux et est recouvert d'une faible épaisseur de tissu.

On la fait avec la pulpe des quatre doigts réunis (les quatre derniers) et placés parallèlement au trajet du vaisseau. Quand l'opérateur est fatigué, il applique les doigts de l'autre main sur les premiers et il fait appliquer sur eux les doigts d'un aide.

On peut encore faire la compression avec les deux pouces sur l'artère, les autres doigts embrassant le membre.

Il est utile de connaître les endroits où cette compression doit se faire pour les principales artères.

Compression de l'artère humérale. — Cette compression est facile. On peut la faire soit à la partie supérieure, soit à la partie moyenne: elle est utilisable dans toutes les hémorragies artérielles du membre supérieur.

Dans la partie supérieure, les doigts seront placés sous le bord inférieur du grand pectoral: on comprime fréquemment l'artère à la partie moyenne, dans la gouttière qui longe le bord interne du biceps. Le vaisseau reposant directement sur l'humérus, les doigts pourront facilement arrêter le cours du sang artériel.

Compression des artères de l'avant-bras. — C'est l'une de celles que l'on aura le plus souvent l'occasion de pratiquer. On sait combien sont fréquentes les plaies de la main par les instruments tranchants, les éclats de verre, etc.

La *radiale* en dehors, et la *cubitale* en dedans, d'abord profondément situées, deviennent superficielles au voisinage du poignet, et se trouvent placées entre les tendons des muscles moteurs de la main et des doigts.

L'artère *radiale*, l'artère du pouls, repose sur une gouttière formée par la face antérieure du radius. Il est facile de la comprimer à ce niveau.

L'artère *cubitale* est plus difficile à sentir. Elle se trouve placée en dedans, et repose sur le cubitus, mais elle est séparée de la peau par une aponévrose épaisse et résistante; ce qui rend difficile la recherche de ses battements. Dans la main, ces deux artères s'anastomosent, de sorte que si on ne comprime qu'une artère la plaie continue à saigner.

Il est nécessaire de comprimer à la fois les deux artères pour obtenir un résultat. On peut, pour arriver au même résultat, *comprimer l'humérale.*

L'infirmière se placera en dehors du membre blessé. Pour la radiale, trois doigts unis compriment le vaisseau. L'autre main comprimera la cubitale, mais comme il faut une compression énergique, on utilisera le pouce, les autres doigts se fatigueraient trop vite.

Compression de l'artère fémorale. — La compression de la fémorale est pratiquée chaque fois qu'il existe une hémorragie de la face antérieure ou interne de la cuisse, du creux du jarret, de la jambe, et même du pied.

La compression est faite au *pli de l'aine;* la fémorale sort du bassin en passant sous l'arcade crurale *à égale distance de l'épine iliaque antérieure et supérieure* et *de l'épine du pubis.* Elle repose sur le large bord de l'os iliaque, qui fournit le plan résistant contre lequel on pourra la comprimer. Chez les sujets gras, au lieu de chercher le pubis, on prendra comme point de repère la *ligne médiane du corps.* L'infirmière se mettra en dehors du malade et du côté blessé. Le sujet sera allongé sur le dos, reposant sur un lit ferme. On appliquera un pouce sur l'artère un peu au-dessous du pli de l'aine, pour pouvoir comprimer l'artère sur le rebord osseux; et le pouce de l'autre main sera appuyé transversalement sur la première pour assurer et maintenir la compression.

Compression de l'artère temporale superficielle. — Quand on ne peut faire la compression directe dans la plaie, on peut comprimer la temporale superficielle. Le blessé est étendu sur le dos. L'infirmière se met en face. Le pouce de la main correspondante est appliqué parallèlement à la branche montante de la mâchoire inférieure, *au-deva.. du tragus.* On sent dans cette région le condyle de la mâchoire; c'est *en arrière et un peu au-dessus,* en avant du conduit auditif externe, que le pouce pourra aisément sentir et arrêter les battements de l'artère. On maintient le pouce compresseur avec celui de l'autre main.

Compression des artères faciales. — Il faut, en effet, *toujours comprimer les deux artères* en raison de leurs nombreuses anastomoses.

L'infirmière se placera derrière la tête du blessé allongé sur le dos. Les deux pouces prendront un point d'appui sur la racine du nez. L'extrémité des index cherchera l'artère faciale sur le bord inférieur de la mâchoire inférieure ; elle se trouve juste *à la partie moyenne*, en avant du bord antérieur du muscle masséter.

Compression de l'artère carotide. — L'hémorragie produite par une plaie de la carotide est tellement abondante que la vie peut être compromise très rapidement. Une compression rapide peut donc sauver un blessé. On comprime la carotide *dans l'espace qui est compris entre le sterno-mastoïdien et le larynx ;* c'est là que le doigt pourra la comprimer sans gêner la respiration. La pression portera sur le plan osseux fourni par la face antérieure de la colonne vertébrale.

Le malade étendu sur le lit, l'infirmière se placera en face de lui. De la main opposée au côté blessé, elle saisira doucement la partie antérieure du cou, de façon que le pouce puisse se placer parallèlement au bord antérieur du sterno-cléido-mastoïdien, et comprimer. En déprimant les téguments, elle sentira les battements de l'artère et la comprimera sur le plan résistant de la colonne vertébrale. On se servira du pouce de l'autre main comme doigt de renfort. Les autres doigts embrassant le tour du cou aideront à la compression.

Compression de l'artère sous-clavière. — Elle s'emploie dans les plaies de l'aisselle ou du bras placées trop haut. La sous-clavière occupe la partie inférieure du *creux sus-claviculaire.* Elle est encadrée dans un triangle formé par les scalènes, en bas par *la face supérieure de la première côte.* C'est contre cette surface osseuse que le doigt la comprime.

La sous-clavière passe sur la première côte en un point qui correspond à un centimètre *au-dessus du bord supérieur de la clavicule, et un peu en dedans de cet os.*

L'infirmière se placera face au blessé couché sur le dos, l'épaule appuyée sur un oreiller résistant. La main correspondant au côté blessé embrassera le moignon de l'épaule, *le pouce placé parallèlement à la direction de la clavicule,* les autres doigts allongés vers le dos. Le pouce, ayant trouvé l'artère, exercera une pression soutenue qui sera renforcée par le pouce de l'autre main.

Compression de l'aorte. — Cette compression se pratique rarement. Elle peut être être faite dans les désarticulations de la hanche, dans les plaies de la fémorale au niveau de l'artère crurale.

L'aorte est placée au-devant de la colonne lombaire. Elle se bifurque *au niveau de la quatrième lombaire en deux branches :* les artères iliaques primitives. *La quatrième lombaire correspond à l'ombilic.* C'est en ce point et au-dessus qu'il faudra la comprimer à travers la paroi abdominale, le contenu de l'abdomen. Il faut employer une force assez considérable. L'infirmière se placera à gauche du blessé qui sera couché sur un lit bas et résistant. Le pouce gauche sera placé sur la ligne médiane à 1 centimètre au-dessus de l'ombilic. Le poing droit appuiera fortement sur le pouce auquel il transmettra *tout le poids du corps* qui sera penché en avant.

Malheureusement, la compression digitale ne peut être soutenue très longtemps en raison des efforts qu'elle nécessite : c'est pour cela qu'on a recours à la *compression mécanique*.

Compression mécanique. — Les instruments employés dans ce but portent le nom de *compresseurs*.

Le *garrot* est un appareil facile à improviser et très utile en cas d'accident pour remplacer la bande d'Esmarch.

On noue autour du membre un bout de bande, une corde, un mouchoir, une cravate, une courroie, *au-dessus de la plaie*, puis, entre le lien et les téguments, on glisse un bâtonnet solide qu'on fait tourner sur lui-même pour tordre le lien et le serrer autant que possible. Sur les champs de bataille, un fourreau de sabre-baïonnette, un revolver, remplaceront le morceau de bois ; on utilisera de même un crayon, une clef, tout corps rigide qui sera à portée.

On rendra la compression moins douloureuse en plaçant sur le trajet de l'artère, entre le lien et la peau, une compresse, un mouchoir plié en plusieurs doubles ; sous le nœud du garrot, on interposera une plaque résistante, un morceau de bois, de métal, tel que la plaque du ceinturon, la convexité tournée vers la peau.

Le garrot est un moyen énergique, mais comme il arrête toute circulation dans le membre, il ne peut être prolongé, sous peine de déterminer la gangrène : il doit être cessé aussitôt qu'il est possible.

Cravate de Mayor. — C'est un moyen très simple qui consiste à faire un nœud ou deux sur le milieu d'un mouchoir ou d'une cravate. On applique alors ce nœud sur le trajet de l'artère, et les extrémités entourent le membre et sont liées au niveau du nœud médian en serrant fortement.

Compresseur de Volkers. — Il s'emploie pour la compression de l'artère humérale. On se sert de deux petites baguettes qu'on met, l'une en dedans, l'autre en dehors, *perpendiculairement à l'axe du membre*, et on fixe l'une à l'autre les extrémités correspondantes avec des cordes ou une bande quelconque.

Le *mât de fortune* est un appareil inventé par Bonnet. Il se compose d'un manche à balai de 50 centimètres de long, dont un bout est garni d'une pelote et l'autre percé de deux trous perpendiculaires. On passe dans ces trous des cordes qu'on attache sur quatre coins du lit. Cela ressemble à un mât de navire maintenu par ses cordages. Ces procédés ne sont plus employés, il en est de même des tourniquets.

Le *tourniquet* est un compresseur qui comprime l'artère, sans exercer, comme le garrot, la constriction de tout le membre. Le plus connu, celui de J.-L. Petit, se compose de deux pelotes : l'une appliquée sur l'artère, l'autre sur la face opposée du membre. Elles sont réunies par des liens, et une vis permet d'exercer une pression plus ou moins grande sur l'artère.

Ces appareils ne servent plus pour le traitement des hémorragies. Ils ont été utilisés surtout dans le traitement des anévrysmes. mais aujourd'hui les procédés chirurgicaux sont préférés.

3° FORCIPRESSURE. — Cette méthode hémostatique rend les plus grands services à la chirurgie : elle est d'application constante. Elle est réalisée au moyen de *pinces dites hémostatiques. ou à forcipressure*. dont l'idée revient à de Groefe. mais dont l'emploi est l'œuvre de Péan. Kœberle et Verneuil.

Ces pinces à cran d'arrêt. présentent toutes les formes et toutes les dimensions. suivant les régions sur lesquelles on opère. Les mors sont tantôt semblables à ceux des pinces à pansement. tantôt plus effilés. en anneau. en cœur. en T. Pour les opérations dans les cavités. elles ont des mors très allongés. La pince de Kocher est une pince à mors allongé dont l'une se termine par une sorte de dent en croc qui s'emboîte dans une mortaise correspondante. L'articulation des pinces doit être à crochet. facilement démontable et nettoyable.

Au cours d'une opération. chaque vaisseau divisé est immédiatement saisi avec une pince. L'aide tamponne rapidement. pour découvrir l'orifice qui saigne. et si le vaisseau sectionné est volumineux. on applique un tampon sur la plaie en attendant de le saisir avec une pince. Une fois le vaisseau saisi. la pince est serrée. maintenue par le cran d'arrêt et abandonnée à elle-même. ou confiée à un aide qui les maintient afin de ne pas gêner le champ opératoire. En saisissant le vaisseau. on saisit toujours un peu de tissu périphérique. mais cela n'a aucune importance.

Quand l'opération est terminée. on retire les pinces qui ont écrasé l'extrémité des vaisseaux ; mais si la forcipressure peut arrêter les hémorragies des petits vaisseaux. il ne faut pas s'y fier et il est indispensable. pour la sécurité de l'opéré. de faire l'*hémostase définitive*. c'est-à-dire la *ligature du vaisseau.*

4° TORSION. — Nous ne recommandons en aucune façon la torsion. recommandée par Tillaux : c'est un procédé infidèle. capable de déterminer des hémorragies secondaires mortelles.

5° LIGATURE. — *Le seul moyen de faire l'hémostase définitive. c'est de lier l'extrémité des vaisseaux.* Il faut lier tous les vaisseaux qui donnent. les deux bouts des artères. surtout dans les plaies des mains.

La ligature est faite presque toujours avec du *catgut* plus ou moins résistant, suivant le volume des artères ou des veines. Ce fil à ligature se résorbe très facilement ; si on craint qu'il ne se résorbe trop vite, on peut, dans certains cas, employer un *fil de soie*, ou mieux du catgut chromé, lentement résorbable.

Le fil à ligature est placé au delà de l'extrémité des mors de la pince et serré progressivement, fortement, par un double nœud ; la pince est ensuite enlevée en toute sécurité. Le chirurgien doit, dans toutes les opérations, faire une hémostase parfaite.

Traitement de quelques hémorragies en particulier.

ÉPISTAXIS. — Le saignement de nez, l'hémorragie nasale, porte le nom d'*épistaxis*. Sans s'occuper des moyens populaires, peu efficaces, le plus simple est d'abord la *compression à travers la narine*, qui, maintenue quelques instants, suffit pour arrêter beaucoup d'hémorragies nasales. Si cela ne suffit pas, on emploiera le *tamponnement direct* dans la narine avec du coton hydrophile ou de la gaze qu'on peut imbiber d'une solution d'antipyrine, d'adrénaline, d'eau oxygénée, etc. Ce n'est que dans les cas graves qu'on fera le *tamponnement des fosses nasales*, qui consiste à fermer par des tampons hermétiques les deux orifices antérieurs et postérieurs.

On peut le faire de deux manières : 1º avec une sonde molle ; 2º avec la sonde de Belloc.

Sonde molle. — On utilise une sonde en caoutchouc nº 6, et on fait le tamponnement avec deux tampons de gaze ou de coton. On fixe à l'extrémité de la sonde un double fil de 50 centimètres au moyen d'un nœud coulant, et on ramène les deux chefs libres le long de l'instrument. La sonde ainsi armée est introduite dans la narine, en suivant le plancher des fosses nasales et maintenant les fils appliqués contre elles. Elle atteint le pharynx et arrive derrière le voile du palais, où elle est saisie avec une pince ou avec les doigts. Elle est attirée au dehors par la bouche avec son fil. On détache le nœud coulant du bas de la sonde et on y engage un tampon, sur lequel on le serre ; ce tampon aura 2 centimètres 1/2 dans tous les sens. On noue aussi sur le tampon un fil qui doit rester dans la bouche et servira à le retirer après l'hémostase.

On retire la sonde et les extrémités libres du fil double par la narine, et on amène ainsi le tampon avec l'index jusqu'à l'orifice postérieur des fosses nasales. Cela fait, on écarte le double fil qui sort par la narine et on met un deuxième tampon entre les fils, qu'on serre énergiquement, de façon à tout obturer. Les extrémités libres du double fil et de celui qui sort par la bouche, et qu'on fera passer entre deux dents, seront fixées sur la joue avec un peu de collodion.

Sonde de Belloc. — Elle se compose d'une sonde, d'un ressort et d'un stylet. Une fois la sonde introduite dans la narine et arrivée dans le pharynx, on enfonce le stylet, qui chasse le ressort et qui est recourbé de telle façon qu'il vient faire saillie dans la bouche, où il offre son bouton perforé, dans lequel on passe les deux fils destinés à maintenir les tampons. Tout est attaché comme il a été dit précédemment.

HÉMOPTYSIE. — C'est l'hémorragie pulmonaire, le crachement de sang. Quand le sang est rendu en abondance, il peut sortir par le nez et la bouche. La première chose à faire est d'*immobiliser le malade au lit*, dans le repos et le silence le plus absolu.

On appliquera des ventouses. On lui fera prendre des boissons glacées : de l'eau de Rabel, de l'eau de Léchelle, de l'eau glacée. Bains de pieds sinapisés. Sinapismes Rigollot. On fera des injections d'ergotine. On prendra une potion avec de la gélatine, du chlorure de calcium. L'adrénaline en injection sous-cutanée ou à l'intérieur a donné aussi des résultats, mais ces moyens devront être employés après avis du médecin.

HÉMATÉMÈSE. — On appelle ainsi l'hémorragie provenant de l'estomac. Le sang est rejeté sous forme de vomissements, sans toux comme dans l'hémoptysie. Parfois, le sang est rouge, mais le plus souvent il est noir, en caillots, mélangé aux matières alimentaires. Quelquefois, le sang épanché dans l'estomac n'est pas vomi, il passe dans l'intestin.

Il faut déshabiller le malade et l'immobiliser au lit. Prévenir tout effort, tout mouvement, toute émotion. On mettra sur le creux de l'estomac des vessies de glace. On donnera de la glace à sucer, de l'eau de Rabel, XXV à XXX gouttes par demi-litre d'eau.

On fera absorber une potion opiacée, des lavements froids.

On emploiera aussi les injections d'ergotine et de sérum de cheval, qui est un hémostatique excellent. A défaut de sérum normal, on utilisera le sérum antidiphtérique, qui a donné de bons résultats.

HÉMORRAGIE INTESTINALE. — Le sang qui s'écoule de l'intestin peut être rouge, mais s'il a séjourné quelque temps, il se présente sous forme de selles noirâtres, analogues à la suie, d'où le nom de *mélæna* (de *mélas*, noir).

Le traitement est celui de l'hématémèse. Immobilisation, glace *(intus et extra)*, potion opiacée, lavements froids laudanisés. Sinapismes sur les bras et les jambes, ergotine, sérum de cheval, sérum gélatiné, chlorure de calcium, etc. Dans les cas rebelles, on fera le *tamponnement du rectum* avec des bourdonnets de coton ou de gaze reliés entre eux par un fil solide en queue de cerf-volant.

HÉMATURIE. — C'est la miction sanglante. Le sang mêlé aux urines peut venir des reins: c'est l'*hémorragie rénale*, ou de la vessie: c'est l'*hémorragie vésicale*.

En dehors du traitement étiologique (de la cause de l'hémorragie), qui variera suivant les cas, on s'en tiendra à peu près aux mêmes principes : repos horizontal, lavements froids, régime lacté, applications de glace sur les reins, sur la vessie. Injections hypodermiques d'ergotine, de sérum de cheval, de sérum gélatiné.

HÉMORRAGIES UTÉRINES. — MÉNORRAGIES ET MÉTRORRAGIES. — La *ménorragie* est la perte de sang liée à la menstruation, mais dépassant la quantité normale : ce sont des règles trop abondantes.

La *métrorragie* est l'hémorragie utérine qui se produit en dehors de ces époques normales.

Le traitement d'urgence est de faire coucher la malade immédiatement, et si l'hémorragie est trop abondante. de faire la *compression de l'aorte abdominale*, comme nous l'avons indiqué.

En second lieu, appliquer sur le ventre des vessies pleines de glace ou des compresses froides. On pourra encore lier les quatre membres, ou arrêter simplement la circulation veineuse, de façon à diminuer l'afflux du sang veineux vers le cœur. On placera les liens au-dessus du genou et du coude.

L'injection d'ergotine, l'ergot de seigle, seront administrés. Pour les hémorragies utérines, on doit employer les injections utérines à 40 degrés et à 50 degrés.

Cette eau aura été d'abord stérilisée par une ébullition prolongée, et les plus grandes précautions d'asepsie seront prises pour les donner. Dans les cas rebelles, on pratiquera le *tamponnement intra-utérin et vaginal*. Ces tamponnements, pratiqués par le médecin, seront faits au moyen de bourdonnets de coton hydrophile ou de gaze attachés à un fil solide, en queue de cerf-volant, de façon qu'il soit impossible d'oublier un tampon dans la cavité. Pour l'utérus, on emploiera de préférence une bande de gaze aseptique qu'on enfoncera avec une pince dans la cavité utérine, et dont l'extrémité viendra faire saillie dans le vagin, où elle sera saisie facilement. Le tamponnement ne restera pas en place plus de vingt-quatre heures.

HÉMORRAGIES DENTAIRES. — L'avulsion d'une dent peut provoquer chez certains sujets des hémorragies très graves. Pour les arrêter, on aura recours aux gargarismes à l'eau chaude chloroformée, alunée. Si cela ne suffit pas, le dentiste pourra remplir la cavité saignante avec de la gutta-percha ramollie dans de l'eau chaude, qu'on comprimera avec un bouchon qu'on fait mordre énergiquement au malade. Pour le soulager, on peut rapprocher les mâchoires avec une fronde.

Si on n'a pas de gutta, on peut employer de la cire à cacheter qu'on ramollira dans de l'eau chaude. On comblera le trou avec un cône de cette pâte, et on fera serrer les dents. Dans certains cas rebelles. on sera obligé d'avoir recours à la cautérisation ignée.

TRAITEMENT CONSÉCUTIF AUX HÉMORRAGIES. — Une fois l'hémorragie arrêtée, il faut relever l'état général et réparer les pertes sanguines. Les boissons chaudes, alcooliques, sont recommandables, mais pour remplacer le sérum perdu, rien ne peut être plus efficace que les *injections de sérum artificiel.* Suivant les cas, on les fera *hypodermiques* ou *intra-veineuses.* Ce dernier moyen devra être employé dans tous les cas sérieux. l'absorption étant immédiate.

Dans certains cas même. on aura recours à la *transfusion du sang,* remise en honneur avec l'asepsie.

En même temps. on fera des injections hypodermiques d'éther. de caféine. de spartéine. pour soutenir le cœur et activer la circulation du sang.

Par l'enveloppement ouaté. les bouillottes chaudes. on évitera l'abaissement de la température qui succède aux pertes abondantes du liquide nourricier. Le malade *aura la tête basse.* afin que le sang n'ait pas à lutter contre la pesanteur pour aller dans les centres nerveux qui commandent à la vie.

CHAPITRE XIV

Syncope.

La *syncope* est une perte subite de connaissance et de mouvement, avec cessation des battements du cœur et de la respiration.

La *lipothymie* est une syncope atténuée, caractérisée par un malaise, des bâillements, des nausées, de l'obscurcissement de la vision, des vertiges. Mais la perte de connaissance n'est pas complète, et le pouls petit, filiforme, est toujours perceptible.

Dans la syncope vraie, la perte de connaissance est complète. Le malade est inerte, la respiration semble arrêtée, le pouls est imperceptible ou absent. La face est pâle, décolorée, les lèvres sont exsangues, les extrémités froides, et la sueur perle sur le front et les tempes. Les ailes du nez sont pincées et décolorées. Les pupilles sont dilatées. Dès le début, au moment du vertige, des tintements d'oreille, des éblouissements, le malade chancelle et tombe. A l'auscultation on s'aperçoit que les battements de cœur sont à peine perceptibles ; dans la syncope grave, l'arrêt est absolu.

Cette syncope peut durer quelques secondes et si le cœur fonctionne de nouveau, on voit les lèvres et la face se colorer, et peu à peu le malade reprend connaissance comme s'il sortait d'un profond sommeil.

Les causes des syncopes sont multiples. Elles peuvent dépendre d'une perte de sang, d'une *hémorragie*, ou bien d'un *trouble nerveux*. Les syncopes par *hémorragie* se produisent quand la perte de sang a été abondante et rapide. Les grandes plaies, surtout celles qui sont au voisinage de la tête, sont fréquemment accompagnées de syncope. Dans tous les cas, la syncope a pour cause l'*anémie cérébrale* déterminée par la perte du liquide nourricier. La diminution du sang nécessaire au fonctionnement des centres nerveux entraîne l'arrêt de ces centres, et lorsque le bulbe cesse de fonctionner, le cœur ne bat plus.

On peut aussi observer la syncope, non seulement après les pertes de sang, mais aussi après les *déplacements de la masse sanguine*. Ainsi, à la suite d'une ponction d'ascite, il se fait un appel de sang vers l'abdomen, et si la masse sanguine qui résulte de cet appel se déplace trop vite et en trop grande quantité, il en résulte une ischémie cérébrale momentanée qui provoque la syncope. C'est pour cela qu'il faut soustraire très lentement et à doses modérées les liquides ascitiques ou pleurétiques.

Mais le plus souvent, la syncope n'est pas de cause sanguine, elle est d'ordre nerveux. La vue du sang, d'une opération, une mauvaise odeur, la chaleur excessive, les repas rapides avant le spectacle, les vêtements trop fortement serrés, un trouble de l'estomac, une douleur vive, une émotion quelconque, un choc sur l'abdomen, une commotion violente peuvent causer la syncope. Dans ce cas, il s'agit d'une excitation nerveuse qui est transmise au bulbe et qui se réfléchit sur le pneumogastrique qui arrête les battements du cœur.

Il est une syncope particulièrement grave, c'est celle qui survient parfois pendant la chloroformisation. La syncope du début est d'ordre réflexe, celle qui survient après le sommeil est due à une trop forte dose d'anesthésique qui arrête complètement le fonctionnement du bulbe.

TRAITEMENT DE LA SYNCOPE. — Une syncope vraie, c'est-à-dire avec arrêt complet du cœur, aboutit fatalement à la mort si elle se prolonge. Il est donc de toute urgence de ne pas laisser la syncope se prolonger. Que faut-il faire de suite? Nous avons vu que la syncope, de quelque origine qu'elle soit, est causée par une anémie des centres nerveux et du bulbe en particulier. Il faut donc, le plus tôt possible, ramener le sang dans les centres nerveux, apporter au bulbe le sang nécessaire à la vitalité de ses cellules nerveuses.

Par conséquent, la première indication consistera à faire étendre le malade, à le coucher, de façon à ce qu'il ait la tête *plus basse que le reste du corps*.

Si la syncope se produit pendant une opération, on renversera la table. Si le malade est assis, on le renversera sur le sol, avec la chaise, sans le déplacer; s'il est debout, on le maintiendra afin d'éviter sa chute et on le fera étendre le plus tôt possible.

Sous l'influence de la pesanteur, le sang descend vers le cerveau et la syncope est conjurée dans les cas bénins, dans les lipothymies. Il faut en même temps faciliter la respiration du sujet, écarter les curieux, donner de l'air **frais**, dégrafer les vêtements, les corsets, dénouer la cravate, le col de chemise, la ceinture du pantalon, la robe, les jupons. Si avec ce simple moyen le malade ne revient pas à la vie, on pratiquera des *flagellations* sur la face avec la main. Cette dernière méthode est excellente et a l'avantage de pouvoir être très rapide. On pourra aussi flageller le malade avec des serviettes mouillées d'eau froide.

On excitera les mouvements respiratoires, en faisant respirer des sels anglais, de l'ammoniaque, du vinaigre, en chatouillant les narines avec une barbe de plume, un stylet quelconque.

Si ces moyens ne ramènent pas immédiatement le fonctionnement du cœur, la syncope devient grave, et il faut agir d'urgence par des moyens plus énergiques.

Pendant qu'un aide pratiquera une injection sous-cutanée de *caféine ou d'éther*, on exécutera simultanément les *tractions rythmées de la langue* et la *respiration artificielle*.

Les injections ne sauraient donner de résultats immédiats car l'absorption du médicament est longue, et dans certains cas nulle, par suite de l'arrêt de la circulation. C'est donc un remède incapable de donner un *résultat immédiat*. Mais il servira plus tard à maintenir le fonctionnement du cœur, à parfaire la guérison.

RESPIRATION ARTIFICIELLE. — La respiration artificielle consiste à *dilater* et à *comprimer* alternativement la cage thoracique, de façon à y faire pénétrer de l'air frais et à en chasser celui qui a servi à la respiration. On réalise artificiellement les deux temps de la respiration : l'*inspiration* et l'*expiration*.

Pour arriver à ce but, on peut employer plusieurs procédés.

PROCÉDÉ DE SYLVESTER. — Le plus connu, le plus répandu, est celui de *Sylvester*. Il comprend deux temps.

1er temps. — Le malade est étendu, la tête basse débordant la table, la langue est maintenue tirée au dehors par une pince à langue ou de Laborde. Le médecin ou l'infirmier se place au bout de la table, derrière la tête, saisit les bras du malade au niveau du coude ou au niveau de l'avant-bras si le coude est trop volumineux pour être saisi dans une main, et il *ramène les bras au contact du thorax, à la base duquel il presse avec énergie*, de façon à comprimer la cage thoracique autant que possible.

2e temps. — Puis, sans précipitation, mais avec force, avec ampleur, on élève les bras de chaque côté de la tête, en les écartant du tronc dans le plan horizontal, les conduisant en abduction, en élévation et projection en arrière. Ces mouvements ont pour but de dilater au maximum la cage thoracique. Puis, arrivé à ce point, l'opérateur, *par un mouvement inverse*, ramène les coudes sur les côtés du thorax pour le comprimer.

Puis on effectue ces différents mouvements d'une manière rythmique sans s'arrêter. Quand on a un aide à sa disposition, on peut lui faire comprimer le thorax lorsque les coudes sont abaissés. Il se place alors sur les côtés de la table et il appuie énergiquement sur la paroi thoraco-abdominale, de façon à rendre l'expiration plus énergique lorsque l'opérateur abaisse les coudes du malade. On continue lentement, vigoureusement, de façon à effectuer une vingtaine de mouvements respiratoires par minute. Il ne faut pas perdre son sang-froid : les mouvements précipités et incomplets ne sont d'aucun secours et la mort du malade en sera la conséquence.

Procédé de Marshall Hall. — Il consiste à rouler le sujet sur le côté. Pour réaliser l'expiration, on le couche sur le ventre, et pour l'inspiration, on le relève sur le côté. Ce procédé nous paraît très inférieur au procédé classique et impossible à être appliqué par une seule personne chez un sujet un peu volumineux ou pesant.

Procédé de Howard. — Cette méthode américaine consiste à comprimer et à relâcher alternativement le thorax. On couche le malade sur le dos, on lui passe au-dessous des reins un coussin fait de ses vêtements, de couvertures, d'un traversin, et on lui croise les mains derrière le dos. Un aide agenouillé derrière la tête maintient la langue tirée hors de la bouche et repousse en avant la mâchoire inférieure en tenant l'angle de la mâchoire.

L'opérateur s'agenouille à califourchon au-dessus des jambes du malade, pose les deux mains à plat sur la partie inférieure du thorax, et il presse énergiquement en s'abaissant de tout le poids de son corps. Cette pression chasse l'air de la cage thoracique. Puis il lâche les mains, se relève, le thorax reprend sa forme normale et on recommence. Ce procédé, employé surtout dans les cas d'asphyxie par submersion, où il permet de chasser l'eau absorbée, ne nous paraît pas aussi pratique, aussi actif que celui de Sylvester.

Tractions rythmées de la langue. — Pendant que la respiration artificielle est pratiquée, on exercera des tractions rythmées de la langue. Ce procédé, employé seul, a ramené beaucoup de mourants à la vie. Quand on combine les deux méthodes, ce que nous recommandons dans les cas graves, *il faut que la traction de la langue coïncide avec l'inspiration, le relâchement avec l'expiration.*

Pour faire ces tractions dans de bonnes conditions, il faut saisir solidement l'extrémité de la langue.

Quand on n'a rien sous la main, une compresse sera

utilisée pour saisir la langue, mais ce procédé sera vite pénible et la langue peut fuir. Un fil de grosse soie plate traversant la langue sera un bon moyen de traction, mais à tout cela il faut préférer la pince à langue que possède le chloroformisateur dans toutes les opérations, la *pince de Berger*, ou bien encore la pince de Laborde, recommandée par le créateur de la méthode. Ce procédé a été communiqué à l'Académie de Médecine de Paris en 1892. Il a été employé avec succès dans de nombreux cas d'asphyxie. Voici comment il faut procéder.

Saisir solidement le corps même de la langue entre le pouce et l'index avec un linge quelconque, son mouchoir de poche, et surtout avec une pince à langue si possible, et exercer sur elle quinze à vingt fois par minute de fortes tractions, successives, rythmées, suivies de relâchement, en imitant les mouvements rythmiques de la respiration elle-même.

Pendant les tractions, il importe de sentir que l'on tire bien sur la racine de la langue. Lorsqu'on commence à sentir une résistance, c'est que la fonction respiratoire se rétablit et que la vie revient. Il se produit alors un ou plusieurs mouvements de déglutition, bientôt suivis d'une inspiration bruyante, que Laborde appelle le *hoquet inspiratoire*, premier signe de reviviscence.

Si, au moment de saisir la langue, les dents sont serrées, les mâchoires contractées, il faut les écarter avec un ouvre-bouche, un morceau de bois, un manche de couteau, un bouchon, un manche de cuiller ou de fourchette.

Il est très important de continuer les tractions de la respiration artificielle avec persistance, sans se lasser, sans se décourager, pendant une demi-heure, une heure même, en se faisant relayer quand la lassitude survient.

FARADISATION DES NERFS PHRÉNIQUES. — La faradisation des nerfs phréniques est un bon moyen à employer dans les cas de syncope chloroformique, et il est prudent d'avoir toujours un appareil électrique à sa disposition. Ce procédé a pour but de faire contracter le diaphragme.

On emploie en général un petit appareil de Chardin. On se munira d'électrodes bien imbibées d'eau salée; on placera une des électrodes au côté gauche du cou, vers le milieu du sterno-cléido-mastoïdien. On repoussera avec force le bord du muscle vers la ligne médiane. La seconde électrode sera appliquée à la base du thorax, vers le septième espace intercostal *droit*. On fait passer le courant, le diaphragme s'abaisse; on interrompt le courant, le diaphragme se relâche. On aidera les mouvements respiratoires en pressant légèrement sur le thorax. On fait ainsi passer le courant quinze à vingt fois par minute.

FARADISATION DES MUSCLES PECTORAUX. — On a préconisé aussi l'*excitation des muscles pectoraux*. Le chloroformisateur saisit les deux électrodes, il les applique sur les pectoraux, chacune au tiers du muscle correspondant. Il se produit aussitôt une forte inspiration. Dès qu'elle est complète, on soulève une des deux électrodes, et l'expiration se produit.

TRACHÉOTOMIE. INSUFFLATION D'AIR. — Quand ces moyens ne réussissent pas, on est en droit de pratiquer la *trachéotomie* suivie d'insufflation directe d'air dans la trachée avec la bouche ou mieux avec un soufflet.

MASSAGE DU CŒUR. — Dans les cas désespérés enfin, le chirurgien peut tenter le massage du cœur afin de ramener par l'excitation directe la contraction du muscle cardiaque. Mais c'est un procédé qui sort du cadre de ces études.

Quand le malade aura repris connaissance, on le ranimera complètement par des frictions, des applications d'eau chaude, des injections de caféine, de spartéine. On lui donnera des boissons chaudes, alcoolisées.

Dans les cas où la syncope est causée par une hémorragie, on pratiquera des injections sous-cutanées de sérum artificiel, à moins que le chirurgien ne pratique lui-même une injection intra-veineuse.

———

CHAPITRE XV

Complications infectieuses des plaies.

———

INFLAMMATION. — SUPPURATION. — ÉRYSIPÈLE. TÉTANOS. — GANGRÈNE GAZEUSE. INFECTION PURULENTE. — GANGRÈNES.

———

Les complications des plaies les plus importantes et les plus communes sont les infections dues aux microbes qui les envahissent.

Quand un germe septique a pénétré dans les tissus, il produit une réaction locale qui porte le nom d'inflammation. On peut définir celle-ci : *l'ensemble des réactions qui se produisent dans les endroits irrités par un agent pathogène.*

Sous cette influence, on voit se manifester les quatre signes cardinaux de l'inflammation, qui sont :

1º La douleur;

2º La chaleur;

3º La rougeur;

4º La tuméfaction.

Ce sont là les phénomènes locaux; mais il existe en même temps des phénomènes généraux plus ou moins accentués : malaise, inappétence, courbature, fièvre.

L'irritation produite par le microbe pathogène sur les vaisseaux sanguins amène une dilatation de ces conduits; et cette dilatation vasculaire détermine une congestion locale.

Dans ces vaisseaux dilatés, le cours du sang se ralentit et les éléments figurés du sang se divisent en deux colonnes. Les *globules blancs* ou *leucocytes* s'accolent aux parois des capillaires, se creusent un chemin à travers les cellules qui les constituent et finissent par sortir du vaisseau, réalisant ainsi le phénomène de la *diapédèse*. Le globule blanc passé, les cellule du vaisseau se rejoignent ; mais par la brèche le leucocyte a entraîné avec lui du sérum sanguin et quelques globules rouges.

Ce sont ces phénomènes qui permettent de comprendre les signes cardinaux de l'inflammation.

1° *Douleur.* — La douleur est le premier phénomène ; elle résulte de l'afflux sanguin produit par la vaso-dilatation du début, de cette congestion qui comprime les filets nerveux ; cette douleur se manifeste surtout à chaque systole, où la distension des artères augmente la douleur à chaque pulsation.

La douleur est encore produite par la distension, le tiraillement, par l'œdème des parties malades ; quand le gonflement diminue, elle diminue.

2° La *chaleur locale* résulte aussi de l'afflux plus considérable du sang. Cette augmentation est souvent décelable à la main ; parfois, il faut avoir recours à des thermomètres ; enfin, quand le foyer est profond, elle n'est presque jamais perceptible.

3° La *rougeur* est facile à constater dans les affections cutanées ou voisines de la peau.

4° La *tuméfaction* résulte de l'épanchement de sérosité qui accompagne la diapédèse ; elle est surtout appréciable quand le foyer inflammatoire est superficiel.

Les leucocytes qui vont défendre l'organisme contre l'agent pathogène peuvent triompher de lui ; l'inflammation se termine alors par *résolution*.

Malheureusement, souvent les leucocytes succombent, et le foyer inflammatoire aboutit à la *suppuration*. Le pus est une sérosité renfermant les leucocytes morts et les débris de cellules détruites par le processus inflammatoire. Il renferme en moyenne 125.000 cellules blanches par millimètre cube. Ce grand nombre de leucocytes provient d'une hyperactivité des organes *hématopoïétiques* rate, ganglions, moelle des os', qui sont stimulés par l'agent infectieux.

Suppuration.

Toute plaie qui suppure est une plaie infectée. Les agents de la suppuration les plus fréquents sont le *staphylocoque* et le *streptocoque*. C'est pour prévenir cette suppuration que le chirurgien s'entoure de toutes les précautions que nous avons indiquées.

La suppuration peut parfois n'avoir pas de conséquence dangereuse, si la plaie est peu profonde et ne communique avec aucune cavité naturelle. Il n'en est pas de même quand il y a plaie pénétrante. La suppuration des méninges, du péritoine, aboutit à la mort. En dehors de la suppuration simple, banale, qui empêche la réunion par première intention, nous signalerons les complications suivantes : *l'érysipèle*, le *tétanos*, la *gangrène gazeuse* et *l'infection purulente*.

Érysipèle.

L'érysipèle est une maladie fébrile caractérisée par des plaques rouges de la peau limitées par un relief et causée par un agent infectieux : le streptocoque.

La peau devient rouge, congestionnée, elle est infiltrée de leucocytes provenant des vaisseaux qu'ils ont quittés par diapédèse. Les vaisseaux lymphatiques de la peau sont, eux aussi, infectés de globules blancs.

Une plaie des plus insignifiantes, une éraflure minime peut se compliquer d'érysipèle. Autrefois, il était fréquent dans les hôpitaux et dans les salles de chirurgie, à la suite des opérations, où il faisait de nombreuses victimes. Aujourd'hui, il a disparu et ne se présente plus que dans des circonstances exceptionnelles.

Quand un érysipèle éclate, le malade éprouve de la lassitude, de la céphalalgie, des nausées, et *souffre de sa plaie*.

Puis un grand frisson éclate comme dans la pneumonie, et la température s'élève à 40 degrés. Le pouls est rapide, la langue saburrale. Localement, les bords de la plaie sont tuméfiés, enflammés, douloureux ; la rougeur gagne les parties voisines de proche en proche. Certains érysipèles restent localisés, d'autres ont une marche très étendue, allant de la tête vers le cou, puis envahissant le thorax et l'abdomen. Parfois la peau rouge se couvre de phlyctènes et l'érysipèle peut se compliquer de phlegmon ou de gangrène.

La température se maintient toujours élevée, entre 40 et 41 degrés pendant six ou sept jours, et tombe ensuite très brusquement. Quand le malade guérit, les phénomènes disparaissent, la peau desquame.

Si le malade succombe, la fièvre persiste, le délire survient et le malade meurt dans un état typhique.

L'érysipèle *chirurgical* est toujours grave. L'érysipèle dit *médical*, c'est-à-dire survenant en apparence spontanément, sans traumatisme connu, est moins grave. La gravité dépend évidemment de la nature de la plaie et de son siège.

Le meilleur traitement ne peut pas influencer la marche de la maladie. C'est une complication qu'on doit prévenir. Une fois déclarée, les antiseptiques appliqués sous forme de pommades, de pulvérisations, n'ont pas une action efficace.

On aura recours au sérum *antistreptococcique*, qu'on injectera sous la peau comme le sérum antidiphtérique.

Enfin, et cela dès le début, on *isolera* absolument le malade pour éviter toute contagion.

Tétanos.

Le tétanos est une maladie infectieuse transmissible à l'homme, et aux animaux, caractérisée par des contractures musculaires et causée par le bacille de Nicolaïer. C'est une complication extrêmement grave des plaies des extrémités et de la face. Ce sont surtout les plaies des doigts ou des orteils qui sont les portes d'entrée.

Les plaies irrégulières, contuses, par écrasement, les plaies étroites et profondes sont celles qui se prêtent le mieux à l'évolution du bacille tétanique.

Le tétanos est beaucoup plus fréquent dans les pays chauds et fait plus de ravages dans la race nègre. Cela est dû à la saleté des individus, aux souillures des plaies par la terre et à la température. Dans les pays froids, il est plus rare. Il est très fréquent chez le cheval, ce qui a permis de croire à un certain moment à l'origine équine de la maladie.

Il est démontré depuis 1884 que l'agent est le bacille de Nicolaïer, qui se trouve dans la terre, la poussière des rues, les champs. Ce bacille en forme de baguette de tambour est donc très répandu à la surface du sol, dans les poussières des planchers, dans les fumiers, les excréments de certains animaux. Certains sauvages des Nouvelles-Hébrides fabriquent avec la terre de leurs marais des flèches empoisonnées qui donnent le tétanos.

Il est *anaérobie*, ce qui explique son développement dans les plaies profondes, anfractueuses, où il est à l'abri de l'air. Sa pullulation est favorisée par d'autres microbes. La toxine ou *tétanotoxine* provoque des désordres très graves et le plus souvent mortels.

En général, il éclate de cinq à quinze jours après l'accident. Plus *il éclate de bonne heure, plus il est grave.* Certains tétanos éclatant après le dixième jour peuvent guérir.

La *contracture des muscles,* qui a fait donner le *nom de la maladie,* commence par ceux de la mâchoire: les muscles masticateurs sont contracturés, le malade ne peut écarter les mâchoires et son alimentation va devenir particulièrement difficile. C'est ce qu'on appelle le *trismus.* Puis, les muscles de la nuque, les muscles du pharynx, sont pris. Désormais, l'alimentation spontanée deviendra impossible et il faudra nourrir le malade avec une sonde œsophagienne et des lavements nutritifs. Les muscles de la face envahis ensuite par la contracture donnent au malade l'aspect du *rire sardonique*. Enfin, peu à peu ou très vite, les muscles du dos, des membres inférieurs, de l'abdomen sont immobilisés, jusqu'à ce que l'arrêt des muscles de la respiration amène la mort par asphyxie.

Les contractures des muscles du tronc peuvent donner à ce dernier des attitudes diverses : l'*opisthotonos*, l'*emprosthotonos*, et le *pleurosthotonos*.

Dans le premier cas, le corps est arqué en arrière, reposant sur la tête et les talons.

Dans le deuxième cas, il est arqué en avant.

Dans le troisième cas, il est infléchi sur un côté.

Dans le tétanos, la température s'élève très haut, et à la période terminale, à la mort, elle atteint souvent 42 ou 43 degrés.

Le pronostic est des plus graves : la mort est la terminaison générale.

Dans le but de prévenir le tétanos on doit employer le *sérum antitétanique*, en injection hypodermique, toutes les fois qu'on se trouvera en présence d'une plaie souillée de terre. Quand la maladie est déclarée, le sérum n'a pas paru capable d'enrayer le mal, même administré au contact du système nerveux dans l'axe cérébro-spinal.

Le tétanos est très fréquent dans les blessures de guerre. La bataille de la Marne en est, hélas! une démonstration récente. Le sérum sera injecté à tous les blessés, car il n'agit que préventivement et l'injection sera faite aussitôt que possible. Les services de l'avant devront en être pourvus abondamment. Quand il est déclaré, on aura recours aux injections d'acide phénique à 10 p. 1.000 et à l'ingestion de chloral.

Gangrène gazeuse.

Cette maladie, nommée encore septicémie gangréneuse ou septicémie gazeuse, est une maladie infectieuse caractérisée par la production de gaz au sein des tissus vivants, la décomposition putride de ces tissus, et causée par un microbe anaérobie : le vibrion septique (Pasteur) ou par un autre bacille voisin du bacillus perfringens (Weimberg).

C'est la putréfaction sur le vivant. Nulle complication des plaies ne marche plus vite et n'est plus redoutable.

Quand elle éclate, ce qui a lieu deux ou trois jours après l'accident, la plaie devient douloureuse, livide. Un gonflement œdémateux dur envahit la région dont la peau tendue et luisante se teinte des nuances les plus variées, présentant des marbrures violacées, noires, rouges ou brunes qui rappellent celles du bronze florentin. Des phlyctènes peuvent se montrer, crever et laisser couler un liquide fétide.

La peau crépite sous le doigt ; elle est soulevée par des gaz qui s'infiltrent dans le tissu cellulaire et s'accumulent en poches énormes à la racine des membres, à l'aine, à l'aisselle. Ils envahissent ensuite le tronc qui ressemble à une outre gonflée qui résonne sous le doigt. C'est cette production de gaz dans les tissus qui est le signe particulier de la maladie. Cet emphysème est si rapide, qu'on peut en entendre le bouillonnement, et que dans une heure on l'a vu monter à la cuisse de 15 centimètres.

La peau de la région est froide, la température accuse parfois 8 degrés de moins. Elle est cadavérisée, absolument insensible.

La température du début n'est jamais très élevée : elle tombe ensuite, et le malade meurt en hypothermie.

Le seul traitement qu'il y ait à faire est l'amputation immédiate si elle est possible ; de grandes incisions suivies de lavages à l'eau oxygénée ont dans certains cas bénins amené des guérisons inespérées. Un sérum vient d'être préconisé comme moyen curateur, après avoir donné de bons résultats sur les animaux.

Pourriture d'hôpital. — Nous ne signalerons que pour mémoire une complication inconnue aujourd'hui, mais naguère très répandue et dangereuse, la « pourriture d'hôpital », affection contagieuse caractérisée par la formation d'exsudats membraneux sur les plaies et des accidents gangréneux.

Infection purulente.

L'infection purulente ou pyohémie est une complication produite par *l'introduction dans le sang de pus provenant* du foyer infecté.

Elle est caractérisée par l'apparition d'abcès multiples dans la plupart des viscères et spécialement dans les poumons. Bien rare de nos jours, elle était jusqu'en 1871 la plus meurtrière et la plus fréquente complication des plaies. Elle emportait alors les deux tiers des grands blessés et des grands opérés.

Quand elle éclate, un frisson violent secoue le malade : les dents claquent, la peau s'horripile, la température monte à 40 degrés ou 41 degrés, et au bout d'une heure ou deux, la fièvre a disparu laissant après elle une fatigue extrême. Du côté de la plaie, on observe un suintement séreux qui remplace la suppuration tarie.

Puis un deuxième frisson secoue le malade, et chaque jour des frissons analogues précèdent une ascension thermique suivie d'une descente immédiate. Ces accès fébriles surviennent sans régularité. Peu à peu, le malade maigrit, la peau devient sèche, bistrée, subictérique. Le nez se pince, les narines sont sèches, la langue grillée, la muqueuse buccale fuligineuse.

Le blessé ne souffre pas ; il est même dans un état de quiétude. Parfois cependant, il a du délire.

L'infection purulente peut envahir tous les organes : la plèvre, le péricarde, les articulations, les veines qui deviennent le siège de *phlébites*. Peu à peu, le malade s'affaiblit, et il meurt au bout d'une quinzaine de jours.

La thérapeutique est ici à peu près impuissante. On pourra essayer cependant les injections intra-veineuses de *collargol*, *d'électrargol* et le vaccin de Wright, pour désinfecter le sang. Mais il ne faut pas compter sur un résultat bien appréciable.

Toutes ces complications vous montrent combien est important le *premier pansement d'une plaie*. Une plaie bien nettoyée, bien aseptisée, guérira sans aucune réaction ; infectée par les streptocoques, les staphylocoques, le bacille de Nicolaïer, le vibrion septique, elle peut déterminer la mort.

Gangrènes.

On appelle *gangrène* la mortification limitée des tissus. La partie mortifiée porte le nom d'*eschare* s'il s'agit d'un tissu plus ou moins mou, de *séquestre* s'il s'agit d'un morceau d'os. La *nécrose* est le processus de mortification qui constitue la gangrène. Les causes des gangrènes sont multiples, mais toutes déterminent la gangrène en privant les tissus du liquide nourricier indispensable à la vie : c'est donc dans une *lésion des vaisseaux sanguins* qu'il faudra trouver cette cause.

Les unes sont *aseptiques*, les autres *septiques*.

GANGRÈNES ASEPTIQUES. — Les gangrènes aseptiques, c'est-à-dire qui ne sont pas provoquées par des germes septiques, peuvent dépendre d'une cause directe extérieure ; ce sont celles déterminées par le froid ou le chaud : *gelures* ou *brûlures*, dont nous parlerons.

Les *contusions* violentes broyant les tissus, les vaisseaux, arrivent au même résultat.

Les gangrènes aseptiques dépendant d'une cause indirecte résultent d'un trouble circulatoire.

Tantôt, ce sera l'*oblitération d'une artère par une cause extérieure :* la ligature d'une grosse artère, une tumeur la comprimant, la bande d'Esmarch appliquée trop longtemps.

Tantôt, ce sera l'oblitération du vaisseau par une *cause intérieure*. Le caillot d'un anévrysme, d'une plaie intérieure, obstruant plus ou moins complètement la lumière de l'artère, constitue une *thrombose*. Le caillot, ou *thrombus*, peut se détacher et aller obstruer plus loin un vaisseau plus petit : c'est *l'embolie*. L'inflammation des artères (endartérite) chez les vieillards, les artérioscléreux, les athéromateux, les alcooliques, les diabétiques peut être une cause de gangrène.

Les oblitérations des veines donnent bien rarement des gangrènes, car les ramifications collatérales sont très nombreuses. Il en est de même des capillaires.

Les gangrènes peuvent aussi être consécutives à une *altération du sang*. Les cachexies, les fièvres graves, l'albuminurie, le diabète peuvent se compliquer de gangrène.

GANGRÈNES SEPTIQUES. — Les *gangrènes septiques* sont celles qui surviennent à la suite de l'infection des tissus : ce sont les gangrènes qui peuvent compliquer les plaies.

Il n'y a pas de microbe spécifique pour la gangrène. Tous peuvent la produire ou y aider. Tout tissu mal nourri et infecté peut se gangréner.

DIFFÉRENTS ASPECTS DES GANGRÈNES. — Les tissus qui se gangrènent peuvent se présenter sous les quatre aspects suivants : 1° *cadavérisation*; 2° *gangrène blanche*; 3° *gangrène sèche*; 4° *gangrène humide*.

1° Dans la *cadavérisation*, la peau est terne, froide, décolorée, l'épiderme tombe au moindre frottement. Certains tissus peuvent revivre, mais le plus souvent arrive la gangrène sèche.

2° Dans la *gangrène blanche*, les tissus sont œdématiés et la peau présente des plaques blanches, se transformant ensuite en plaques hémorragiques.

3° Dans la *gangrène sèche* ou *momification*, la peau se dessèche, devient parcheminée, dure comme de la corne; elle devient brunâtre, noirâtre comme celle des momies : c'est la gangrène produite par oblitération artérielle.

4° Dans la *gangrène humide*, les liquides s'accumulent dans les tissus, il y a de l'œdème, les chairs sont putréfiées, tout se ramollit et se désagrège. C'est la gangrène des infections microbiennes, dont nous avons étudié un exemple dans la septicémie gangréneuse.

MARCHE. — Toute gangrène présente trois périodes bien distinctes :

1° La *mortification*; 2° l'*élimination*; 3° la *réparation*.

1° *Mortification*. — Les parties mortifiées sont ramollies, durcies, liquéfiées ou non suivant la cause première.

2° *Élimination*. — Quand la mortification des tissus est faite, on voit se produire un *cercle rouge* autour de la partie sphacélée. Au niveau du cercle se produit une fissure qui sépare le *mort* du *vif*. Cette fissure se creuse en sillon plus ou moins profond, et cette partie sphacélée détachée des tissus vivants, cette *esclare*, va se désagréger, s'éliminer peu à peu, plus ou moins vite, suivant les tissus. Les tendons, les aponévroses, sont très longs à se détacher. C'est au moment où ces eschares se détachent qu'on peut observer des *hémorragies secondaires* redoutables. Le cas devient très grave lorsque le sphacéle met à nu des cavités splanchniques.

3° *Réparation.* — Quand tout est éliminé, les tissus sains qui limitent la plaie se mettent à bourgeonner et tendent naturellement à combler le vide. Certaines surfaces cependant ne se cicatrisent pas et se transforment en *ulcères*. Dans certains cas enfin, la période de réparation n'existe pas, car le malade est mort avant.

CHAPITRE XVI

Entorses. — Luxations. — Fractures.

Entorses.

Les os sont reliés les uns aux autres par des ligaments, des capsules qui maintiennent au contact les surfaces articulaires. Quand, à la suite d'un mouvement exagéré, ces ligaments ont été déchirés, on dit qu'il y a *entorse*. C'est ce que le vulgaire appelle une *foulure*. Les entorses sont surtout fréquentes au cou-de-pied, à l'articulation tibio-tarsienne qui réunit la jambe au pied. Les faux pas sont fréquents et le poids du corps repose tout entier sur le membre inférieur. Cette rupture plus ou moins étendue des ligaments, des capsules articulaires, s'accompagne d'un gonflement rapide qui augmente pendant vingt-quatre heures, et qui est dû à l'épanchement de sang et de sérosité qui résulte de la rupture des vaisseaux. La douleur est parfois très vive, et les mouvements deviennent impossibles.

L'entorse guérit en général assez vite, mais elle peut devenir, chez certains sujets, le point de départ de certaines inflammations articulaires (arthrites) et d'autres complications.

Il faut mettre le membre au *repos absolu*, dans une bonne position, pour permettre aux tissus déchirés de se cicatriser. Les premiers jours, on pourra employer soit les *bains chauds*, soit les *compresses froides*, pour combattre les phénomènes inflammatoires.

Puis, un *pansement roulé*, légèrement compressif, maintiendra le membre dans une bonne attitude.

Quand la période aiguë sera passée, on se trouvera très bien du *massage*, qui activera la guérison et rendra à l'articulation sa mobilité primitive.

Luxations.

La luxation est le *déplacement des surfaces articulaires; c'est ce qu'on appelle le *déboîtement*. Dans l'entorse, les ligaments articulaires sont déchirés, *mais les surfaces articulaires des os conservent leurs rapports normaux; elles ne sont pas déplacées :* il n'y a pas, par suite, à les remettre en bonne position.

Dans la luxation, le chirurgien devra remettre les articulations dans leurs formes normales; il devra pour cela remettre les os en place, *réduire la luxation*.

Dans la luxation, le manchon articulaire qui maintient les extrémités osseuses est déchiré, l'extrémité d'un os sort de cette cavité et perd plus ou moins ses contacts normaux.

Ce déplacement s'accompagne de *douleurs vives*, d'*impotence fonctionnelle du membre*, de *déformation de la région*, en même temps qu'il se produit un *gonflement*, des *ecchymoses* dues aux ruptures vasculaires.

Certaines luxations sont *congénitales*, c'est-à-dire qu'elles résultent d'une malformation existant au moment de la naissance. La plus fréquente est la luxation de la hanche, où la tête du fémur, au lieu de venir se placer dans la cavité cotyloïde de l'os coxal, n'étant pas retenue par le sourcil cotyloïdien, se déplace en haut vers la fosse iliaque. Celles qui intéressent l'infirmière sont d'origine accidentelle, ce sont les *luxations traumatiques*, occasionnées par un choc, par une chute, une contraction musculaire brusque. Elles sont fréquentes au membre supérieur (épaule, coude), et aussi à la mâchoire, qu'on se luxe facilement en ouvrant trop fortement la bouche (bâillement).

La luxation est dite *directe* quand la violence qui la produit s'exerce au niveau même de l'articulation : en tombant sur l'épaule, on se luxe l'humérus.

Elle est dite *indirecte*, quand le traumatisme porte sur un point plus ou moins éloigné de l'articulation luxée : en tombant sur le coude, on se luxe la tête humérale.

En présence d'une luxation, l'infirmière ne doit jamais essayer de la réduire, cela regarde le médecin; des manœuvres ignorantes et maladroites pourraient amener de très graves complications. Il faut relever le blessé, en prenant toutes les précautions que nous verrons pour les fractures, le transporter, et *immobiliser son membre* dans la position la moins douloureuse, avec une écharpe pour le membre supérieur, dans une gouttière, dans un lit, sur un brancard, suivant les cas, pour le membre inférieur.

Pour calmer la douleur et combattre l'inflammation, on appliquera sur la partie malade, tuméfiée et déformée, des compresses froides imbibées ou non d'alcool, d'eau-de-vie camphrée, d'eau blanche.

Fractures.

La fracture est une *solution de continuité de l'os*. Le traumatisme l'a brisé, et, d'un seul os, a fait plusieurs fragments. Quand l'os ne présente qu'une solution de continuité, qu'il est divisé en deux fragments, la fracture est dite *unique*; quand il y a deux solutions de continuité, elle est dite *double*.

Quand le nombre des fragments est considérable, que les os sont brisés ou broyés en plusieurs fragments, on dit que la fracture est *comminutive*.

Toute fracture qui ne *s'accompagne pas de plaie*, dont le foyer ne communique pas avec l'extérieur, est une *fracture simple ou fermée*.

Celles qui s'accompagnent de plaie des téguments et qui par cette plaie communiquent avec l'extérieur sont dites *fractures compliquées ou ouvertes*.

Ces plaies pénétrantes sont très graves, elles créent une porte d'entrée pour les agents infectieux, qui peuvent ainsi arriver jusqu'au foyer de la fracture. Les complications qui en résultent sont très graves, et parfois mortelles. Toutes les fractures par coup de feu sont dites *fractures ouvertes*.

Ces deux variétés de fractures sont tout à fait différentes au point de vue du pronostic et du traitement.

Tandis que dans les fractures fermées le chirurgien s'occupera uniquement des moyens à employer pour arriver à la consolidation, dans les fractures ouvertes il devra concentrer toute son attention sur la plaie, de l'évolution de laquelle dépend l'avenir du membre et parfois du sujet.

Certaines fractures sont dites *spontanées*, lorsqu'elles se produisent sans traumatisme apparent, à la suite d'une contraction musculaire ou d'un choc trop léger pour rompre un os normal. Les os qui se brisent si facilement sont des os altérés. On en trouve des exemples fréquents dans le rachitisme, l'ataxie locomotrice : les os atteints de tumeurs, sarcomes, kystes hydatiques, d'ostéites, sont dans le même cas. Ce sont des fractures pathologiques.

Mais, le plus souvent, les fractures sont le résultat de violences extérieures : chocs, coups, chutes, projectiles, contraction violente de certains muscles.

Elles sont *complètes* ou *incomplètes* (fêlures), suivant que le trait de fracture traverse ou non complètement l'os. Les fractures incomplètes sont fréquentes chez les enfants, dont les os se tordent comme le bois vert, au lieu de se briser comme ceux de l'adulte.

Rapidement, nous indiquerons ici les gros signes qui permettent de reconnaître cette lésion.

SIGNES DES FRACTURES. — A quels signes reconnait-on une fracture? Nous aurons les renseignements fournis sur le malade par son entourage au sujet des détails de l'accident : ce sont les *signes commémoratifs*, peu importants en l'espèce.

La douleur est un excellent signe subjectif. La douleur très intense et localisée, qui se produit exactement au niveau du trait de fracture et que la pression réveille avec acuité, est un symptôme précieux à recueillir. Elle permet de diagnostiquer et de préciser le siège de la fracture.

Les autres signes, faciles à constater, suivant les cas, sont : la *déformation du membre*, *l'impotence fonctionnelle*, la *mobilité anormale* et la *crépitation*.

La *déformation du membre* peut se traduire par une coudure, une saillie anormale, une augmentation du diamètre transversal, un raccourcissement du membre, qui résulte de la pénétration ou du chevauchement des deux fragments. Ces déformations sont faciles à mettre en évidence en comparant les deux membres. Dans les fractures de l'extrémité inférieure du radius, il y a une déformation typique, c'est celle en *dos de fourchette* produite au niveau du poignet. Il y a des fractures où il n'existe aucune déformation.

L'impotence fonctionnelle est l'impossibilité de se servir du membre fracturé. Un blessé dont le tibia ou le fémur est fracturé ne pourra pas marcher. C'est un signe qui peut faire défaut dans certaines fractures.

La *mobilité anormale* est un signe certain de fracture quand on peut la constater; c'est le mouvement qu'on peut provoquer dans un membre à un endroit où il n'existe pas d'articulation : par exemple si le bras remue entre le coude et l'épaule.

La *crépitation* est le bruit que font les fragments frottant l'un sur l'autre; c'est une crépitation d'origine osseuse. La crépitation fait défaut dans bon nombre de fractures, elle n'existe pas quand les fragments ne sont pas mobilisables l'un sur l'autre. Dans tous les cas difficiles ou douteux, le diagnostic exact sera donné par l'examen par les rayons X, qu'on ne saurait trop généraliser.

Les infirmières ne doivent rechercher aucun de ces signes : ni la mobilité anormale, ni la crépitation, qui nécessitent la mobilisation des os fracturés. C'est au chirurgien seul qu'il appartient de constater ces signes.

Soins à donner en cas de fracture. — Il faut, en présence d'une fracture, secourir le blessé au plus tôt, éloigner de lui les gens dangereux par les manœuvres qu'ils ne manqueraient pas de faire et qui pourraient avoir de très graves conséquences.

Il faut éviter *tout mouvement brusque, toute secousse*, et *ne jamais chercher à constater la mobilité des fragments*. Cela est surtout de première importance dans les fractures de jambe, où l'un des fragments plus ou moins aigus peut perforer la peau, et transformer une fracture fermée en *fracture ouverte*, ou *compliquée*. Un blessé de cette sorte ne doit donc pas chercher à se lever, et il faut le lui interdire d'une manière absolue.

Si un examen superficiel mais attentif a montré l'existence d'*une plaie*, l'infirmière devra nettoyer cette plaie, la désinfecter à la teinture d'iode et mettre un pansement provisoire, mais elle ne devra jamais toucher à la plaie, ne faire aucune recherche dans son trajet. Si elle n'a pas sous la main de quoi faire ce premier lavage, elle se contentera de la couvrir avec un pansement aseptique ou antiseptique, analogue à celui dont chaque soldat doit être pourvu.

Ces premiers soins donnés, on doit s'occuper du relèvement et du transport du blessé.

Relèvement du blessé. — Quand on veut relever un blessé, il faut s'arranger pour ne pas le faire souffrir et l'aider utilement. Quand il peut marcher, on le soutient avec un bras passé derrière son dos et embrassant l'aisselle. Il faut toujours soutenir le membre fracturé et éviter les mouvements des fragments. Pour cela l'aide chargé de ce soin tiendra soigneusement les deux parties du membre au-dessus et au-dessous du foyer de fracture. Pour relever un blessé atteint de fracture du membre inférieur, deux personnes sont nécessaires. L'une se charge de soulever le corps en embrassant le malade au-dessous de chaque aisselle, et l'autre se chargera uniquement du membre fracturé. Il sera maintenu étendu, et soulevé avant le corps ; on le tiendra très soigneusement, et on ne le posera que lorsque le blessé sera couché sur un brancard ou sur un lit.

Les brancards se composent de deux montants d'égales dimensions, dépassant assez la longueur d'un homme pour qu'une fois réunis par les traverses, ils dépassent à chaque extrémité pour former les deux bras. Sur ces traverses, on place un matelas plus élevé du côté de la tête. Les montants peuvent être réunis par une toile de sangle.

Les brancards ordinaires peuvent manquer, il faut savoir en confectionner en cas d'urgence. Une échelle dont on enlève quelques barreaux aux extrémités pour laisser la place aux porteurs peut être utilisée. Un large sac de toile, percé aux deux bouts pour laisser passer deux perches solides que des traverses de bois maintiendront écartées, constitue un brancard de fortune. Des portes, des volets, des matelas soutenus par deux perches latérales, des capotes de soldats, des pantalons, dans les manches ou les jambes desquels on passe des fusils pour remplacer les montants.

On porte les brancards avec les mains et des sangles passées sur les épaules. Les porteurs ne doivent pas marcher au pas, mais le rompre, pour ne pas laisser ressentir de secousse au blessé. Ils avancent lentement, avec douceur. Les plus grands se placeront du côté des pieds. Quand on monte ou qu'on descend les escaliers, il faut que la tête soit en bas. Le membre blessé sera soulevé. On donnera un cordial pour ranimer le blessé s'il y a lieu; dans les cas graves, une injection de caféine, d'éther, pour combattre les syncopes et ranimer le muscle cardiaque.

Si le brancard est posé sur une voiture, une charrette, il faut l'y arranger de manière à éviter les secousses que produiront les cahots. Le mieux est de suspendre le brancard aux ridelles (côtés de la charette en forme de râtelier). On peut y fixer le brancard au moyen de liens, de cordes comme les hamacs. Si on ne peut se procurer un brancard, on transportera le blessé à bras ou à dos d'homme.

Transport à deux porteurs. — S'il n'y a que deux porteurs, le blessé sera assis sur leurs mains reliées au-dessous de ses cuisses et derrière son dos. S'il le peut, il enlacera avec ses bras le cou des porteurs. Le blessé est transporté comme assis dans un fauteuil.

On peut encore faire asseoir le blessé sur les quatre mains des porteurs formant une chaise. Pour cela, chaque porteur saisit son poignet gauche avec la main droite; puis, de la main gauche restée libre, il enserre le poignet droit de son vis-à-vis. Cela fait un siège carré très solide, qui permet de transporter le blessé très loin. Mais si celui-ci a perdu connaissance, et ne peut se maintenir avec ses bras autour du cou ou des épaules des porteurs, il faut le transporter différemment. Un des porteurs se place derrière la tête du blessé, passe ses bras sous les siens et les croise sur la poitrine, tandis que l'autre porteur, placé entre les jambes du blessé, et tournant le dos au premier, saisit le blessé sous les genoux, et marche le premier en avant.

Transport à un seul porteur. — S'il n'y a qu'un seul porteur, il peut mettre le blessé à califourchon sur son dos ou le tenir avec une main passée sous le siège et l'autre sous les épaules, tandis que le malade passe les bras autour de son cou.

On peut aider le porteur en plaçant sous le siège du blessé une grande écharpe, large et solide, dont on noue les deux bouts sur l'épaule opposée du porteur.

Couchage du blessé. — Le blessé transporté est déposé dans un lit. Il faut faire cela avec la plus grande douceur. Le chirurgien ou l'infirmière soutient la partie blessée et deux porteurs, passant de chaque côté du lit, y posent le blessé sur un matelas. Quand on ne peut passer des deux côtés du lit, ce qui est fréquent pour les lits ordinaires, un des aides relève les couvertures, monte sur le lit et prend le malade par le milieu du corps pour l'attirer à lui avec douceur.

Déshabillage du blessé. — Pour débarrasser le blessé de ses vêtements, on les enlèvera *en commençant par le côté sain, et* pour *l'habiller, on commencera au contraire par le membre malade*. On usera de grandes précautions pour enlever les vêtements, et si les manches sont trop étroites, on les découdra ou on les coupera ; on découdra ou coupera aussi les pantalons, les caleçons ; on délacera les souliers, coupera les bottines si nécessaire. Il faut éviter tout déplacement des organes blessés. En attendant l'arrivée du médecin, l'infirmière devra, pour soulager le blessé, mettre le membre dans un appareil provisoire.

APPAREILS PROVISOIRES. — Ces appareils ont pour but de maintenir les membres fracturés, d'éviter le déplacement des organes traumatisés, la transformation des fractures fermées en fractures ouvertes, et ils doivent être remplacés par les appareils définitifs, que fera le chirurgien. Les appareils provisoires varieront suivant les régions.

Avant-bras. — Pour l'avant-bras, on mettra le coude en demi-flexion et on immobilisera la fracture avec une planchette, des morceaux de carton, qu'on maintiendra avec un mouchoir, une bande, une ficelle. Puis on met l'avant-bras en écharpe. Un mouchoir, une cravate, une manche de chemise peuvent être utilisés. Comme attelles, on utilisera ce qu'on aura sous la main, un morceau de store, des baguettes, des roseaux, etc.

Bras. — On immobilisera les fractures du bras de la même façon ; puis le bras sera ramené contre le thorax, le coude fléchi et le membre supérieur pris dans une écharpe de Mayor, par exemple.

Jambe. — Il importe d'immobiliser les fractures de jambe *avant* de transporter le blessé. A défaut de tout, on utilisera *l'autre jambe* du blessé pour servir d'attelle. Un mouchoir, une cravate, un morceau de chemise, une ficelle, une courroie, etc., une tige flexible quelconque serviront de liens pour réunir les deux jambes. Comme gouttière, on utilisera de l'écorce d'arbre, un grillage. A la guerre, on utilisera comme attelle le fourreau du sabre, la baïonnette. On calera ensuite le membre avec des habits repliés, de la paille, du linge.

Le *procédé de Tourraine* est fait de la façon suivante : il se compose d'une couverture, dont on replie les bords autour de deux cannes, de deux morceaux de bois, de deux tringles, jusqu'à ce qu'on ait une gouttière assez large pour y placer le membre inférieur. On serre le tout avec des mouchoirs ou des courroies.

Réduction des fractures. — Ces procédés sont des procédés d'urgence à employer sur le lieu même de l'accident avant le transport du blessé et en attendant le couchage du blessé et l'arrivée du médecin, qui remplacera ces appareils par des appareils réguliers destinés à maintenir le membre en bonne position jusqu'à la *consolidation*.

Les fractures guérissent, les os se soudent en effet par la formation d'une substance intermédiaire sécrétée par l'os et le périoste. qui, d'abord fibreuse, devient cartilagineuse et enfin osseuse : c'est le *cal*. Ce cal, ce ciment, assure la guérison.

Avant d'appliquer l'appareil, il faut en faire la *réduction*, c'est-à-dire faire reprendre aux fragments osseux leurs positions normales.

La réduction comprend trois temps : 1º *l'extension;* 2º la *contre-extension;* 3º la *coaptation.*

L'extension, faite par un aide, se fait en tirant sur le segment inférieur du membre fracturé.

La *contre-extension,* faite par un autre aide placé en sens inverse, consiste à tirer sur la racine du membre afin d'empêcher le corps d'être entraîné par la traction de l'extension.

Puis les deux fragments étant éloignés. désengrenés, sont rapprochés par le chirurgien, mis au contact, *dans leurs rapports normaux :* c'est la *coaptation;* ce temps est très important, une mauvaise coaptation aboutissant à des déformations du membre. des infirmités, à des manques de consolidation (pseudarthroses).

APPAREILS DÉFINITIFS OU RÉGULIERS. — La réduction effective. la bonne position des fragments. sera maintenue par des appareils permanents jusqu'à guérison.

De ces appareils, les uns sont facilement enlevables et permettent au chirurgien de soigner la plaie si elle existe, de faire du massage s'il le juge nécessaire: ce sont les *appareils amovibles.*

Les autres sont destinés à être laissés très longtemps en place; ce sont les appareils *inamovibles.*

Souvent, le chirurgien commence par appliquer un appareil amovible, puis, au bout de quelques jours, quand le gonflement a disparu et qu'il ne prévoit aucune complication, il applique **un appareil inamovible.**

APPAREILS AMOVIBLES. — Ces appareils se composent d'*attelles* et de *goutlières.*

Attelles. — Les attelles sont des espèces de règles faites en bois de toutes sortes, en treillis métallique, en fer, aluminium, cuir, carton, celluloïd, etc., qu'on applique avec des liens pour empêcher la mobilité des fragments.

Ces attelles peuvent revêtir toutes espèces de formes. On en fait de droites, de creuses, de coudées. On les taille en *palette* pour la main et le poignet, en *semelle* pour le pied, en T pour la hanche. Le nombre des attelles de formes spéciales imaginées par les chirurgiens est extrêmement considérable.

Le type de l'appareil à attelles qu'on applique pour les fractures du membre inférieur est celui de *Scultet.*

Appareil de Scultet. — Cet appareil se compose : 1º d'un drap fanon de 80 centimètres environ de large ; 2º de *bande-lettes* pouvant faire une fois et demie le tour du membre ; 3º de *compresses longuettes;* 4º de *trois attelles en bois*, deux longues latérales et une courte antérieure ; 5º de trois coussins garnis de balle d'avoine ; 6º de *trois lacs à boucle.*

Le *drap fanon* est une pièce de linge plus longue que le membre blessé et assez large pour en faire deux fois le tour. Il a pour but de fixer les attelles, autour desquelles on enroule les bords.

Pour préparer l'appareil, on place sur une table : 1º les trois courroies transversalement et parallèlement de 10 en 10 centimètres ; 2º on met par-dessus le drap fanon ; 3º sur le drap, on étale les bandelettes, en les imbriquant de façon à ce que les plus longues correspondent aux parties les plus larges du membre ; 4º on met les trois compresses longuettes destinées à être mises sur le foyer de fracture ; 5º on place les attelles latérales sur les bords du drap fanon, qu'on enroule de dehors en dedans ; 6º au milieu, on met les trois coussins et l'attelle antérieure.

L'appareil est prêt à être appliqué ; voici comment on le fait :

Une fois la fracture réduite, le membre ouaté dans les points où existent des saillies osseuses (malléoles, condyles du genou), après désinfection de la plaie si elle existe, l'appareil est déplié et le membre fracturé, maintenu en bonne position, repose sur les bandelettes et le drap fanon. Les compresses longuettes, trempées dans une solution antiseptique, sont appliquées sur le foyer de fracture ou le pansement antiseptique déjà fait. On applique alors les bandelettes en allant de bas en haut, en spirale imbriquée, sans faire de godets.

Ensuite, on enroule en dedans les bords du drap fanon avec les attelles latérales, et on applique les coussins latéraux entre l'attelle et le membre. Le coussin antérieur est placé avec son attelle, et l'ensemble est fixé avec les courroies.

Un cerceau placé au-dessus du membre le protégera, et on le calera avec des coussins placés sur les côtés. On maintiendra le pied à angle droit avec une bande en cravate ou autrement.

Gouttières. — Ce sont des appareils demi-cylindriques qui embrassent la moitié de la circonférence des membres. Elles sont en treillis métallique, à parois pleines, en plâtre, carton, gutta, feutre. Les plus connues sont les gouttières en toile métallique.

On ne doit pas les employer telles quelles : il faut les garnir avec du coton, pour les capitonner.

Il existe des gouttières à angle droit pour le bras, le coude et la main ; des gouttières pour immobiliser le membre inférieur, etc.

La plus connue est la gouttière de Bonnet, qui est utilisée pour les coxalgies, les fractures du col du fémur, du bassin, les affections de la colonne vertébrale.

La gouttière est capitonnée et pourvue d'un système élévatoire. Le malade peut se soulever lui-même au moyen d'un moufle accroché au plafond. Elle est échancrée au niveau de l'anus pour permettre au malade d'aller à selle.

Elle monte jusqu'au milieu du dos, contenant les deux membres inférieurs, le bassin, l'abdomen. Dans certains cas, on l'a allongé jusqu'au cou, afin de maintenir les épaules et la tête. C'est alors un vrai lit de repos et de transport, pour les enfants surtout.

Il existe des gouttières de toutes formes et de toutes dimensions, suivant les cas.

Il existe des gouttières de plusieurs espèces de substances : en bois, en carton, en gutta-percha, en feutre ; mais tout cela est peu employé.

Appareils inamovibles. — Les appareils inamovibles existent depuis la plus haute antiquité. Les Arabes se servaient d'un mélange de chaux, de plâtre et de bitume. En Europe, c'est Larrey qui les employa le premier ; il se servait d'un mélange d'alcool camphré, de blancs d'œufs et d'extrait de Saturne.

Les appareils inamovibles sont faits avec des substances liquides solidifiables.

Les appareils amidonnés se composent de colle d'amidon, de bandes de toile, ou mieux de tarlatane, et d'attelles en carton. On interpose entre le membre et l'appareil une légère couche de coton. L'appareil amidonné demande deux ou trois jours pour devenir dur.

Les *appareils dextrinés*, faits de la même sorte, en trempant des bandes de tarlatane dans de la dextrine en solution, sèchent plus vite, en quatre ou cinq heures.

Les *appareils silicatés*, faits avec une solution sirupeuse de *silicate de potasse* avec laquelle on imprègne les bandes de tarlatane, demandent longtemps pour arriver à une dessication complète.

Les *appareils en celluloïd* sont faits avec une solution de celluloïd dans l'acétone : ce sont des appareils très légers, mais inflammables.

Les appareils inamovibles qui jouissent de la plus grande faveur sont les *appareils plâtrés*.

Appareils plâtrés. — Ces appareils sont très commodes. ils se solidifient vite. On emploie le plâtre fin de Paris. On doit le garder dans des endroits absolument secs, dans des boîtes hermétiquement closes.

Le plâtre s'emploie de deux façons : 1° en bouillie dans

laquelle on trempe des bandes ou des pièces de tarlatane ; 2° en bandes roulées renfermant du plâtre sec.

On recouvrira le lit d'un drap d'alèze ou d'une toile cirée.

Le membre sera rasé et enduit d'un corps gras pour empêcher l'adhérence à la peau ; ou bien, le membre sera entouré d'une bande, d'un tissu de jersey.

Pour faire la bouillie plâtrée, on disposera une alèze où reposera le récipient. Dans celui-ci, on versera de l'eau tiède et du plâtre. On mélange autant de verrées de plâtre que de verrées d'eau, plus une pour le plâtre, jusqu'à consistance de crème douce. Un bon plâtre doit se solidifier en quinze minutes en dégageant de la chaleur. il est complètement sec en vingt-quatre heures. Pour hâter la prise, on peut ajouter de l'alun, pour la retarder, de l'amidon, du borax.

Avec cette bouillie plâtrée, on peut faire des *attelles plâtrées ou des gouttières*. Pour les attelles, on coud ensemble huit épaisseurs de tarlatane pour le membre supérieur et quatorze ou seize pour le membre inférieur. Ces attelles, qu'on taille suivant les dimensions voulues, sont trempées dans la bouillie plâtrée. bien imbibées, puis exprimées. On les étale et on les serre sur le membre avec des bandes sèches. Quand le plâtre est sec. on enlève ces bandes et on les remplace par des bandelettes de diachylon.

Aux attelles, on préfère les gouttières plâtrées.

Pour les faire. on taille avec de la tarlatane une pièce quadrilatère plus ou moins allongée, plus large du côté de la racine du membre que de son extrémité, et on fait des incisions pour appliquer exactement l'appareil. On emploie seize épaisseurs pour le membre inférieur, huit à dix pour le membre supérieur.

On imprègne l'appareil dans le plâtre et on le fixe avec une bande de toile sèche qu'on enlève après la dessication. Dans ces gouttières plâtrées, le chirurgien peut pratiquer toutes les ouvertures nécessaires pour l'examen de la fracture et de la plaie, s'il y en a une.

On peut aussi faire des appareils plâtrés avec des bandes de tarlatane saupoudrées de plâtre sec. On les plonge, au moment de les employer. dans de l'eau alunée, jusqu'à ce que les bulles d'air aient disparu. On exprime doucement, et on enroule. Le bandage fini, on l'enduit d'une couche de bouillie plâtrée, pour le consolider et le rendre plus uni.

Pour enlever ces appareils plâtrés, on enlève les attelles. on écarte les bords des gouttières. Mais si l'appareil ne peut être ainsi enlevé, on le sectionne avec de fortes cisailles de Stil, de Bruns, etc. On facilite la section en humectant le plâtre, au niveau où portera l'incision, avec du vinaigre.

CHAPITRE XVII

Corps étrangers.

I. DES VOIES AÉRIENNES; II. DE L'ŒSOPHAGE; III. DE L'OREILLE; IV. DE LA CONJONCTIVE.

I. Corps étrangers des voies aériennes.

Les voies aériennes se composent des fosses nasales, du pharynx, du larynx, de la trachée et des bronches.

Les fosses nasales sont constituées par une cavité ayant la forme d'une fente allongée, placée entre les deux maxillaires supérieurs, au-dessous et en dedans des orbites. Une cloison verticale divise les fosses nasales en deux cavités ayant à peu près la même grandeur. A l'intérieur de ces cavités, on remarque trois travées osseuses revêtues de muqueuse, ressemblant à des valves de coquillage et qu'on nomme *cornets*, en raison de leur forme enroulée. Ces trois cornets sont séparés par un certain intervalle, ce sont les *méats*. Les deux narines se continuent en arrière par une cavité commune, le *naso-pharynx* ou pharynx nasal, cavité cubique qui porte à sa paroi postérieure l'*amygdale pharyngée*, qui donne lieu aux *végétations adénoïdes*, et sur les parois latérales débouchent les trompes d'Eustache, qui font communiquer le pharynx avec l'oreille moyenne. Au pharynx nasal fait suite le pharynx *buccal*; c'est lui qu'on voit au fond de la gorge quand on fait ouvrir la bouche et sur les parties latérales on aperçoit les *amygdales* entre les piliers antérieurs et postérieurs.

Plus bas, le pharynx se divise en deux conduits : le *larynx* en avant et l'*œsophage* en arrière.

Le larynx descend à la partie antérieure du cou, où on peut

le sentir à travers la peau, car il est pourvu d'une charpente cartilagineuse très solide. Il affecte à peu près la forme d'un entonnoir. La partie élargie située en haut fait suite au pharynx. L'extrémité inférieure se rétrécit et se continue avec la trachée.

Pour que, pendant la déglutition, aucune parcelle d'aliment ne tombe dans le larynx, la trachée et le poumon, il existe à l'entrée du larynx une soupape, *l'épiglotte*, fixée à la base de la langue.

A la partie antérieure du larynx, elle s'abaisse et ferme l'entrée du conduit aérien.

La trachée, qui fait suite au larynx est une sorte de cylindre demeurant ouvert grâce à ses anneaux cartilagineux. Elle passe derrière le sternum et se bifurque en deux parties : la *bronche droite* et la *bronche gauche*, qui se rendent à chaque poumon.

La bronche droite, qui est le plus souvent dans le prolongement de la trachée, donne naissance à trois bronches secondaires allant à trois lobes du poumon. La bronche gauche, d'accès difficile, se divise en deux.

Ce sont là les régions où peuvent pénétrer des corps étrangers.

Corps étrangers du nez. — Les corps étrangers peuvent pénétrer soit par la *voie antérieure*, par les narines, soit par la *voie postérieure*.

a) Voie postérieure. — Il s'agit le plus souvent d'adultes qui, en avalant *de travers*, ou en vomissant, projettent dans les narines des débris alimentaires, des noyaux, des pépins. Généralement, le corps étranger va se fixer dans la partie *postérieure du méat moyen;* sa présence passe souvent inaperçue.

b) Voie antérieure. — Il s'agit presque toujours d'enfants qui ont introduit dans leur nez les objets les plus variés : boutons de bottine, cailloux, perles, et c'est généralement dans la narine droite. Le corps étranger une fois introduit ne tarde pas à être poussé plus avant, soit par l'enfant qui pousse avec son doigt, soit par les manœuvres des parents, des bonnes. Le corps étranger se loge alors sur le plancher, entre le cornet inférieur et la cloison, rarement plus haut.

A quels signes conclura-t-on à l'existence d'un corps étranger? Parfois quelques éternuements, quelques épistaxis attirent l'attention. Le corps étranger est parfois très bien toléré au début, et sa présence n'est pas signalée. Bientôt arrive une période de réaction qui est tardive pour les corps durs, lisses, très rapide pour les corps étrangers sales.

A ce moment, le malade présente un *écoulement purulent unilatéral*. La narine laisse écouler un pus de mauvaise odeur, parfois sanguinolent. A cela s'ajoute un signe important : *l'obstruction unilatérale du nez.*

Quand un corps étranger a pénétré dans le nez, il n'y a pas de danger immédiat. Inutile de s'affoler.

On peut essayer, sans danger, d'expulser le corps étranger par l'action de se moucher, en faisant éternuer, en chatouillant l'entrée du nez.

Mais il ne faut jamais tenter d'extraire le corps avec des pinces, des épingles à cheveux. Généralement, ces manœuvres ne font que l'enfoncer davantage, et peuvent le faire tomber dans le larynx et la trachée.

De plus, ces manœuvres déterminent facilement des hémorragies.

Il faut réserver au médecin l'extraction de ces corps étrangers. Celui-ci, avec un éclairage puissant, constatera la présence du corps étranger et pourra d'une façon méthodique en pratiquer l'extraction avec des instruments variables suivant les cas : pinces à griffes, leviers, crochets, etc.

Dès que le corps étranger est extrait, tout rentre dans l'ordre.

CORPS ÉTRANGERS DU PHARYNX. — Le plus souvent, ce sont des arêtes, des épingles, des poils de brosse à dents, qu'on peut essayer de faire disparaître en « raclant »; *mais si on ne réussit pas, aucune autre manœuvre n'est autorisée.*

Il faut s'abstenir surtout de se rendre compte, en faisant le toucher digital. Le médecin devra examiner la région et chercher le corps étranger en s'aidant du miroir laryngoscopique. Ils sont en général piqués sur les amygdales, la base de la langue. Dès lors, il est très facile de les saisir et de les extirper.

CORPS ÉTRANGERS DU LARYNX, DE LA TRACHÉE ET DES BRONCHES. — Ce sont tantôt des corps durs (cailloux, clous, pierres, yeux de poupées, morceaux de verre), tantôt des corps animés mous (lombrics, sangsues), ou des corps mous susceptibles de se gonfler (haricots, pois).

Dans les pays chauds, le voyageur altéré boit avidement l'eau d'une mare et avale une sangsue qui, contractée, est toute petite et passe avec le liquide. Une fois introduite dans la bouche, elle se fixe sur un point quelconque et descend parfois dans le larynx.

Le malade perd alors du sang par la bouche et par le nez; il est horriblement gêné pour respirer, il étouffe et crache continuellement du sang noir et visqueux. Le médecin fera le diagnostic en utilisant le laryngoscope. Puis, après avoir cocaïnisé le larynx, il saisira l'animal avec une pince à dents qui ne puisse pas lâcher prise.

Dans nos pays, les autres corps étrangers sont assez fréquents.

Aussitôt qu'un corps étranger a pénétré dans l'arbre respiratoire, il se produit une *quinte de toux* spasmodique, convulsive, très violente et caractéristique. C'est ce qui arrive lorsqu'on « s'engoue ». Puis cette révolte des voies respiratoires se calme et tout rentre dans l'ordre.

Si les dimensions du corps étranger sont assez grandes pour obstruer le larynx, la mort par asphyxie peut être immédiate. Les corps lisses peu volumineux franchissent le larynx, tombent dans la trachée et de là dans la bronche droite.

Si le corps étranger descendu se *fixe* quelque part, il ne détermine souvent pas autre chose qu'une modification du murmure respiratoire et une sorte de toux fréquente assez caractéristique. Mais si le corps *étranger est mobile*, la situation devient plus grave. Car, à chaque accès de toux, le corps étranger est refoulé de bas en haut. Il vient buter contre les cordes vocales qui se ferment et empêchent son expulsion. Ces accès de suffocation peuvent être très graves et emporter le malade. De plus, un gros danger, après l'accès de toux et de suffocation, est que le malade, qui a besoin d'air, fasse une grosse inspiration, et que le corps étranger puisse être plus enfoncé encore dans les bronches.

En dehors des commémoratifs et des accès qui accompagnent la pénétration du corps étranger, on peut utiliser pour le diagnostic la *radiographie*, qui donnera des indications exactes sur la *présence* et la *situation* du corps étranger.

Malheureusement, tous les corps étrangers ne peuvent pas être décelés par les rayons X.

Que doit-on faire dans les cas analogues?

Quand il s'agit de liquide ou de petites parcelles alimentaires, la toux, qui est le moyen de défense réflexe et immédiat, suffira le plus souvent à en amener l'expulsion.

Mais si le corps étranger est volumineux et détermine de forts accès de suffocation, il faut *faire coucher* le malade, le maintenir autant que possible dans une même position, afin que le corps étranger ne puisse pas se déplacer.

De plus, au repos, le besoin d'air est moins grand et les inspirations sont moins fortes. La dyspnée disparaît tant que le patient se tient tranquille, et la suffocation apparaît dès qu'il fait un effort ou qu'il marche.

Une injection de morphine rendra les plus grands services, en amenant le calme et en diminuant les spasmes.

Les vomitifs ne doivent pas être employés. Il en est de même du procédé qui consiste à mettre le malade les jambes en l'air, la tête en bas, pour faciliter la chute du corps étranger.

Quand le corps n'est pas expulsé dans une quinte de toux, *il faut l'extraire*, et cela ne peut être pratiqué que par un spécialiste, car l'extraction de ces corps étrangers nécessite des manœuvres compliquées qui constituent la *laryngo-bron-choscopie*.

Cette méthode a pour but l'examen direct du larynx, de la trachée et des bronches au moyen de tubes creux à travers lesquels on projette des rayons lumineux qui permettent d'explorer jusque dans les grosses bronches. On peut introduire chez les enfants des tubes de 5 à 7 millimètres, chez l'adulte, de 9 à 11 millimètres; et c'est à travers ces tubes qu'on introduit l'appareil long et mince qui doit saisir le corps étranger, crochets, pinces de formes diverses suivant les cas.

II. Corps étrangers de l'œsophage.

Parfois, les corps étrangers, au lieu de tomber dans le larynx, tombent dans l'œsophage. C'est la partie du tube digestif qui va du pharynx à l'estomac. C'est un conduit musculo-membraneux, aplati d'avant en arrière, qui, chez l'adulte, possède une longueur de 25 centimètres environ. Il commence au niveau de la sixième vertèbre cervicale et descend en avant de la colonne vertébrale et derrière la trachée qu'il déborde un peu à gauche : il croise ensuite la crosse de l'aorte, il traverse le diaphragme au niveau de la dixième vertèbre dorsale, et s'ouvre dans l'estomac au niveau du cardia.

Les corps étrangers de l'œsophage sont assez fréquents et très divers. Ce sont parfois des morceaux de viande, de croûte non mastiqués, des arêtes, des aiguilles, des épingles, souvent des sous, des cailloux, des dentiers, des hameçons.

Quand le corps étranger pénètre dans l'œsophage, le malade se met à tousser violemment, il suffoque, ses yeux deviennent saillants, il se cyanose. Parfois, au contraire, il n'y a qu'une légère douleur, et sans les renseignements donnés, on n'y penserait pas.

Comment peut-on savoir qu'un corps étranger est arrêté dans l'œsophage?

Les renseignements sont des plus utiles dans la circonstance, mais il ne faut pas toujours ajouter une foi absolue à ce que les enfants ou les adultes racontent. Le médecin pourra faire le cathétérisme pour se renseigner; il aura recours aussi, dans les cas qui en sont justiciables, à la *radiographie*, qui lui indiquera le siège et le volume du corps étranger.

Que faire en présence d'un corps étranger de l'œsophage?

Si l'enfant tousse, s'asphyxie, on peut lui enfoncer le doigt au fond de la gorge et retirer l'obstacle s'il siège à l'entrée du conduit. L'expulsion est facilitée par les efforts, les nausées. *Il ne faut se livrer à aucune tentative d'extraction.* Toute manœu-

vre de cette sorte ne peut être entreprise que par un médecin.
On se bornera à immobiliser le malade au lit en attendant son
arrivée. On évitera avec soin de le faire vomir.

Les corps étrangers s'arrêtent le plus souvent soit à l'entrée
de l'œsophage, soit au niveau du rétrécissement produit par
l'aorte, soit au niveau du cardia.

Comment les extrait-on?

Dans les cas les plus graves, on peut les extraire par la
voie externe, par l'œsophagotomie externe, mais le plus souvent c'est par les voies naturelles.

On a inventé à cet usage une foule d'instruments : le
panier de Graefe, le crochet de Kirmisson, le parapluie de
Fergusson pour les arêtes, des tiges à éponges pour refouler.
Mais ces instruments sont parfois dangereux, et aujourd'hui
on extrait les corps étrangers par l'*œsophagoscopie*, analogue
à la bronchoscopie.

Cette méthode a pour but l'examen direct de l'œsophage
à l'aide de tubes creux et droits qu'on introduit sous chloroforme. Un éclairage approprié permet d'éclairer l'œsophage
à mesure qu'on enfonce le tube, et quand on aperçoit le corps
étranger, on le saisit avec des pinces spéciales qui exercent
une prise très forte sur lui. Leur forme variera suivant les
cas. L'extraction se fait donc non plus à l'aveuglette, mais sous
l'œil du chirurgien qui doit être un spécialiste très exercé.

III. Corps étrangers de l'oreille.

On entend sous le nom de corps étrangers de l'oreille ceux
qui ont pénétré par le conduit auditif.

Ces corps étrangers peuvent être des corps *vivants* ou des
corps étrangers *inertes*.

Les vivants comprennent des animaux divers, tels que mouches, moucherons, moustiques, perce-oreilles, qui pénètrent
eux-mêmes dans l'oreille, ou bien des larves déposées par les
insectes et venant éclore dans cette cavité.

Ces animaux déterminent des douleurs très désagréables
et parfois affolent le malade. Les larves, par leurs mouvements incessants, par les points d'appui qu'elles prennent
dans les tissus de l'oreille, déterminent des douleurs intenses.
Parfois elles dévorent les tissus, dénudent les os et provoquen'
la mort par complications septiques. Ces accidents sont aujour-
d'hui assez rares, mais il n'en était pas de même autrefois.

Quelles mesures prendre contre les corps étrangers vivants ?

Il faut d'abord éviter de dormir en plein air sans protéger
sa tête par un capuchon, un bandeau, un chapeau, un tampon
d'ouate. Si l'accident est arrivé, il faut prendre un *bain
d'oreille* avec un *bain d'huile;* on remplira le conduit auditif

d'huile d'olive qui **ne tarde pas** à asphyxier **l'insecte. On**
pourra aussi employer l'huile phéniquée à 1/30, ou une solution antiseptique de cyanuie de mercure ou de sublimé.
Souvent l'insecte, fuyant ce bain, gagne l'extérieur, sinon
il meurt assez vite.

Quant aux larves, elles ne sont qu'endormies et ne tarde-
raient pas à reprendre leur vitalité. Aussi ce bain doit-il être
suivi de l'ablation du corps étranger; l'animal mort rentre
dans la catégorie des corps inertes. L'introduction des corps
étrangers inertes est toujours provoquée. Les enfants ont
la manie d'introduire dans leurs orifices naturels des
graines, des noyaux, des cailloux, des boutons. On trouve
aussi des fragments d'allumettes, des cure-oreilles, etc. Ces
corps étrangers ne donnent lieu à aucun trouble : un corps
étranger inorganique du conduit auditif est *absolument inoffensif*. On peut donc attendre très patiemment pour le faire
extraire. Ce qui est dangereux, c'est *l'intervention maladroite
d'une personne inexpérimentée* qui cherche à l'enlever.

Toutes les tentatives maladroites faites par la famille ou
le pharmacien, souvent consulté, n'ont pour résultat que d'enfoncer un peu plus le corps étranger, et celui-ci finit par
tomber dans la partie terminale du conduit. Une otite moyenne,
une méningite peuvent être la conséquence de ces manœuvres
coupables.

C'est dans l'*intervention inopportune* que réside le danger
des corps étrangers de l'oreille.

Que faut-il donc faire?

Quelle que soit la nature des corps étrangers inertes, il
faut employer les *injections* dans le conduit et, en cas d'échec,
avoir recours à l'extraction par des instruments qui ne seront
maniés que par le médecin. Pour l'injection, on utilisera une
seringue à hydrocèle ou un énéma ; il faut rejeter le bock, qui
ne donne pas une pression suffisante, et à plus forte raison les
petites seringues en verre.

Le liquide sera de l'*eau bouillie tiède*.

Le malade assis aura la tête bien appuyée, pour éviter tout
mouvement qui pourrait refouler le corps étranger ; l'épaule
sera protégée par une serviette, un vêtement de caoutchouc
et un bassin réniforme sera placé au-dessous de l'oreille autour
du cou.

Il faut donner au jet *une direction convenable*. Pour cela,
on redressera la courbure du conduit en tirant le pavillon
en haut et en arrière, et on dirigera le jet autant que possible
dans la direction de l'espace libre situé entre le conduit et
le corps étranger, en appuyant le bec de la seringue contre
la paroi correspondant à cet espace. De la sorte, le liquide
s'insinuant passe en arrière, remplit le fond du conduit et
refoule le corps étranger du dedans au dehors.

On fera passer de la sorte plusieurs litres d'eau et si le corps n'est pas expulsé, on ne se découragera pas, on recommencera, car cette manœuvre ne peut être nuisible.

Quand les tentatives par les injections ont échoué, on est autorisé à employer les instruments, mais cela ne peut être fait que par un médecin expérimenté et bien outillé.

S'il s'agit d'un corps plat, placé de champ, laissant un espace libre de chaque côté, on utilisera une pince ordinaire à oreille.

IV. Corps étrangers de la conjonctive.

Les corps étrangers qui atteignent l'organe de la vision peuvent déterminer des désordres extrêmement graves (perte de la vision) quand ils pénètrent à travers la cornée ou à travers la sclérotique dans l'intérieur du globe.

En présence de toute plaie pénétrante, le devoir de l'infirmière *est de s'abstenir de toute recherche*, de toute manœuvre. Elle se bornera, après lavage antiseptique de l'organe blessé, à mettre la plaie à l'abri de l'air par un pansement aseptique.

Très souvent, des corps étrangers aériens pénètrent sous les paupières et déterminent des phénomènes très douloureux. Ce sont des escarbilles de charbon, des grains de poussière, des larves, des ailes d'insectes, des écorces de graines, des brins d'herbe.

Quand ils sont très volumineux, ils se logent dans le repli de la conjonctive, dans le cul-de-sac où cette membrane se réfléchit pour passer de la face interne des paupières sur le globe de l'œil. Quand ils sont plus petits, ils se collent à la face interne de la paupière supérieure et c'est là qu'il faut aller les chercher.

Pour cela, voici comment il faut procéder : ceux qui sont dans le cul-de-sac inférieur sont extrêmement faciles à extraire. Il suffit de faire regarder le malade en haut et d'attirer fortement en bas, avec l'index, la paupière inférieure ; le cul-de-sac inférieur se trouve complètement étalé et il est facile d'y recueillir avec un tampon, une pince, un stylet, le corps étranger cherché.

Pour ceux qui sont logés dans le cul-de-sac supérieur et à la face interne de la paupière, il est indispensable de retourner cette paupière.

Afin d'y arriver facilement, on ordonne au malade *de regarder fortement en bas;* la manœuvre n'est possible qu'à cette condition.

Puis, pendant que le malade regarde en bas, on saisit avec le pouce et l'index d'une main les cils et en même temps le bord palpébral et on attire ainsi en bas et en avant la paupière.

Puis on applique *horizontalement* sur la peau de la paupière, au niveau du bord supérieur du tarse qui constitue la charpente palpébrale, un stylet, une épingle à cheveux, une tige mince et solide quelconque, et on abaisse le bord supérieur du tarse, en même temps que le bord palpébral est soulevé vers le haut. On fait basculer la paupière de bas en haut et d'arrière en avant autour du stylet comme charnière. On trouve en général le corps étranger accolé à la conjonctive, à quelques millimètres du bord palpébral.

Avec un tampon, une carte de visite, un instrument quelconque, on l'enlève immédiatement.

Les personnes plus adroites pourront même retourner la paupière avec le pouce et l'index d'une seule main. Pendant que le malade regarde fortement en bas, on appuie l'index sur la partie supérieure du tarse et on le repousse en bas: le bord palpébral se détache du globe; on insinue le pouce au-dessous et on fait basculer le tarse, pris entre les deux doigts par un mouvement analogue à celui qu'on exécute pour rouler une cigarette.

On retire ensuite l'index et on maintient la paupière retournée avec un pouce.

Ces manœuvres, exécutées avec prudence, sans toucher à la cornée, permettent l'extraction de corps étrangers mobiles. Mais si les recherches sont vaines ou si le corps étranger est difficile à extraire, il est dangereux d'insister : il faut adresser le malade à un médecin compétent.

CHAPITRE XVIII

Des accidents dus à la pression atmosphérique. — De l'asphyxie.

I. Accidents dus à la pression atmosphérique.

L'air est pesant, et il exerce une pression de 1 kilogramme par centimètre carré, soit 18,000 kilogrammes pour la surface du corps humain. La pression atmosphérique se mesure avec *le baromètre*, instrument où une colonne de mercure de 76 centimètres de hauteur sur 1 centimètre carré de section fait équilibre à la pression atmosphérique au voisinage de la mer, qui est prise comme base.

Diminution de la pression. — Les variations de la pression atmosphérique peuvent influencer notre santé. Mais les troubles qui résultent de ces variations se manifestent surtout lorsqu'on monte en ballon, en aéroplane, ou lorsqu'on gravit une montagne. A mesure qu'on s'élève, la couche d'air est moins épaisse, la pression atmosphérique diminue. Ces variations de pression suivant les hauteurs sont faciles à observer avec le baromètre, qui devient ainsi un instrument précieux pour mesurer l'altitude.

La pression, qui est de 76 centimètres de mercure au niveau de la mer, est de 67 centimètres à Chamonix (1,000 mètres), de 42 au sommet du Mont-Blanc (4,810 mètres), et de 24 seulement à 8,800 mètres.

La constitution de l'air est toujours la même à quelque hauteur qu'on l'examine. Il renferme 21 parties d'oxygène, 78 d'azote et 1 d'argon. Les troubles qu'on ressent en s'élevant ou descendant ne peuvent donc être dus à des modifications de l'atmosphère. Il faut noter cependant que la quantité d'ozone augmente avec l'altitude (9 milligrammes aux Grands-Mulets, au lieu de 2 milligrammes à Paris). Les accidents sont donc dus à des changements de la pression atmosphérique. Quand on s'élève, on constate que la température s'abaisse; elle s'abaisse de 1 degré pour 100 mètres d'élévation.

Les effets des hautes altitudes déterminent une série de troubles connus sous le nom de *mal des montagnes*. Fréquent à 3,000 mètres, il est plus commun dans les Alpes que dans les Andes. Plus on s'élève vite, plus on risque d'être atteint; quand on monte lentement, on s'acclimate. La fatigue est aussi un facteur important, qui explique pourquoi ce mal est plus fréquent chez les alpinistes que chez les aéronautes et chez les aviateurs.

Les signes ressemblent assez à ceux du mal de mer : abattement général, douleurs dans les membres inférieurs, notamment au niveau des genoux. Le malade se met à saliver abondamment, puis viennent les nausées, les vomissements alimentaires, bilieux, hémorragiques; si le mal progresse, le patient a des coliques, de la diarrhée, son corps se couvre de sueurs froides, la respiration est accélérée, le pouls devient irrégulier, petit et faible.

Plus tard, surviennent des vertiges, des éblouissements, des bourdonnements d'oreilles, un violent mal de tête. Le malade tombe dans une apathie absolue, il ne demande qu'à ne plus bouger et tombe invinciblement dans le sommeil. Dans les cas graves, la mort peut s'ensuivre.

Le mal des montagnes tient à une désoxygénation du sang. Paul Bert a constaté que l'oxygène contenu dans le sang diminue à mesure que la pression s'abaisse. A 2,000 mètres, l'oxygène diminue de 13 p. 100, à 3,000 de 21 p. 100, à 8,500 de 50 p. 100. C'est ce manque d'oxygène qui est cause de la mort. Si, à mesure qu'on raréfie l'air, on augmente la teneur en oxygène, l'animal ne succombe pas. Paul Bert fit l'expérience sur lui-même. Crocé-Spinelli et Sivel, qui s'élevèrent à 8,600 mètres, avaient emporté des récipients d'oxygène pour lutter contre la désoxygénation, mais, paralysés par le froid, ils ne purent se servir de leurs appareils et moururent.

En dehors de cette diminution d'oxygène dans le sang, il se produit un ballonnement du ventre par les gaz intestinaux qui se dilatent : le sang afflue à la peau et cet afflux du sang à la périphérie entraîne une anémie des organes profonds.

Des augmentations de pression. — Les augmentations de pression peuvent occasionner des accidents aussi bien que les diminutions.

Les ouvriers qui travaillent dans l'eau, dans les caissons, dans les scaphandres, se trouvent dans un air comprimé à 2 ou 3 atmosphères. La différence de pression de l'air extérieur et celui qui primitivement est contenu dans l'oreille moyenne donne des bourdonnements; si la différence est trop grande il peut y avoir même rupture du tympan. Il faut donc s'assurer que ces ouvriers ont la trompe d'Eustache perméable, pour que l'air contenu dans l'oreille puisse se mettre rapidement en équilibre de pression avec l'air extérieur.

Les mouvements respiratoires sont ralentis, le pouls aussi, par contre la sécrétion urinaire est augmentée.

Mais les accidents surviennent surtout au moment de la *décompression* et cela d'autant plus que celle-ci s'effectue plus rapidement. Pour les éviter, il faut décomprimer lentement. Que l'ouvrier passe dans des chambres où la transformation s'exécute progressivement. Si les troubles arrivent, il faut *de suite comprimer*, puis décomprimer plus lentement. Dans ces décompressions trop rapides, il se produit des bourdonnements d'oreilles, des hémorragies. Des écoulements sanguins se font par le nez, les oreilles, les poumons, sous la peau où se produisent des taches ecchymotiques que les ouvriers appellent « puces ». Dans les cas plus graves, il peut se produire des hémorragies médullaires, des paralysies des membres inférieurs, accompagnées de paralysies du rectum et de la vessie. Enfin, les décompressions trop rapides peuvent déterminer la mort immédiate.

Ces accidents s'expliquent par ce fait que, dans la décompression, les gaz du sang, dissous sous une certaine pression, sont mis en liberté, se dégagent en bouillonnant quand la diminution de pression est trop rapide : il se fait des embolies gazeuses qui arrêtent le fonctionnement du cœur par leur action sur les centres nerveux. Les hémorragies sont produites par les ruptures vasculaires. Les *aviateurs* qui s'élèvent trop rapidement dans les airs peuvent subir, et ont présenté, les mêmes accidents de décompression.

II. Asphyxie et soins à donner aux asphyxiés.

L'asphyxie est la mort apparente par *manque d'air respirable*.

L'asphyxié présente une face violacée, congestionnée, alors que dans la syncope la face est pâle, exsangue.

L'asphyxie peut être due à deux causes : 1° *ou bien à un obstacle à l'entrée de l'air dans les poumons : il n'y a pas assez d'air*; 2° *ou bien à ce que l'air inspiré est vicié : il entre librement, mais il est impropre à la vie.*

Le croup ou laryngite diphtérique, les corps étrangers des voies respiratoires rentrent dans la première catégorie; la *pendaison*, la *strangulation*, la *submersion*, la *compression*, en sont les causes les plus fréquentes. L'air vicié par les vapeurs *d'oxyde de carbone*, *d'acide carbonique*, *d'hydrogène sulfuré* provoque de nombreuses asphyxies.

En présence d'un asphyxié, malgré la couleur violacée du visage, le froid du corps, la raideur des membres, il faut le considérer comme étant en état de *mort apparente* et administrer des soins énergiques.

Il faut supprimer tout de suite la cause qui empêche le malade de respirer, et faire entrer de l'air dans les poumons par les procédés que nous avons déjà exposés pour la syncope : par la *respiration artificielle* et les *tractions rythmées de la langue*.

Les soins devront être continués longtemps, avec persévérance et régularité.

Nous allons passer rapidement en revue les principaux cas où des soins urgents sont nécesssaires.

ASPHYXIE PAR SUBMERSION. — Ces cas sont assez fréquents, qu'ils soient volontaires ou non. Le plus souvent, le malade tombé dans l'eau est asphyxié par l'eau qui est aspirée dans les poumons à la place de l'air. Quand on le retire, il a la face bouffie, bleuâtre : on trouve de l'eau dans les voies respiratoires et digestives.

Dans certains cas, plus rares, le noyé retiré de l'eau est pâle ; ce sont ceux où la mort apparente ou réelle est le fait d'une syncope survenue aussitôt après la chute dans l'eau.

Dès que le noyé est retiré de l'eau, on ne doit le coucher ni sur le dos sur ni le ventre, *ni surtout le suspendre par les pieds :* il sera mis de préférence sur le côté droit. On incline la tête, on écarte les mâchoires et on facilite la sortie de l'eau qui se trouve dans la gorge et les narines. On débarrassera rapidement le noyé des vêtements mouillés, de tous les liens qui le serrent. On pourra employer le procédé de Howard pour chasser l'eau des poumons et des voies digestives. Mais ce qu'il importe de faire au plus tôt, ce sont les manœuvres destinées à faire pénétrer de l'air dans la poitrine.

On aura recours à la respiration artificielle d'après le procédé de Sylvester et aux tractions rythmées de la langue qui seront faites simultanément.

Il faudra prolonger ces manœuvres très longtemps : on a vu des noyés revenir à la vie après quelques heures.

Pendant qu'on exécute ces mouvements, on pratiquera une injection d'éther, de caféine, d'huile camphrée. On utilisera avec grand profit les *inhalations d'oxygène*.

Quand les mouvements respiratoires se seront produits, on rétablira la circulation du sang et la chaleur animale.

Pour cela, on enveloppe le corps de couvertures sèches et on frictionne énergiquement les membres *de bas en haut*.

Si l'on n'a pas de couvertures, on empruntera des vêtements chauds et les frictions se feront au-dessus des vêtements.

On transportera le noyé dans un lit bien chauffé, muni de bouillottes ou de pierres chauffées.

Quand le malade pourra avaler, on lui donnera à boire, par *cuillerées à café*, des liquides chauds : thé, café, grog, vin sucré.

ASPHYXIE PAR STRANGULATION, PAR PENDAISON. — La *strangulation* peut être faite soit avec les mains, soit avec un lien. Quand le lien qui étreint le cou supporte aussi le corps, il y a pendaison.

Les pendus meurent assez vite, beaucoup plus vite que les noyés. Beaucoup prétendent qu'après cinq ou dix minutes on ne peut plus rappeler un pendu à la vie. Quand il est souillé par l'émission des urines ou des matières fécales, on se trouve en présence d'une asphyxie avancée.

La première chose à faire est de couper le lien qui entoure le cou, et s'il s'agit d'un pendu, on soutiendra son corps pour qu'il ne se blesse pas en tombant.

On dégage au plus tôt le cou et la poitrine : le col, la cravate, la ceinture du pantalon, les cordons des jupes, le corset, et on place le corps, suivant les circonstances, sur un lit, un matelas, de manière que la tête et la poitrine soient un peu plus élevées que le reste du corps.

On ne négligera pas de frictionner l'asphyxié avec des flanelles, des brosses. On appliquera des sinapismes, on fera des piqûres d'éther, tout cela pendant qu'on exécutera la respiration artificielle. Dès qu'il pourra avaler, on lui donnera un cordial.

L'*asphyxie par pression* est celle qui se produit dans les éboulements, dans les foules affolées, où le thorax est comprimé de toutes parts et les mouvements respiratoires deviennent impossibles.

Les soins seront identiques.

ASPHYXIE PAR LES GAZ IRRESPIRABLES. — Des cas d'asphyxie peuvent se produire après un séjour prolongé dans un air confiné qui ne tarde pas à être chargé d'acide carbonique. C'est le cas des ouvriers enfouis dans un éboulement, des personnes entassées dans une pièce trop étroite.

L'acide carbonique qui se dégage dans les cuves lors de la fermentation du vin est une cause fréquente d'asphyxie. Il faudra toujours s'assurer avant de descendre dans un tonneau qu'il ne contient pas d'acide carbonique. Pour cela, il suffit d'y plonger une bougie allumée jusqu'au fond. L'acide carbonique l'éteint immédiatement. Le gaz d'éclairage est une cause fréquente de mort accidentelle ou de suicide. L'oxyde de carbone est de tous les gaz le plus dangereux ; qu'il provienne du gaz d'éclairage, de la combustion du charbon, des poêles, il se combine avec l'hémoglobine du sang pour former un composé, la *carboxyhémoglobine*, qui est indestructible, qui ne peut être métamorphosée par l'oxygène de l'air. L'acide carbonique est éliminé facilement par le poumon, l'oxyde de carbone ne l'est pas. Le sang qui en est chargé *ne peut donc plus s'oxygéner;* c'est là ce qui fait la gravité de cette intoxication.

Avant de pénétrer dans un local contenant des gaz irrespirables, il faut ouvrir largement tous les orifices et ne pénétrer dans la pièce que lorsqu'on ne court aucun danger. Dans certains cas, on fera appel à des sauveteurs munis d'un appareil qui leur fournit de l'oxygène et leur permet de ne pas respirer les émanations dangereuses. Tels sont les sauveteurs des mines, les scaphandriers. Tout en pénétrant dans la pièce, on prendra des précautions, on se fera attacher par le corps et maintenir en relation avec une personne placée au dehors qui, à la moindre alerte, vous ramènera à l'air libre.

Aussitôt après avoir pénétré, on ouvrira largement portes et fenêtres afin de faire entrer de l'air pur.

C'est, en effet, le meilleur remède.

On frictionnera énergiquement l'asphyxié; on le portera de suite à l'air et on lui fera la respiration artificielle. Dans les cas d'intoxication par l'oxyde de carbone, on fera respirer *beaucoup d'oxygène* et pendant longtemps, en attendant que le médecin appelé pratique une saignée pour évacuer une partie du sang vicié, qui est rouge comme du sang artériel.

Quand il s'agit d'*hydrogène sulfuré* ou de *sulfhydrate d'ammoniaque,* comme dans les fosses d'aisances, les égouts, le sauveteur pourra utiliser un sachet contenant une certaine quantité de *chlorure de chaux* humecté d'eau et placé devant la bouche.

Dès que les victimes sont retirées, on les ramènera à la vie par les procédés indiqués et on pourra leur faire respirer aussi du chlorure de chaux sur un mouchoir imprégné de vinaigre.

Quand l'asphyxie est produite par des vapeurs de *chlore,* on fait respirer des vapeurs d'ammoniaque étendue d'eau ou de l'eau sédative.

En résumé, dans *tous les cas d'asphyxie,* il y a trois remèdes qu'il faut employer au plus vite, ce sont :

1° *La respiration artificielle;*

2° *Les tractions rythmées de la langue;*

3° *Les inhalations d'oxygène.*

Pour sauver un asphyxié, il faut lui *donner de l'air* et de *l'air saturé d'oxygène,* qui est le gaz indispensable à la vie.

CHAPITRE XIX

Maladies causées par la lumière ; l'électricité ; la chaleur et les caustiques ; le froid.

I. Lumière.

La lumière a une influence très grande sur le développement des êtres, des animaux et des végétaux. Elle favorise l'activité nutritive, augmente la résistance aux maladies.

Elle modifie aussi le caractère : le soleil amène avec lui la gaieté, les ténèbres poussent à la mélancolie, à la tristesse ; ce sont là des points importants dont il faudra tenir compte dans le traitement des maladies nerveuses.

L'éclairage augmente l'aptitude de l'homme au travail.

La lumière solaire est un excellent désinfectant qui détruit les microbes. Mais elle peut aussi déterminer des accidents. Directement, ou réfléchie par des objets, elle détermine des érythèmes parfois des phlyctènes. Ce sont là des brûlures légères, mais ces brûlures ne sont pas dues aux rayons caloriques, mais aux *rayons chimiques violets et ultra-violets*.

Les alpinistes sont exposés à de véritables *ophtalmies* dues aux rayons lumineux réfléchis par la glace et la neige. Le meilleur moyen de se préserver consiste à porter des verres qui arrêtent les rayons violets et ultra-violets, ce que réalisent les verres *jaunes, orangés* ou mieux *verdâtres*, préférables aux verres fumés.

Le radium détermine aussi des lésions cutanées et muqueuses analogues. La lumière produit des phénomènes réflexes : quand on passe de l'obscurité au soleil, on éternue souvent.

En leur faisant fixer un objet lumineux, on peut endormir certains sujets.

La lumière rouge produit des excitations violentes, la lumière verte produit au contraire une action sédative.

La lum'ère rouge a été employée dans le traitement de la variole pour obtenir des cicatrices plus légères et plus esthétiques

La photothérapie, ou traitement par la lumière, a été employée par Finsen pour le traitement du lupus (tuberculose cutanée).

Les rayons X, ou de Röntgen, déterminent aussi des lésions de la peau : des érythèmes, de véritables dermites avec chute des poils, des ongles, parfois de larges eschares. Dans certains cas même, ils auraient déterminé des épithéliomas (tumeurs malignes).

II. Électricité.

L'électricité peut agir de plusieurs façons sur l'organisme : comme *lumière*, comme *fluide*. Quand elle agit comme source lumineuse, elle peut déterminer les troubles dont nous avons parlé pour *l'ophtalmie des neiges*. Les courts-circuits, les étincelles électriques, les éclairs peuvent produire des ophtalmies graves, même des cécités, par lésion de la rétine et des nerfs optiques.

La foudre détermine des cataractes, ce que ne fait pas en général l'électricité industrielle. Les ophtalmies électriques sont dues aux rayons ultra-violets, plus ou moins abondants suivant les sources électriques.

Cela a une certaine importance pour le choix d'un bon éclairage.

Les lampes à arc électrique et les lampes à vapeur de mercure sont les plus riches en rayons chimiques et ne devront être employées que pour les éclairages généraux. Dans la pratique, leur action nocive est atténuée par les verres qui entourent la source lumineuse, car cette matière arrête la plus grande partie des rayons ultra-violets : par contre, les tubes en quartz laissent passer les rayons. On utilisera cette action nocive des lampes à vapeur de mercure pour la *désinfection*, la *stérilisation des eaux et des liquides*.

Les lampes électriques à arc conviennent pour l'éclairage en plein air, pour les salles de grandes dimensions. Elles doivent être placées à une distance de plusieurs mètres des points où se trouve le public. Elles seront renfermées dans des globes diffusifs pour que le pouvoir éclairant ne soit pas trop élevé. Il y a avantage à donner une coloration jaunâtre à ces globes.

Les lampes électriques à incandescence peuvent être utilisées dans tous les cas. Il y a aussi avantage à employer des verres jaunes.

L'action du courant électrique sur l'organisme est extrêmement variable. La foudre peut déterminer la mort immédiate. produisant des hémorrhagies dans le bulbe et les centres nerveux. Quand le malade ne meurt pas, on voit parfois persister des paralysies.

Quand on fait agir sur l'organisme un courant continu, on provoque une contraction musculaire à la fermeture et à la rupture du courant. Si on répète ces secousses trop souvent, on peut arriver à tuer l'animal.

L'action des courants varie avec leur intensité; un courant de 300 volts produit une secousse; entre 300 et 1,000 volts, il détermine une sensation pénible: à 3,000 volts, il peut entraîner la mort. Dans certains courants alternatifs, les accidents sont d'autant plus graves que la fréquence est plus faible. Quand la fréquence atteint au contraire des chiffres élevés, plusieurs centaines de millions, les courants sont inoffensifs. Ce sont les *courants à haute fréquence* de d'Arsonval, qui traversent impunément le corps humain, et sont actuellement employés pour le traitement de l'artério-sclérose et de l'hypertension artérielle.

Malgré le nombre énorme des établissements industriels, les accidents mortels causés par l'électricité sont assez rares. Les courants continus tuent par paralysie du cœur. Les courants alternatifs tuent par paralysie du cœur ou des centres respiratoires.

Sous le nom d'*électrocution*, on emploie en Amérique l'électricité pour les exécutions capitales.

En présence de ces désordres causés par l'électricité, il est utile de faire valoir les avantages qu'elle présente pour l'art médical.

Elle est utilisée pour la recherche et le rétablissement de la contractilité musculaire dans les paralysies, les atrophies. On l'utilise dans les tics, les névralgies.

Le *lavement électrique* est employé pour lutter contre l'occlusion intestinale.

L'électricité *statique* modifie parfois heureusement la nutrition générale.

Elle peut être employée dans le but de produire de l'*électrolyse*. Cette méthode thérapeutique donne de brillants résultats dans le traitement des tumeurs érectiles (angiomes, nævi), des fibromes utérins, des rétrécissements de l'urètre ou de l'œsophage. l'épilation.

L'électricité peut encore être employée comme source de chaleur pour l'usage du galvanocautère.

Enfin. tout le monde connaît l'importance extraordinaire prise par la radiographie pour le diagnostic de nombreuses affections médicales ou chirurgicales. la recherche et la localisation des corps étrangers.

III. Chaleur.

La chaleur peut agir soit sur l'*être tout entier*, soit sur une *partie du corps*.

La chaleur est moins bien supportée que le froid, surtout lorsqu'elle est humide.

Nous souffrons d'une température de 40 degrés, alors que nous supportons mieux des froids de 10 degrés au-dessous de 0, c'est-à-dire de 47 degrés au-dessous de notre température normale. On s'acclimate beaucoup plus difficilement dans les contrées chaudes que dans les froides.

Notre température ne peut guère s'élever de plus de 5 à 6 degrés sans aboutir à la mort.

On peut cependant supporter des températures élevées de 100 degrés et de 120 degrés de chaleur sèche. Comment cela? 1° En diminuant nos combustions internes; 2° par la congestion cutanée, la peau rougit, les vaisseaux se dilatent, et il se perd une plus grande quantité de calorique; 3° par la sudation, l'évaporation de cette sueur produisant de la réfrigération.

Les animaux qui ne transpirent pas, comme le chien, luttent contre le chaud par l'évaporation de la muqueuse buccale; ils tirent la langue et respirent avec rapidité. Si on leur ferme la gueule avec une muselière, ils succombent au coup de chaleur.

BRULURES. — Les effets locaux de la chaleur sont nommés des « brûlures ».

Elles peuvent être produites par rayonnement, mais le plus souvent par le contact d'un corps chaud : *gaz, liquide ou solide*.

COUP DE CHALEUR. — Outre son action locale donnant des brûlures, la chaleur peut déterminer des troubles généraux : c'est ce qu'on appelle le *coup de chaleur*, le *coup de soleil, l'insolation*.

1° BRULURES PAR LA CHALEUR ET LES CAUSTIQUES. — Les *lésions locales* produites par la *chaleur* ou les *caustiques* portent le nom de *brûlures*.

Le rayonnement d'une source de chaleur, comme un four, comme la lumière solaire, la lumière électrique, les rayons X, donnent lieu à des brûlures superficielles, à des *érythèmes*.

Le plus souvent, c'est par contact direct que les brûlures surviennent. Les plus fréquentes sont causées par des solides, des liquides, des gaz ou des vapeurs. Celles-ci entraînent avec le corps dangereux des particules d'eau qui augmentent l'intensité des brûlures.

Les *gaz* déterminent des accidents par les flammes qu'ils produisent.

Les *liquides* au-dessous de 100 degrés ne provoquent que des brûlures légères.

L'huile bouillante fait des lésions plus graves que l'eau, car elle bout à une température plus élevée; de plus, ces liquides huileux adhèrent au corps.

Les *solides* portés au rouge provoquent des lésions profondes (fonte. fer, plomb, etc.). Le soufre, les résines, le phosphore, adhèrent aux tissus qui ont été atteints.

Les *caustiques* capables de déterminer des brûlures sont très nombreux. Nous citerons la soude, la potasse, les acides chlorhydrique, acétique. nitrique. sulfurique, l'ammoniaque. le nitrate d'argent, etc.

Depuis Dupuytren, on divise les brûlures en six degrés, d'après la profondeur des lésions.

1er degré. — C'est l'*érythème* ou rougeur de la peau. inflammation superficielle sans production de *phlyctènes*.

2e degré. — Inflammation de la peau avec production de *phlyctènes*, ou vésicules remplies de sérosité accumulée sous l'épiderme décollé. C'est la *vésication*.

3e degré. — Le derme est atteint, mais les couches profondes ne sont pas toutes détruites.

4e degré. — Destruction de la peau et du tissu cellulaire sous-cutané.

5e degré. — La brûlure atteint les parties molles profondes. (aponévroses, muscles. etc.), jusqu'à une certaine distance des os.

6e degré. — C'est la carbonisation complète.

L'*étendue* d'une brûlure est plus importante que sa *profondeur*. Une large brûlure superficielle peut s'accompagner d'accidents généraux graves qui peuvent manquer dans une carbonisation limitée.

Les accidents généraux qui accompagnent les brûlures sont immédiats ou éloignés.

Pour peu que la brûlure ait quelque étendue, le pouls s'accélère, la peau devient chaude, la langue rouge et sèche. le malade a soif, présente des nausées ou des vomissements; parfois, le délire éclate, accompagné de convulsions. Souvent aussi, le malade tombe dans un état profond de stupeur et d'affaissement. Les questions restent sans réponse, et cet état d'anéantissement se termine le plus souvent par une mort prompte.

TRAITEMENT DES BRULURES. — Il existe bien peu de personnes qui n'aient un remède pour les brûlures. Le plus souvent, ces traitements sont des plus nuisibles. Il importe donc de connaître les règles qui doivent diriger les personnes appelées à donner les premiers soins.

Le pansement variera d'ailleurs suivant les degrés, mais il faut traiter une brûlure comme une *plaie récente* et ne pas oublier que le pansement doit être un *pansement aseptique*.

De plus, le pansement doit être facile à appliquer, il doit être *analgésique, non toxique*, et se renouveler aussi *rarement que possible*. Il faut tout faire pour que *la brûlure ne s'infecte pas et ne suppure pas*.

Le premier temps de pansement doit donc être le *nettoyage complet de la peau qui environne la plaie et de la surface brûlée en respectant l'épiderme*.

On a recommandé de faire ce nettoyage avec la brosse et le savon. Mais ces frottements, ces manœuvres sont douloureuses et elles risquent d'infecter la plaie par les souillures du lavage.

Nous ne saurions donc ici trop recommander l'emploi de la *teinture d'iode*, d'une application facile, non douloureuse. On pourra même, dans les endroits dépourvus d'épiderme, désinfecter la brûlure elle-même.

Quand la peau est couverte d'enduits graisseux, de cambouis, on la nettoiera avec de l'alcool, de l'éther. Le nettoyage exige une longue patience, une minutie extrême. S'il est douloureux et difficile, on pourra avoir recours à l'anesthésie générale.

En présence des phlyctènes qu'on observe dans les brûlures du second degré, quelle conduite faudra-t-il tenir? Si on suit les préceptes de la plupart des classiques, il faudrait *ponctionner* ces phlyctènes avec une pointe stérilisée, tout en respectant l'épiderme.

Mais certains chirurgiens font remarquer avec raison qu'en ouvrant ces ampoules on transforme en *plaie ouverte* une plaie fermée, et alors elle est susceptible de recevoir toutes les infections possibles. Il est donc infiniment plus logique de prendre toutes les précautions possibles pour éviter que ces ampoules ne soient déchirées dans quelque manœuvre brusque ou maladroite, afin de garder, autant que possible, cette plaie fermée, et n'avoir pas à combattre la suppuration, qui est la complication des plaies ouvertes et l'obstacle le plus redoutable à la guérison sûre et sans cicatrice des brûlures.

Il est certain aussi que le sérum transsudé dans la phlyctène, isotonique à celui de l'organisme, favorise la prolifération des cellules profondes de la peau beaucoup mieux que tout autre pansement. Dans les brûlures des trois premiers degrés, il faudra donc *ne pas percer les phlyctènes, à moins qu'elles ne soient trop volumineuses*, et on ne les percera et ne les videra que lorsque la peau sous-jacente sera déjà formée, ne risquera plus de s'infecter, ce qui demande une huitaine environ.

Il faut toujours *respecter l'épiderme*, et cela à chaque pansement. Ceux-ci devront donc être constitués par un topique isolant, empêchant toute adhérence.

Que mettra-t-on à la surface de la brûlure ainsi aseptisée? Les topiques les plus divers ont été employés : liniment oléo-calcaire, acide borique, acide salicylique, salol, thymol, etc., ont été tour à tour vantés.

Beaucoup sont dangereux : l'acide phénique, le sublimé, l'iodoforme sont des antiseptiques *qu'il ne faut jamais employer pour les brûlures.* Ils sont irritants et susceptibles de déterminer des intoxications. Le meilleur antiseptique, le plus employé, est l'*acide picrique* : Il est efficace, simple à employer et sans danger. Il se présente sous forme de paillettes jaune paille. La solution peut se faire dans l'eau, l'alcool ou l'éther. Les solutions alcooliques peuvent s'employer pour la désinfection de la brûlure.

L'acide picrique a parfois, en solution forte à 12 grammes par litre, donné des érythèmes, des eczémas. Aussi, est-il plus sage de l'employer à dose moins forte à 6 p. 1.000).

Le prix de revient est très faible. Ce pansement conserve les lambeaux épidermiques, supprime la douleur et assure la prolifération de l'épiderme : il est kératoplastique. De plus, il n'est pas toxique. Si la partie brûlée peut être immergée, on donnera un *bain picriqué* de trente minutes dans une *solution froide*.

Dans tous les autres cas, on badigeonnera les alentours de la brûlure avec la solution, et on appliquera sur la brûlure des compresses aseptiques imbibées de la solution picriquée, qu'on recouvrira d'une couche de coton hydrophile; et on maintiendra le tout avec une bande de tarlatane. L'acide picrique colore la peau en jaune; c'est un inconvénient auquel on peut obvier soit en prenant des gants de caoutchouc, ou en s'enduisant les mains de vaseline. Pour nettoyer les mains tachées, on les lavera avec de l'eau tiède contenant une pincée de carbonate de lithine, ou encore du savon noir et de l'ammoniaque.

Le pansement d'une brûlure doit être un *pansement absorbant*. Il ne faut donc jamais employer d'*imperméable qui empêche la dessication du pansement et l'évaporation*.

Dans les brûlures du premier et du deuxième degré, on peut utiliser avec le plus grand bénéfice des pâtes absorbantes faites avec l'*oxyde de zinc* ou le *carbonate de bismuth*.

Comme les brûlures sont des plaies sécrétantes, il faut employer des pommades faites avec des corps gras absorbant l'eau; il faut donc avoir recours à l'*axonge* et la *lanoline*. La vaseline, si employée à tort, est mauvaise, car elle n'absorbe pas les sécrétions et empêche l'évaporation.

On pourra employer avec le plus grand avantage une pâte ainsi composée :

Oxyde de zinc	20	grammes.
Carbonate de bismuth.	20	—
Lanoline	20	—
Axonge	20	—

Cette pâte, facile à étendre quoique assez consistante, sera appliquée avec une spatule stérilisée à la surface des parties brûlées ou sur une compresse stérilisée.

Cette pâte *absorbe les sécrétions, calme les douleurs, empêche l'adhérence des compresses.*

On peut aussi recommander les pansements avec des compresses de gaze trempées dans *l'huile goménolée* à 10 p. 100, excellent antiseptique ni toxique ni caustique qui empêche toute adhérence avec la plaie.

Les pansements seront faits le plus rarement possible, et avec le plus grand soin, afin de ne pas nuire au travail de la cicatrisation, et de n'enlever aucun lambeau d'épiderme.

Plus tard, quand la plaie sera en bonne voie et qu'il n'y aura plus de crainte d'adhérence, on remplacera la pommade par de la poudre constituée avec de l'oxyde de zinc, de la magnésie, du carbonate de bismuth, de la poudre de talc, toutes substances absorbantes et non toxiques.

Dans les brûlures produites par les caustiques, on neutralisera de suite le caustique. S'il s'agit d'acides, on lavera la plaie avec une solution alcaline : borate de soude, carbonate de soude, eau de Vichy, de Vals, etc. S'il s'agit de brûlures par un alcalin, on emploiera une solution acide, telle que l'acide citrique, le jus de citron, le vinaigre étendu d'eau.

L'action du nitrate d'argent sera détruite par l'eau salée, le chlorure de sodium ou sel de cuisine formant un composé insoluble : le chlorure d'argent.

2° INSOLATION OU COUP DE CHALEUR. — Outre les lésions locales que nous venons d'étudier, la chaleur peut déterminer des troubles généraux, c'est ce qu'on appelle le coup de soleil, le *coup de chaleur, l'insolation.*

L'homme sous le coup d'une insolation ressent du malaise, de la faiblesse, de la pesanteur dans ses membres. S'il continue à marcher ou à s'exposer à la chaleur, les jambes faiblissent, se dérobent. Puis la respiration devient difficile ; il y a de la dyspnée, la face se congestionne. C'est la forme *asphyxique.* Dans d'autres cas, le début est brusque et se traduit par une syncope ; le malade s'affaisse subitement : c'est la forme *syncopale.*

Dans certains cas enfin, la *mort est foudroyante;* cela se rencontre dans les pays tropicaux.

Les deux premiers degrés peuvent être soignés avec efficacité. Dans les pays chauds, la gravité des insolations est extrême; dans les deux tiers des cas, la mort en résulte.

On croyait à tort que la chaleur coagulait la myosine (substance musculaire du cœur) et amenait ainsi la mort. Il est plus probable qu'il s'agit d'une action de la chaleur sur les centres nerveux, par un mécanisme encore inconnu.

Il y a deux manifestations de cette maladie : 1° la *forme asphyxique;* 2° la *forme syncopale.*

La forme asphyxique est la plus fréquente chez les soldats en manœuvre ou en campagne, les moissonneurs.

Que faut-il faire dans un cas semblable?

1° Transporter le malade dans un endroit frais;

2° Desserrer tous les vêtements et tous les liens qui peuvent gêner la respiration et la circulation.

3° Asperger la face et la partie supérieure du tronc avec de l'eau froide;

4° Maintenir la tête relevée. Dans la *forme syncopale,* ce sera le contraire, la tête devra être *plus basse que le tronc.*

5° Appliquer des *ventouses sèches* ou mieux *scarifiées,* des *sangsues* à la région lombaire, en attendant le médecin qui, suivant l'état, pourra pratiquer une saignée.

6° Dès que le malade pourra avaler, faites-lui boire, par petites gorgées, de l'eau fraîche acidulée avec un peu de citron, et maintenez des compresses fraîches sur le front.

IV. Froid.

Les climats froids sont plus sains que les climats chauds. On peut supporter, dans les régions polaires, des températures de 40 degrés au-dessous de zéro, à la condition qu'il n'y ait pas de vent.

L'adulte supporte mieux le froid que l'enfant ou le vieillard.

Les désordres provoqués par le froid sont aggravés par le surmenage, la misère physiologique.

Dans la retraite de Russie, les pertes produites par le froid ont été formidables. L'armée fut réduite de 400,000 hommes à 3,000.

L'alcool augmente aussi l'action du froid. Pour lutter contre lui, il faut prendre des boissons chaudes, comme le thé, et non des boissons alcooliques, ce qui expose à des accidents foudroyants.

Le vent aggrave le froid, en enlevant la couche d'air chaud qui entoure le corps.

L'humidité augmente aussi la déperdition de chaleur. Un froid humide est donc moins bien supporté qu'un froid sec.

Le froid produit, comme la chaleur, deux sortes de désordres : 1º des *désordres locaux*; 2º des *désordres généraux* ou *coups de froid.*

1º **Gelures ou Froidures** — Sous le nom de *gelures* ou *froidures*, on désigne les *lésions locales produites par le froid sur nos tissus.*

Les campagnes de Russie, d'Espagne, de Crimée, en ont laissé des souvenirs tristement célèbres, ainsi que la guerre de 1870.

On divise les gelures en trois degrés :

1º Le *premier degré* représente les érythèmes, simples rougeurs.

2º Le *deuxième degré* est caractérisé par la formation des phlyctènes, par la *vésication.*

3º Dans le *troisième degré*, il y a *mortification* des tissus.

Dans le premier degré, c'est l'engelure ordinaire. Elles siègent aux pieds, aux mains, aux oreilles. La peau est luisante, tendue, violacée; le malade éprouve des démangeaisons, de la cuisson. Parfois, la peau éclate, se fendille et devient très douloureuse.

Dans le deuxième degré, l'épiderme est soulevé par un liquide rougeâtre. Les phlyctènes sont enveloppées d'une auréole rouge brun; quand elles crèvent, elles laissent une ulcération à fond gris, torpi

Dans le troisième degré, la gangrène peut être immédiate, limitée à la peau ou plus profonde, envahissant les masses musculaires, mettant à nu le squelette, ce qui se complique de suppuration, de nécrose, d'arthrites suppurées.

La guérison des gelures graves est très longue.

Traitement des gelures. — Les gelures des premier et deuxième degré ne présentent pas grande gravité. On les traitera avec des pommades à l'oxyde de zinc, au bismuth, de façon à ne pas les irriter. On fera exécuter des mouvements progressifs des orteils, mouvements qui ramèneront la circulation sanguine interrompue et que le malade répétera souvent. On n'emploiera jamais les antiseptiques forts. Dans les gelures plus graves, il faut bien se garder de réchauffer trop vite le malade.

Les réactions trop rapides et trop violentes peuvent avoir des conséquences désastreuses.

Il faudra donc :

1º Ne jamais transporter *dans un endroit chaud* un malade frappé par le froid. Sous l'influence du froid, le sang s'est coagulé dans les vaisseaux : si le liquide nourricier arrive **trop** vite en abondance, avant que le sang congelé ait été liquéfié, ne pouvant passer par les vaisseaux obstrués, il transsude à travers les parois, les fait éclater et détermine des œdèmes et de la gangrène.

2° On rétablira la circulation dans les parties gelées par des frictions énergiques qui échaufferont peu à peu les tissus. On pourra employer de la neige pour commencer, de l'eau froide. Puis, quand la sensibilité reviendra, que les tissus reviendront à la vie, on emploiera de l'eau plus chaude, des frictions à l'alcool, à l'huile camphrée, et on enveloppera le membre dans de l'ouate.

3° Dans le cas où la partie mortifiée s'élimine, on pansera suivant les règles déjà établies. Les gelures ont été fréquentes, surtout aux pieds, pendant la campagne 1914-1915, par suite du séjour prolongé des soldats dans des tranchées envahies par l'eau. L'immobilité, la compression des pieds et des mollets par les lacets et les jambières, en diminuant la circulation du sang, la vitalité des tissus, ont rendu ces gelures nombreuses. Il importerait de laisser les hommes moins longtemps chaussés et de les obliger à délacer leurs pieds, à les frictionner pour prévenir ces accidents.

2° COUP DE FROID. — On donne le nom de *coup de froid aux symptômes généraux produits par le froid avec ou sans accompagnement de gelure.* Dans les armées en campagne pendant l'hiver, les deux marchent de pair. Mais le *coup de froid* seul est capable de donner la mort.

Il n'est pas rare, en hiver, dans les montagnes; il est une cause de mort assez fréquente des alcooliques et des ivrognes.

Sous l'influence du froid, le corps est envahi par une fatigue intense, une tendance invincible au sommeil. Puis l'individu défaille, tombe à terre, le pouls est petit, la respiration à peine sensible, le sang sort par le nez, les oreilles : une syncope mortelle emporte le malade.

Parfois, il s'agit d'un ivrogne qui sort d'un cabaret ; le froid le saisit, il s'enraidit et tombe lourdement à terre. C'est le coup de froid ordinaire des ivrognes où la mort survient vite, au bout de deux heures environ.

TRAITEMENT. — Dans le *coup de froid*, le point important du traitement est de *ne rétablir la chaleur que lentement et progressivement.* Tout malade frappé par le froid qu'on approcherait du feu serait voué à la mort. On le transportera donc d'abord dans une chambre *sans feu* pour lui donner les premiers soins.

On pratiquera des frictions généralisées sur le corps débarrassé de ses vêtements avec de la neige, de l'eau froide; on fera des tractions rythmées de la langue, la respiration artificielle si cela est nécessaire.

Quand le malade commence à se réchauffer, à donner des signes de vie, l'essuyer avec soin, le placer dans un lit en s'abstenant d'allumer du feu dans la pièce, tant que le corps n'aura pas recouvré sa chaleur naturelle.

Dès qu'il pourra avaler, on lui fera boire de l'eau avec un peu d'alcool, un peu de liqueur.

On le surveillera attentivement, le maintenant éveillé, l'empêchant de s'assoupir.

On gardera ces malades plusieurs jours au lit, afin de prévenir toutes complications.

Dans les cas qui se compliquent de congestion pulmonaire, d'œdème aigu du poumon, on mettra des sinapismes, des ventouses sèches, scarifiées, sur la poitrine. Le médecin pourra pratiquer une saignée. Pour soutenir le cœur, parfois défaillant, on fera une injection de caféine ou d'huile camphrée.

CHAPITRE XX

Intoxications et empoisonnements.
Traitement d'urgence des empoisonnements

I. Intoxications et empoisonnements.

Les corps susceptibles d'intoxiquer l'organisme sont extrêmement nombreux. Nous ne nous occuperons que des principaux poisons venus de l'extérieur et pénétrant par la voie digestive ou respiratoire.

Nous examinerons rapidement les poisons *alimentaires*, les poisons *de l'air*, les empoisonnements *professionnels* et ceux par les *médicaments*, par les *crimes*.

Poisons alimentaires. — Parmi les aliments ingérés, certains sels sont parfois dangereux, ce sont surtout les *sels de potasse*; les matières albuminoïdes, surtout quand elles ont subi un début de putréfaction, sont des causes d'empoisonnement.

Alcool. — C'est surtout sous la forme liquide que l'homme s'intoxique. Il consomme un grand nombre de boissons *alcooliques*. L'alcool est un poison qui agit d'autant plus sur l'organisme que celui-ci est plus jeune. Un enfant de sept ans mourut pour avoir ingéré 100 grammes de brandy. Mais l'*alcoolisme aigu* fait moins de ravages que l'*alcoolisme chronique*.

L'alcoolisme augmente en France d'une manière très sensible. En 1830, un Français consommait par an un litre d'alcool absolu; en 1890, chaque Français consommait 4 litres, et dans cette statistique, il n'est pas question de l'alcool bu en fraude.

Le département où la consommation est la plus grande est la Seine-Inférieure, où chaque individu consomme 14 litres environ d'alcool pur! La consommation d'alcool est bien plus grande dans le Nord que dans le Centre et le Midi. L'alcoolisme sévit très peu dans les pays vinicoles. Après les progrès de l'alcoolisme ont augmenté les crimes, les troubles mentaux, les suicides.

L'alcool éthylique, l'alcool de vin, est un des moins toxiques. Les éthers, les essences qui accompagnent les alcools sont très toxiques. Certains aldéhydes qu'on trouve dans les vermouts, les bitters, sont des poisons convulsivants.

L'absinthe, qui renferme neuf essences différentes, est un poison tellement néfaste et répandu, qu'il vient d'être interdit depuis la guerre de 1914.

Il en est de même de l'eau de mélisse, dont certaines dames abusent. On l'a vue déterminer des accidents graves, prise à forte dose, notamment des paralysies, dues aux essences toxiques qu'elle renferme.

Plomb. — Nous pouvons ingérer accidentellement des aliments renfermant du plomb. Dans les villes, les eaux circulent dans des tuyaux de plomb et en renferment des traces, mais les sels calcaires des eaux ne tardent pas à former un enduit protecteur. L'eau de Seltz est particulièrement riche en plomb (0 milligr. 9 par litre, d'après Moissan). Le plomb peut se trouver dans les vins, le pain, le beurre coloré avec du chromate de plomb. Il faut surtout faire attention aux conserves. L'étain qui sert à la soudure des boîtes contient beaucoup de plomb. Dans les sardines à l'huile, on a trouvé jusqu'à 45 milligrammes, et dans certaines conserves de bœuf jusqu'à 1 gr. 50.

La plupart des « coliques sèches » des pays chauds sont des intoxications par le plomb. Les poteries, les ustensiles étamés, le papier d'étain qui enveloppe le chocolat, etc., peuvent provoquer l'intoxication saturnine.

Cuivre. — Le cuivre se trouve dans le pain, dans le vin, depuis surtout l'emploi du sulfate de cuivre contre le mildew. Les cornichons au vinaigre en renferment toujours.

Les sels de cuivre sont employés pour reverdir les conserves de légumes. En général ces sels sont peu toxiques ; à forte dose, ils provoquent rapidement des vomissements.

Arsenic. — Un poison plus violent est l'arsenic, qu'on rencontre aussi dans le vin et dans les conserves, où il jouit de propriétés antifermentescibles.

L'*étain* et le *nickel* sont peu dangereux.

Acide salicylique. — L'une des substances vénéneuses très répandues ajoutées aux aliments est l'*acide salicylique*. Ajoutons à cette énumération les couleurs d'aniline colorant les bonbons, les sirops, le sulfate de potasse des vins plâtrés, etc.

Végétaux vénéneux. — Les accidents produits par les champignons sont malheureusement assez fréquents. Ils sont dus surtout à deux poisons : la *muscarine* et la *phalline*.

On a vu des intoxications produites par des rejetons de pommes de terre vendus comme pommes de terre nouvelles : il s'agissait d'empoisonnements dus à la solanine.

On a décrit des épidémies produites par l'ergot de seigle sous le nom d'ergotisme, de feu Saint-Antoine.

La nielle, l'ivraie, le verdet du maïs, sont des causes d'intoxication; ce dernier jouerait un rôle dans l'étiologie de la *pellagre*.

Dans l'Italie méridionale, on observe une maladie due à l'usage des fèves : le *fabisme*.

Animaux vénéneux. — Les *œufs de certains poissons sont vénéneux;* ils peuvent donner lieu à des symptômes cho{}-formes. La toxicité tient en général à ce qu'ils ont séjourné dans des eaux corrompues.

Il en est de même des *huîtres* ou des *moules.* Ce sont surtout celles-ci qui sont dangereuses; leurs poisons proviennent de l'impureté des eaux où elles ont séjourné.

La *viande des animaux surmenés* est très toxique. Il faut laisser reposer les animaux destinés à l'alimentation vingt-quatre heures au moins avant de les abattre.

On doit rejeter la viande d'animaux malades.

POISONS VOLATILS. POISONS DE L'AIR. — L'air que nous respirons peut être une source d'empoisonnement.

L'air confiné, vicié par la respiration des personnes, devient toxique, donne des malaises; cet air peut même devenir irrespirable et causer la mort. La première des causes est la diminution de l'oxygène et l'augmentation de l'acide carbonique. C'est pour cela qu'il faut aérer constamment les chambres des malades, qui ont besoin d'air pur, et ne laisser séjourner dans ces appartements que les personnes indispensables pour les soins. Une chambre de malade ne doit pas être un salon.

L'air est vicié par les produits de combustion; les deux gaz dangereux les plus répandus sont l'*acide carbonique* et surtout l'*oxyde de carbone.* Celui-ci est une cause fréquente d'empoisonnement depuis l'emploi des poêles mobiles à combustion lente; ces poêles donnent 16 p. 100 d'oxyde de carbone et le gaz peut se répandre dans les appartements même lorsqu'il existe un tuyau d'échappement, car le tirage est nul, et le moindre vent peut faire refluer les gaz. Des céphalées produites dans des appartements ainsi chauffés reconnaissent cette cause.

Le *gaz d'éclairage* est très toxique : il renferme de 7 à 20 p. 100 d'oxyde de carbone : c'est une source de toxicité lorsque la combustion n'est pas complète. C'est un gaz très employé pour le suicide ou le crime.

L'air peut être vicié par certaines peintures, teintures et certains vêtements. Les peintures dangereuses sont à base d'arsenic, et les teintures d'aniline employées pour teindre les étoffes, les souliers, ont déterminé des empoisonnements chez les enfants.

La *fièvre, ou rhume, ou asthme des foins*, est due à des substances toxiques qui sont dans les grains de pollen de certaines plantes.

INTOXICATIONS PROFESSIONNELLES. — Les ouvriers qui travaillent le *plomb*, ou qui touchent les *sels de plomb*, peuvent être intoxiqués ; cette intoxication professionnelle constitue le *saturnisme*. Les mineurs qui extraient le plomb, les peintres, sont les plus exposés. Ils ont d'abord des *coliques de plomb*, de l'*artério-sclérose*, des paralysies, des néphrites.

L'intoxication par le *mercure* ou *hydrargyrisme* se traduit au début par une stomatite (inflammation de la bouche, des gencives) entrainant la chute des dents ; puis, plus tard, apparaissent des manifestations nerveuses (tremblement intense et généralisé). On évite les accidents de stomatite mercurielle par des soins de propreté buccale : le traitement mercuriel, compliqué autrefois de ces accidents buccaux, est aujourd'hui sans aucun inconvénient, si l'hygiène buccale est convenable, sauf quelques cas exceptionnels.

Le *phosphore* entraine la *nécrose phosphorée* des maxillaires. Mais cette maladie est de plus en plus rare, surtout depuis l'emploi du phosphore rouge, inoffensif, qu'on substitue au phosphore blanc.

La *combustion de la houille* donne deux espèces d'intoxication : l'une due à l'*arsenic*, l'autre à l'*oxyde de carbone*.

La *houille* renferme de l'*arsenic* qui passe dans la fumée et se dépose sur le sol et les végétaux au voisinage des usines ; cela peut intoxiquer des hommes et des animaux.

L'oxyde de carbone intoxique les cuisinières, les repasseuses et tous ceux qui se trouvent au voisinage des foyers de combustion.

Les gaz qui proviennent de la putréfaction des matières animales se nomment *gaz méphitiques*. Ces accidents entrainaient des accidents chez les égoutiers, les vidangeurs. Mais actuellement, par une ventilation bien comprise, ces accidents sont devenus à peu près inconnus.

INTOXICATION PAR LES MÉDICAMENTS. — Ces intoxications peuvent être produites par des erreurs de dose, ou des susceptibilités personnelles, ou des impuretés contenues dans les médicaments.

L'arsenic, le mercure, sont les causes les plus fréquentes. Les anesthésiques, protoxyde d'azote, éther, chloroforme, peuvent amener la mort dans certains cas.

De plus, beaucoup d'hommes s'empoisonnent volontairement, soit avec le *tabac*, soit avec la *morphine*, la *cocaïne* ou l'*éther*.

En France, la consommation du tabac dépasse 30 millions de kilogrammes.

Quand on fume, et qu'on avale la fumée, ce que font les fumeurs professionnels, on absorbe de l'acide carbonique, de l'oxyde de carbone, de l'acide cyanhydrique, de la nicotine, et surtout des bases pyridiques, qui sont les plus dangereuses et abondantes surtout dans les combustions lentes de la pipe. Sans doute, l'organisme s'habitue au poison; mais il entraîne souvent une diminution de la mémoire, de la dyspepsie, des palpitations et des accès d'*angine de poitrine*, qui peuvent être mortels.

En Orient, la fumée d'*opium* remplace la fumée du tabac. Les mangeurs d'opium, assez nombreux en Turquie, au Pérou, présentent une décrépitude précoce et rapide.

En Europe, l'opium est surtout employé sous forme d'injections de morphine. On fait une première piqûre à propos d'une douleur, et on s'habitue; on arrive à absorber des quantités énormes : 1, 2, et jusqu'à 5 grammes par jour. La *morphinomanie* est très fréquente chez ceux qui peuvent se procurer facilement le médicament : les médecins, pharmaciens, étudiants.

Des intoxications analogues sont produites avec la *cocaïne*, l'*éther*, le *chloral* et le *haschich* préparé avec le chanvre indien, employé par les Turcs et les Indiens. Tous ces poisons, auxquels l'organisme s'est habitué, ne tardent pas à devenir indispensables à ceux qui ont contracté ces funestes habitudes et qui se suicident ainsi lentement, mais sûrement.

CRIMES. SUICIDES. — Les médicaments sont souvent employés pour le crime ou le suicide.

L'*arsenic* fut employé par les Borgia, la marquise de Brinvilliers, la Voisin et beaucoup de criminels moins illustres. Plus tard, on eut recours au phosphore. Mais ces deux substances sont très faciles à retrouver chez les victimes.

Aussi, a-t-on employé depuis les alcaloïdes ou le cyanure de potassium. On utilise beaucoup l'oxyde de carbone (vapeurs de charbon ou gaz d'éclairage). En Grèce, on buvait la ciguë; à Madagascar, on fait boire des extraits de fèves de Calabar.

Il ne faut pas confondre les *animaux venimeux* et les *animaux vénéneux*.

Les *premiers* sont ceux qui possèdent des glandes à venin, dont le contenu se déversant au dehors est un poison violent.

Les *autres* (vénéneux), sont ceux qui renferment dans leur sang et dans leurs tissus des substances toxiques.

Les animaux venimeux les plus répandus et les plus dangereux sont les ophidiens, les serpents.

La couleuvre n'est pas dangereuse parce que sa glande à venin n'est pas pourvue d'un conduit excréteur.

Les espèces venimeuses de France sont les *vipères*. Celles du Midi sont plus dangereuses que celles du Nord. Leurs morsures peuvent conduire la mort, surtout des enfants.

Aux Indes, 20,000 personnes succombent chaque année aux morsures des serpents. La piqûre produit des effets locaux et généraux. L'effet local le plus marqué est l'enflure, l'œdème. Les accidents généraux sont de l'asphyxie et des phénomènes convulsifs. Pour combattre les accidents toxiques, on emploie le sérum antivenimeux étudié par Phisalix et Calmette. Comme autres animaux venimeux, citons le *crapaud*, le *triton* et surtout la *salamandre*.

Parmi les poissons la *vive* peut donner des piqûres ...

Les insectes venimeux sont en général peu dangereux (moustiques, puces, punaises, fourmis). Mais les piqûres des *guêpes*, des *frelons*, des *abeilles*, sont beaucoup plus graves, parfois mortelles. Dans le sud de la France, on trouve également le *scorpion*, dont les piqûres sont peu graves.

VOIES DE PÉNÉTRATION DES POISONS. — Les poisons peuvent pénétrer : 1º par la voie digestive; 2º par la voie pulmonaire; 3º par la peau, 4º par la voie sous-cutanée; 5º par la voie intra-veineuse.

Le plus souvent, c'est par la voie digestive, qui se défend par la sécrétion salivaire, gastrique ou intestinale, par les vomissements et la diarrhée.

Quelle que soit la voie par laquelle ils arrivent, ils passent dans le sang. S'ils pénètrent dans le tube digestif, ils passent dans les veines mésentériques, la veine porte, et arrivent dans le foie.

TRANSFORMATION. ÉLIMINATION DES POISONS. — Le foie est une barrière qui arrête les substances qui proviennent de l'intestin. Il exerce une activité élective, laisse passer les unes, retient les autres, et après les avoir emmagasinées, les laisse sortir à doses inoffensives; il en élimine par la bile et fait subir à d'autres des transformations qui les rendent non toxiques. Les alcaloïdes perdent la moitié de leur toxicité en traversant le foie.

Après avoir traversé le foie, le poison arrive dans la veine cave, il traverse le cœur droit et va dans le poumon. Cet organe laisse échapper les substances volatiles. L'hydrogène sulfuré s'élimine par là, et il en est de même du phosphore, et l'air expiré luit dans l'obscurité. Le poumon n'est pas qu'un organe d'élimination, il fixe aussi certaines substances, telles que la strychnine, l'atropine etc.

Du poumon, le poison va dans le cœur gauche et, par

l'aorte, va se répandre dans tout l'organisme. Il atteindra le système nerveux où il produira les troubles qui le caractérisent, puis, après avoir traversé tous les organes, il sera rejeté au dehors. On en trouvera dans les sécrétions, sueur, lait, larmes, et surtout dans l'*urine*. C'est le rein, en effet, qui est la principale voie d'élimination des poisons.

Le rein élimine d'autant plus qu'il est plus jeune et qu'il est sain; quand il est malade (néphrite), des accidents d'intoxication sont à craindre.

Les poisons s'accumulent surtout dans le foie et les os. Il faut connaître cette élimination quand on fait de la médecine.

ACCOUTUMANCE. — Les poisons ont une action qui varie suivant l'âge, le sexe, les races, la température, les idiosyncrasies. L'organisme s'habitue assez vite à certains, tels que l'alcool, le tabac et la morphine; ils semblent même devenir indispensables à la vie.

II. Traitement des empoisonnements.

L'*empoisonnement*, ou intoxication aiguë, la seule que nous étudions ici dans la médecine d'urgence, est la pénétration dans l'organisme d'une substance toxique capable d'amener après son absorption des phénomènes locaux ou des phénomènes généraux graves et même mortels.

L'introduction du poison peut se faire par la bouche, par le rectum ou par la voie hypodermique. La voie la plus ordinaire est l'introduction par la bouche. (Pour les poisons : gaz ou vapeurs, qui pénètrent par la voie respiratoire, voir le chapitre : Asphyxie.)

Les poisons sont extrêmement nombreux, et il ne saurait être question de les nommer ici.

Certains, tels que les acides, causent des lésions locales très graves. Ils occasionnent des brûlures plus ou moins profondes, qui sont capables d'entraîner la mort par elles-mêmes. D'autres, au contraire, comme la strychnine, la digitale, n'amènent aucun désordre local, mais déterminent la mort par leur action sur l'organisme, sur le système nerveux, sur le cœur.

Le poison est surtout dangereux par son action sur les appareils indispensables à la vie.

Que faire en présence d'un empoisonnement?

Le traitement doit répondre à trois indications :

1º Évacuer le poison aussi vite que possible;

2º Combattre ses effets immédiats par une substance qui le neutralise.

3º Combattre les accidents généraux qui en résultent et stimuler l'organisme dans sa lutte contre le poison.

ÉVACUATION DU POISON. — Comme le poison est le plus souvent absorbé pas la bouche, la première indication sera d'*évacuer l'estomac*. Le meilleur moyen et le plus rapide, c'est de pratiquer le *lavage de l'estomac* avec le tube de Faucher (voir page 56).

Si on n'a pas ce tube sous la main, on pourra utiliser un tube de caoutchouc long de deux mètres, pourvu qu'il n'ait pas plus d'épaisseur que la grosseur du doigt. On provoquera de suite des nausées en enfonçant les doigts dans la gorge des malades, en titillant la luette, si on n'avait aucun tube de caoutchouc à sa disposition.

On prescrira de suite un vomitif.

Dans ce but, si on a à la maison du *sulfate de cuivre* ou *du sulfate de zinc*, on utilisera l'une ou l'autre de ces substances à la dose de 30 centigrammes pour un demi-verre d'eau, qu'on fera boire en trois ou quatre fois à cinq minutes d'intervalle. De même, on pourra employer la *farine de moutarde* qui s'emploie à la dose de huit à dix grammes pour un demi-verre d'eau.

Les médicaments employés le plus souvent dans la pharmacie sont l'*émétique* et l'*ipéca*.

L'*émétique*, ou *tartre stibié*, ou *tartrate de potasse et d'antimoine*, est un vomitif énergique. Il s'emploie à la dose de 5 à 10 centigrammes dans un demi-verre d'eau.

L'*ipéca* ou *ipécacuanha* (rubiacées) s'emploie sous forme de poudre provenant de la racine à la dose de 1 à 2 grammes.

On fera boire tous ces vomitifs par petites gorgées, toutes les cinq minutes, jusqu'à production des vomissements. A ce moment, on cesse l'administration et on donne de l'eau tiède à boire au malade.

Comme ces vomitifs sont parfois longs à agir et qu'il importe d'aller très vite, les médecins peuvent provoquer les vomissements rapidement en faisant une injection sous-cutanée de hlorhydrate d'apomorphine à la dose de *un centigramme*.

Ces moyens ont pour but de nettoyer l'estomac et ils sont très efficaces si le poison n'a pas dépassé cet organe, mais si l'absorption remonte à assez longtemps, il a pénétré dans l'intestin et il faut aussi débarrasser la partie inférieure du tube digestif.

On emploiera pour cela des *purgatifs*. Si on veut débarrasser à la fois l'*estomac* et l'*intestin*, on associera le *purgatif* au *vomitif*; c'est ce qu'on appelle un *éméto-cathartique* (émétique et sulfate de soude). On évitera d'employer l'huile de ricin, qui pourrait dissoudre certains poisons et favoriser leur absorption.

Les meilleurs purgatifs à employer sont le *sulfate de soude*, le *sulfate de magnésie* et le *sel de Seignette* (tartrate de potasse et de soude).

Le sulfate de magnésie sera donné à la dose de 30 à 40 grammes, seul ou associé à un vomitif, l'émétique.

Le sulfate de soude, le sel de Seignette, de 15 à 20 grammes.

2° NEUTRALISATION DU POISON. — Pour combattre les effets du poison, on introduira dans l'estomac des substances capables de transformer le poison en un composé insoluble ou moins toxique.

Quand on ignore la nature du poison absorbé, on se bornera à faire prendre du lait et de l'eau *albumineuse*, qu'on fait en battant des blancs d'œufs dans de l'eau. On pourra employer aussi de l'eau d'amidon, de gruau, si on n'a rien de mieux sous la main.

Si le poison est un *acide* (sulfurique, nitrique, chlorhydrique), on fera absorber une solution *alcaline* : de l'eau de Vichy, du bicarbonate de soude, de l'eau de savon, de la magnésie, du borate de soude, de l'eau de chaux, et même, si on n'a pas autre chose, de l'huile d'olive.

Si le poison est un *alcali* (potasse, soude, chaux), on administrera des limonades *acides*, avec du vinaigre, du jus de citron, ou d'orange, de l'acide acétique ou citrique.

Dans l'empoisonnement par l'*arsenic* (acide arsénieux), il faudra laver l'estomac. On fera absorber du fer dyalisé à la dose de 30 grammes, à plusieurs reprises, de la magnésie en abondance, des boissons mucilagineuses : blanc d'œuf, tisane d'orge, graine de lin.

Dans l'empoisonnement par la *belladone*, l'*atropine*, on fera prendre du café très fort, et on fera une injection sous-cutanée de nitrate de pilocarpine, ou bien on fera absorber une infusion de jaborandi. On pourra employer aussi une injection de chlorhydrate de morphine.

Comme contrepoison de la *cocaïne*, on aura recours aux injections sous-cutanées de *caféine*, on fera boire du café très fort.

Contre l'acide *cyanhydrique* ou le *cyanure de potassium*, on administrera une solution de sulfate de fer par doses de 30 grammes, et on fera des injections d'atropine ou de belladone.

Dans l'empoisonnement par les champignons, où le principe le plus nuisible est la muscarine, on fera absorber 20 gouttes de teinture de belladone dans de l'eau ou mieux on fera une injection hypodermique de un milligramme d'atropine.

Pour combattre l'effet de la *morphine* et de l'*opium* (laudanum), on fera prendre une infusion riche en caféine : thé, café, et on administrera de la teinture de belladone ou pour aller plus vite une injection sous-cutanée de un milligramme de sulfate d'atropine.

Pour le *sel d'oseille*, l'acide *oxalique*, on donnera l'eau de chaux, la craie, la magnésie.

Pour l'*acide phénique* ou *phénol*, sulfate de soude ou de magnésie, ou eau albumineuse ou savonneuse en quantité.

Dans l'empoisonnement par le *phosphore, il faut éviter de donner de l'huile*, car l'huile dissout le phosphore et l'huile phosphorée est toxique. On fera absorber de l'essence de térébenthine en capsules ou en potion, et on donnera des boissons albumineuses et de la magnésie.

Dans l'empoisonnement par les *moules*, on fera absorber 10 grammes d'ammoniaque dans un grand verre d'eau; une potion éthérée (sirop d'éther), de l'eau vinaigrée, thé et café.

Le contrepoison de la *strychnine* est le curare, qui peut être employé à la dose de 20 centigrammes en injection hypodermique.

A défaut de curare, on donnera le bromure de potassium et le chloral à hautes doses. On pourra aussi lutter contre les crises tétaniques par les inhalations d'éther et de chloroforme.

Le *sublimé* est le sel de mercure le plus employé dans les empoisonnements. Il faut administrer de l'eau albumineuse en grande quantité, des tisanes de gruau, d'orge et comme aliment ne donner que du lait, qui est un contrepoison des poisons métalliques en général.

3° STIMULER L'ORGANISME. — Tout en évacuant et neutralisant le poison, il faut mettre l'organisme en mesure de résister à l'intoxication. Le malade sera mis au lit, bien chaudement enveloppé, entouré de bouillottes. On surveillera attentivement le fonctionnement du cœur, qu'on aidera par les injections hypodermiques de caféine, de sulfate de spartéine, d'éther.

CHAPITRE XXI

La chambre du malade.

Tout malade doit séjourner, jusqu'à sa guérison, dans une pièce qui devra être aménagée et construite dans le but de le mettre dans les meilleures conditions hygiéniques.

PAROIS ET PLAFOND. — Les murs et le plafond, recouverts de plâtre le plus souvent, sont tapissés dans les maisons de tapisseries en papier qu'il est impossible de nettoyer sans les détériorer. Il faut supprimer des chambres de malade ces papiers ordinaires, et les murs et le plafond doivent être recouverts d'un enduit absolument lavable. C'est pour cela qu'on enduit les parois de la pièce de peintures à l'huile qui peuvent être lavées sans dommage. L'idéal est l'emploi de *peintures laquées*, faciles à nettoyer, et qui résistent longtemps aux lavages. Dans le même but, on peut employer des papiers lavables genre Teko ou Salubra, qui peuvent être savonnés et lavés comme les peintures genre Ripolin. La couleur des peintures sera claire pour égayer la chambre : rose, bleue, ou verte, en teintes très pâles. Un enduit plus économique que la peinture est la *chaux*. Le badigeonnage à la chaux est peu dispendieux, mais il devra être répété très souvent, car le lavage des murs recouverts de cet enduit est impossible. C'est un moyen à recommander pour désinfecter les parois de toute pièce non tapissée, comme il y en a tant à la campagne.

PLANCHERS. — Le plancher devra être constitué par une substance qui n'absorbe pas les débris qui tomberont à sa surface. Il faut que les poussières, les crachats, les déjections de toutes sortes qui peuvent le souiller soient facilement enlevables, et que le plancher puisse être désinfecté aussi facilement que les murs.

Pour arriver à ce but, il faut réaliser l'*imperméabilisation des planchers*.

On connaît les inconvénients des planchers habituels. Entre les lames, existent de nombreuses fissures où s'accumulent les poussières et qu'il est impossible de nettoyer. Il est donc indispensable de supprimer ces espaces vides, ces fissures, refuges de toutes espèces d'infections.

Dans les hôpitaux et les maisons de santé nouvellement construits, on remplace le plancher de bois par les *carrelages*.

C'est en effet le procédé idéal : on a une surface dont les joints peuvent ɛre parfaits, sans aucune fissure, et qui peut être lavée aussi souvent qu'il est nécessaire sans aucun inconvénient.

On peut employer soit les *carreaux de céramique*, soit les *carreaux de verre*.

Comme ces carrelages sont assez dispendieux, on a voulu les remplacer par un dallage d'*asphalte* ou de *ciment*. Mais l'asphalte se ramollit par la chaleur, la surface irrégulière s'imprègne vite de poussière: le ciment est laid et se fendille très vite.

On a préconisé, en Allemagne surtout, des compositions à base de sciure de bois (*xylolith*), qu'on étend sous forme de pâte consistante, et qui constituent une vaste surface sans joints. Leur durée et leur valeur ne sont pas encore bien nettement établies.

Il ne faut pas hésiter à donner la préférence au carrelage dont la durée est presque indéfinie. Le seul inconvénient qui résulte du carrelage est qu'il refroidit les pieds des malades. Mais il est bien facile de remédier à cet inconvénient en leur donnant des pantoufles en feutre assez épais pour que l'action du froid ne puisse se faire sentir.

IMPERMÉABILISATION DES PLANCHERS. — Mais comme la plupart des établissements ont encore des planchers de bois, il faut savoir utiliser ceux-ci dans les meilleures conditions, en les rendant *imperméables*. Il faut tout d'abord, avant de procéder à cette imprégnation du bois, obturer toutes les fissures, tous les interstices des plinthes et du plancher. Les grandes fentes seront oblitérées avec des liteaux, les plus petites avec de l'étoupe et du mastic. Ce masticage doit être fait avec le plus grand soin, car, après durcissement, il se rétracte parfois, laissant de nouvelles fissures.

L'*imperméabilisation du bois* peut être obtenue par l'imprégnation de diverses substances. La *paraffine*, qui n'est attaquée ni par les acides ni par les alcalis, est très avantageuse. Pour qu'elle pénètre profondément dans le bois, on répand sur le plancher de la paraffine en ébullition à 300 degrés. Elle pénètre alors dans le bois tendre, tel que le sapin, à une profondeur de 3 ou 4 millimètres, elle le rend dur, et lui donne l'apparence du buis. Une seule application suffit pour plusieurs années. Le prix de revient est de 0 fr. 70 par mètre carré.

Le *coaltar* mélangé à l'huile lourde de houille est très économique ; c'est pour cette raison qu'il a été rendu réglementaire dans l'armée pour les casernements. Il sèche assez lentement, et il ne faut pas faire la seconde application avant que la première soit tout à fait sèche.

On peut renouveler la *coaltarisation* au bout d'un an. Ce procédé imperméabilise admirablement le bois, oblitère toutes les fissures, mais il donne aux planchers un aspect noir, lugubre, qu'il faut bannir le plus possible des locaux où séjournent les malades.

ENCAUSTIQUES. — Les encaustiques sont encore les moyens les plus employés d'imperméabilisation. Ils ont la propriété d'agglutiner les poussières qui tombent à leur surface, et qu'il faudra enlever avec soin. Le plus employé est l'encaustique de cire dissoute dans l'essence de térébenthine, qu'on passera aussi souvent que cela est nécessaire.

On a préconisé de nombreuses préparations analogues, mais il est inutile de les rappeler ici : nous citerons cependant le *carbonyle*, espèce d'huile, qui, en même temps qu'il imperméabilise, désinfecte et tue les microorganismes et même les insectes qu'il rencontre.

LINOLÉUM. — Le linoléum est un imperméable qui peut être utilisé dans certaines circonstances : il est facile à désinfecter, à encaustiquer, mais il s'use assez vite et laisse les poussières s'accumuler au-dessous de lui. Il n'est donc pas à recommander dans la plupart des cas.

NETTOYAGE DES PLANCHERS. ÉPOUSSETAGE. — Dans le nettoyage des planchers, il faut proscrire le *balayage à sec* : ce procédé soulève les poussières déposées et, avec ces poussières, les germes pathogènes qui y sont contenus. Cela est particulièrement grave dans les salles d'hôpital où il existe des affections très nombreuses : on peut ainsi propager le mal au personnel et aux autres malades.

Il ne faut ni *balayage à sec* ni *époussetage*. Le plumeau, plus que le balai, ne fait que déplacer la poussière et la répandre dans l'air. Par quoi le remplacer ? Par le *linge humide*, qui essuie les poussières, les recueille sans les faire voltiger.

On nettoiera le parquet en promenant à sa surface une serpillière mouillée qu'on enroule autour d'un manche en T. Pour enlever les produits dangereux tombés (pus, crachats, sang, déjections, etc.), on désinfectera avec une solution antiseptique, sublimé à 1 p. 1000, formol à 5 p. 100, avant de passer la serpillière. Ces linges doivent être imprégnés d'une solution antiseptique et étreints de façon à ne pas laisser couler l'eau.

Dans les endroits carrelés, ces lavages seront particulièrement faciles; mais on pourra aussi employer un autre moyen de nettoyage, c'est celui à la *sciure de bois*. La sciure de bois humide, humectée d'eau ordinaire, ou mieux d'un antiseptique (formol, crésyl), est répandue à la surface du sol et on exécute avec un balai approprié un frottement énergique. Tous les débris, toutes les poussières, sont entraînées par la sciure de bois, que l'on brûle ensuite.

Dans ces dernières années, on a préconisé le nettoyage des poussières par des appareils à faire le vide, qui *aspirent* les poussières et les emportent dans des réservoirs placés au dehors. Ce *nettoyage par le vide* est peu généralisé et ne peut être employé dans le cas qui nous intéresse. Il ne pourrait enlever les débris, les taches desséchées qu'un nettoyage humide seul peut faire disparaître.

Le nettoyage de la pièce sera rendu plus efficace si on supprime tous les angles, toutes les saillies où les poussières peuvent s'accumuler.

La chambre du malade devra avoir tous les angles arrondis; des gorges supprimeront les **angles** droits, les saillies des plinthes. Il faut que les surfaces à nettoyer soient toutes accessibles et n'offrent pas de prise à la poussière.

AÉRATION. VENTILATION. — Si l'air pur est indispensable à l'homme, il est encore plus nécessaire au malade, qui est dans un état d'infériorité. L'air que nous respirons doit contenir 78 parties d'azote, 21 d'oxygène; c'est ce dernier gaz qui est indispensable à la vie. Malheureusement, l'air d'un appartement confiné se vicie très vite :

1° Par la *respiration*, car à chaque expiration nous rejetons avec de la vapeur d'eau de l'acide carbonique;

2° Par la *transpiration cutanée*, les exhalations de la peau, des glandes;

3° Par les *souillures diverses* provenant des malades, des vêtements, des poussières;

4° Par les *produits de combustion de l'éclairage et du chauffage*.

Cette viciation de l'air est d'autant plus rapide que la capacité du local est plus restreinte et que le nombre des individus qui l'occupe est plus grand. Si cet air n'est pas renouvelé, on voit éclater des symptômes d'asphyxie. On a vu mourir des malheureux entassés sans air dans des locaux insuffisants. Le séjour prolongé dans un milieu vicié peut déterminer une asphyxie lente qui conduit à l'anémie, à la tuberculose.

Le séjour prolongé dans une atmosphère confinée (théâtre, salle de conférences) est insalubre et dangereux.

Il faut donc que la chambre du malade soit vaste et bien aérée. Pour que l'air soit respirable, il ne doit pas renfermer plus de 4 dix-millièmes d'acide carbonique. Pour arriver à ce que cette dose ne soit pas dépassée, il faut avoir par homme et par heure 80 mètres cubes d'air à respirer; pour vingt-quatre heures, cela ferait 1,200 mètres cubes. Il serait donc en pratique impossible, sauf à la condition d'avoir les fenêtres ouvertes et de respirer l'air extérieur, d'arriver a donner à chaque homme ce cube d'air, si l'on ne tournait la difficulté en *renouvelant* l'air constamment. Ce renouvellement d'air, qui a pour but d'entraîner au dehors l'air vicié riche en acide carbonique et de le remplacer par de l'air riche en oxygène venu de l'extérieur, constitue la *ventilation*. Cette ventilation doit se faire sans incommoder les malades, sans occasionner de courants d'air désagréables. Le plus souvent, le renouvellement de l'air se fait par les fenêtres, les portes, les cheminées: c'est la ventilation naturelle. Les fenêtres de la chambre seront ouvertes aussi longtemps que le permettra la température. Le malade sera abrité par un paravent contre l'air extérieur. On pourra aussi aérer la chambre en ouvrant la porte de communication avec une pièce contiguë, dont les fenêtres seront largement ouvertes. En temps ordinaire, l'aération des pièces se fait par les fissures des portes, des fenêtres mal jointes; mais cela n'est pas toujours suffisant. Un excellent moyen d'activer cette ventilation est de faire du feu dans les cheminées; en même temps que l'air est chauffé, il est renouvelé d'une façon active.

La ventilation naturelle étant souvent insuffisante, il faut avoir recours à la *ventilation artificielle*. Il faut pour cela pratiquer dans les parois de la chambre communiquant avec le dehors des orifices pour l'entrée et la sortie de l'air.

Dans une pièce ordinaire, l'air extérieur froid arrive par le bas, et l'air intérieur vicié va dans les parties hautes. Il est donc logique de placer au niveau du plancher l'orifice d'entrée de l'air, et près du plafond l'orifice de sortie.

C'est ce qu'on fait dans tous les établissements munis du chauffage à la vapeur. Les radiateurs se trouvent placés devant les appels d'air, et l'air extérieur pur se réchauffe à leur contact avant de se répandre dans la chambre. Lorsqu'au contraire cet air extérieur n'est pas réchauffé, il est à craindre qu'il ne vienne refroidir les jambes des patients, qui ne tarderont pas à protester contre ce procédé de ventilation.

C'est pour éviter cet inconvénient qu'on est obligé de mettre en haut les orifices d'aération pour l'entrée et la sortie de l'air. Le renouvellement de l'air se fait quand même, car l'air extérieur froid qui entre va descendre vers le plancher, tandis que l'air vicié, plus chaud, s'élève vers les parties supérieures et s'échappe au dehors.

Les appareils de ventilation sont extrêmement nombreux.

Parmi les plus répandus, nous citerons les *vasistas* ou *vitres mobiles*, qu'on peut entr'ouvrir plus ou moins soit dans le plan vertical, soit dans le plan horizontal.

On peut mettre une toile métallique à la place d'un des carreaux supérieurs.

Un bon procédé est l'emploi de *lames mobiles, en verre*, qu'on incline plus ou moins, comme les lames d'une jalousie, ce qui permet de régler l'entrée ou la sortie de l'air.

On peut aussi substituer aux vitres ordinaires des *vitres à trous coniques*.

Signalons enfin la *vitre Castaing*, réglementaire dans l'armée. Elle est composée de deux vitres parallèles distantes l'une de l'autre de 1 à 2 centimètres et plus courtes que le cadre de 4 centimètres. La vitre intérieure est interrompue à sa partie inférieure, la vitre extérieure à sa partie supérieure. Il y a donc deux vides, l'un en bas, l'autre en haut, ce qui permet à l'air extérieur de pénétrer dans la pièce de haut en bas.

EXPOSITION. — La chambre du malade, claire et bien aérée, doit être placée dans un endroit ensoleillé. Le soleil est le meilleur agent de désinfection et il doit pouvoir pénétrer dans les appartements sans indisposer le malade. C'est donc au midi ou à l'est, suivant les climats, que les chambres seront orientées de préférence. On ne tolérera au voisinage aucune mauvaise odeur, ni cabinets d'aisances, ni cuisine.

TEMPÉRATURE. — Il faut que la température ne soit pas trop élevée : la moyenne sera *de 16 degrés à 18 degrés;* il faudra tenir compte de ces données pour l'exposition et pour le chauffage. On a tendance généralement à surchauffer les chambres, à les clore hermétiquement, à trop couvrir les malades : mais s'il ne faut pas dépasser 18 degrés, ce qui est important, c'est que *cette température soit constante*. Des thermomètres placés dans la chambre permettront de la surveiller, afin d'éviter les *variations*, qui pourraient être nuisibles au malade.

Pour lutter contre la chaleur, l'été, on tiendra fermés les volets, les contrevents, les stores. On abaissera la température en mettant des blocs de glace dans des récipients, en fermant l'orifice de la fenêtre par un drap mouillé d'eau froide qui, en s'évaporant, abaisse la température.

CHAUFFAGE. — Quand il s'agit au contraire d'élever la température, il faut avoir recours aux différents moyens de chauffage.

L'appareil le plus ancien et le plus employé dans les maisons particulières est la *cheminée*. A part l'action psychique parfois heureuse provoquée par la vue de la flamme ou le bruit du pétillement du bois en ignition, ce mode de chauffage doit être de plus en plus abandonné. Il n'utilise qu'une partie infime de la chaleur du foyer; 90 p. 100 de cette chaleur s'en va par le tuyau, ce qui rend ce procédé très coûteux. De plus, l'appel d'air provoqué est trop intense ; si on se rôtit par devant on est gelé par derrière : l'appel d'air d'une cheminée moyenne est en effet de 400 à 800 mètres cubes par heure ! C'est beaucoup trop. Pour remédier à ces violents appels d'air, on a inventé des cheminées qui ont une prise d'air extérieur qu'elles échauffent avant sa pénétration dans la pièce (systèmes Belmas, Fontel, etc.). On utilise ainsi 35 p. 100 de la chaleur du foyer. Enfin, la cheminée exige une surveillance continuelle, un apport fréquent de combustible.

Pour toutes ces raisons, on préfère les *poêles*. Les poêles en fonte, dont les parois sont facilement portées au rouge, sont de mauvais appareils ; ils laissent échapper des gaz toxiques et dessèchent l'air, déterminant des céphalées. On doit donc placer sur ces appareils des récipients pleins d'eau, de façon à lutter contre cette dessiccation nuisible à la respiration.

On ne devra employer que des *poêles à brique réfractaire*, et de préférence des *poêles en faïence à bois*, qui ventilent suffisamment la pièce, donnent une chaleur douce, et ne brûlent pas par rayonnement, comme les primitifs poêles en fonte.

Le seul inconvénient de ces poêles, c'est qu'ils ont besoin d'être surveillés, d'être chargés toutes les heures. Pour remédier à cet ennui, on a lancé dans l'industrie les *poêles à combustion lente*, qu'on garnit d'anthracite ou de coke, et qui peuvent brûler pendant douze ou vingt-quatre heures sans être rechargés. Ces *appareils de chauffage* (types *Salamandre, Chouberski*) *doivent être proscrits des chambres de malade*. Il ne faut pas de poêles à combustion lente. Autant ils sont utiles dans les endroits aérés, où les portes, les fenêtres sont fréquemment ouvertes, autant ils sont dangereux dans une chambre. *Ils exposent à des intoxications mortelles*. La combustion lente produit de l'oxyde de carbone qui peut se répandre par un joint, une fissure, et aussi par les refoulements de vent, les remous qui se produisent dans les cheminées.

Tous ces procédés sont usités pour le *chauffage local*, le chauffage des installations modestes ; mais on tend de plus en plus, dans les hôpitaux et les maisons de santé, où la chose est obligatoire, à remplacer le chauffage local par le *chauffage central*. Le chauffage central est réalisé par un calorifère installé dans le sous-sol et qui répartit la chaleur dans la maison tout entière. Un seul foyer à surveiller et à entretenir, cela constitue une économie de temps et de personnel considérable. De plus, ces appareils permettent de mieux régler la température et d'éviter les variations du petit chauffage.

Les *calorifères à air chaud*, qui ont été les premiers utilisés et qui sont économiques comme installation et chauffage, *doivent être condamnés*. Ils mettent continuellement l'air en mouvement, remuent les poussières de l'air; enfin, s'il existe des fissures dans l'appareil de chauffage, l'oxyde de carbone peut se mélanger à l'air chaud. Il y a eu de nombreuses morts résultant de ces accidents.

Deux procédés sont à recommander, ce sont : le *chauffage à l'eau chaude* ou le *chauffage à la vapeur d'eau à basse pression*. L'eau chaude, ou la vapeur d'eau partie de la chaudière circulent dans des tuyaux et des radiateurs pour revenir à la chaudière sous forme d'eau ou de vapeur pour se réchauffer. Dans chaque pièce existent des robinets qui permettent de régler le degré de température. Ce mode de chauffage par radiation est le chauffage idéal. Il ne vicie pas l'air et ne remue aucune poussière. On peut encore utiliser le *chauffage électrique*, mais actuellement c'est une procédé trop coûteux pour être appliqué utilement.

ÉCLAIRAGE. — La chambre doit être aussi éclairée que possible; les fenêtres seront larges afin de permettre à la lumière solaire de pénétrer à flots. L'éclairage artificiel variera suivant les lieux, suivant les ressources. Mais ce que partout on devra proscrire, c'est l'emploi de moyens d'éclairage qui, par la combustion de leurs produits, sont capables de vicier l'air de l'appartement. Les lampes à pétrole, à huile, sont suffisantes dans les cas ordinaires. Les becs de gaz « papillon » sont dangereux, parce que le gaz y brûle incomplètement, et que les produits de combustion vicient l'air.

Quand on emploiera l'éclairage au gaz, on préférera le bec à manchon incandescent (Auer). L'éclairage qui ne vicie pas l'air et le plus recommandable est l'*éclairage électrique* par lampes à incandescence. On dirigera cet éclairage de façon à ce qu'il ne gêne pas le malade; rien n'est pénible comme la lumière qui arrive directement à l'œil. L'emploi d'abat-jour est indispensable. Enfin, la nuit, s'il est nécessaire d'avoir de la lumière, on pourra utiliser les *veilleuses*.

MOBILIER. — Une chambre de malade doit renfermer les *seuls meubles indispensables*. C'est dire qu'il faut supprimer les tentures, les rideaux, les tapis, qui sont des nids à microbes et des réceptacles de poussière.

On aura un lit, une table de nuit, quelques chaises, un fauteuil, une ou deux tables.

Lit. — Le meilleur lit est un lit *en fer*, ou *fer et cuivre*, laqué ou émaillé, facilement nettoyable. La largeur du lit ne dépassera pas un mètre, afin que les soins soient plus faciles à donner.

Son sommier sera un *sommier métallique*, à lames ou à treillis d'acier. Il sera de la sorte très facile à désinfecter.

Le lit ne devra pas être collé au mur. Il faut que l'infirmière et le médecin puissent circuler librement sur les côtés. Il faut bien faire attention que les malades n'aient pas la lumière du jour dans les yeux. Il est utile de munir les lits d'une corde, ou mieux d'une courroie, terminée par une poignée et qu'on fixe, soit au-dessus du lit, soit au pied. Grâce à cette poignée, sur laquelle le malade exerce des tractions, il peut se soulever, modifier sa position; cela lui rend les plus grands services.

Sur le sommier, on placera un, ou mieux, deux matelas *de laine*; les matelas en kapock, moins chers, ne sont pas à recommander pour les hôpitaux et maisons de santé, car ils ne peuvent être refaits. Les matelas de laine peuvent être cardés et refaits indéfiniment avec très peu de déchets. On peut utiliser aussi un matelas de *crin*, et un matelas de laine. Les lits de plumes trop mous, trop chauds, sont inutilisables pour les malades.

Le matelas sera recouvert d'un drap, dit drap de dessous. Par-dessus le drap, dans bon nombre de cas, on disposera une toile cirée placée sous le siège, que l'on garnit d'un drap plié en quatre nommé *drap d'alèze*. On termine le lit par le drap de dessus et les couvertures, variables suivant la saison.

Quand le drap d'alèze sera sali, on le changera. Un lit bien fait doit être bien nivelé, horizontal, sans dépression au niveau du siège du malade, sans inclinaison. La couture du drap sera tournée vers le matelas.

Le *traversin* et les *oreillers* seront arrangés avec soin : on emploie des oreillers de crin, de plume, le plus généralement. Les reins et les épaules des malades doivent toujours être soutenus.

Changement d'alèze. — Lorsqu'on veut changer un drap d'alèze souillé, on attache avec des épingles anglaises l'alèze propre enroulée à l'extrémité de l'alèze sale, puis le malade se soulevant sur les pieds et les épaules, une infirmière placée du côté opposé tire l'alèze sale qu'elle enroule et par cette traction entraîne l'alèze propre qui se déroule et s'étale : on s'assurera bien qu'il n'existe pas de plis, et on saupoudrera le malade avec de la poudre de talc ou d'amidon.

Changement du drap de dessous. — Pour changer le drap de dessous sans lever le malade, on procédera suivant le même principe. On attachera l'extrémité du drap propre enroulé à l'extrémité céphalique (le côté de la tête du malade) du drap sale. Puis on tire ce dernier par le bas, et il entraîne le propre qui se trouve ainsi substitué.

La position ordinaire des malades est le repos dans le décubitus dorsal. La tête est toujours plus élevée que le reste du corps. Mais les malades ayant de la dyspnée se soulèvent, s'asseoient sur leur lit, et il faut maintenir le tronc relevé par des pupitres spéciaux ou des oreillers.

Après certaines opérations abdominales, pour obtenir le relâchement des muscles de l'abdomen, on *glisse un traversin sous les genoux*, de manière que la cuisse soit fléchie sur le bassin.

Ordinairement, la tête du lit est plus élevée que les pieds. Quand on veut faire de l'extension sur le membre inférieur, pour les fractures susceptibles de raccourcissement, on élève les pieds du lit avec quelques briques, quelques planches.

Quand le malade doit reposer sur un lit dur, on mettra une planche entre le sommier et le matelas. Pour les malades qui séjournent longtemps, on veillera à ce qu'ils ne se fassent pas d'eschare au niveau du sacrum. On a recommandé à cet effet l'usage de la *peau de chamois*, très douce, très élastique. On emploiera aussi les *ronds de caoutchouc*, ou les *matelas d'eau*, en caoutchouc également.

Table de nuit. — La meilleure table de nuit se compose de quatre piliers en fer, portant deux plateaux en verre ou en opaline superposés. Sur le plateau supérieur, on place un verre, un bol, un pot au lait, suivant les besoins; sur le plateau inférieur, les ustensiles recevant les déjections. l'urinal, le crachoir.

Crachoir. — Les crachoirs doivent toujours contenir un liquide antiseptique : sublimé ou cyanure de mercure. La soude à 10 p. 100 est aussi un excellent désinfectant et rend le nettoyage plus facile.

Urinal. — C'est un vase de verre généralement muni d'un col allongé pour permettre plus facilement la miction.

Bassins. — Les bassins dont nous parlons ici sont des vases aplatis, munis d'un manche; ils servent à recevoir les féces des malades incapables de se lever. Ils sont en faïence ou en tôle émaillée. Pour donner le bassin à un malade, l'infirmière doit le glisser doucement, tandis qu'il se soulève. S'il ne peut le faire, une autre personne le soulèvera pendant que l'infirmière passera le bassin. Dès que le malade est nettoyé, il faut emporter le vase hors de la chambre et le nettoyer de suite. Si le médecin a prescrit de conserver les matières, on les gardera dans des vases absolument clos.

Quand le bassin est froid, on peut le réchauffer en mettant dedans un peu d'eau chaude. On peut même en laisser un peu dedans, cela évitera l'adhérence des matières et rendra le nettoyage plus facile.

Les bassins doivent être soigneusement désinfectés et passés à l'eau bouillante.

Canules. — Les canules, en général en verre, dans l'intervalle de leur emploi, doivent être placées dans un flacon

fermé rempli d'une solution de cyanure de mercure au
millième

Bouillottes. — Ce sont des récipients qu'on remplit d'eau
chaude. On les placera chaudes aux pieds du malade et sur
les côtés du corps. Il faudra bien veiller *à ce qu'elles soient
enveloppées d'une poche de flanelle;* sans cette précaution, on
pourrait occasionner de graves brûlures. On les changera
dès qu'elles seront insuffisamment chaudes.

CHAPITRE XXII

Hygiène du malade.

I. SOINS JOURNALIERS; II. FEUILLE DE TEMPÉRATURE.

I. Soins journaliers à donner aux malades en l'absence du médecin.

RÉCEPTION DU MALADE. — L'infirmière devra recevoir tous les malades qui lui sont désignés avec bienveillance, avec affabilité. Elle ne devra faire aucune réflexion sur l'état dans lequel ils se trouvent. Dans ses rapports journaliers avec eux. elle ne montrera aucune préférence pour l'un ou pour l'autre; tous les malades, quelle que soit leur religion, quelles que soient leurs opinions, doivent être traités avec un égal dévouement. L'infirmière saura faire preuve d'autorité, mais avec une bonne grâce qui fera accepter sa direction sans objection. L'infirmière se renseignera succinctement sur le malade, et le placera dans la salle où il doit aller : dans une salle de médecine, de chirurgie. ou dans un pavillon de contagieux; lorsqu'un malade suspect de contagion ne peut être dirigé sur un endroit déterminé, il sera *mis en observation* dans une chambre isolée. jusqu'à ce que le diagnostic du médecin permette de lui assigner une place définitive.

Déshabiller le malade et lui faire revêtir des vêtements propres. Bain de propreté. — Pendant qu'on préparera le lit. l'infirmière recevra le malade dans une chambre isolée, et là. il sera procédé à son *déshabillage.*

Si le malade peut se déshabiller lui-même, on l'invitera à le faire et à prendre un *bain de propreté*, si son état le permet.

Puis on fera vêtir au malade les vêtements propres, désinfectés, fournis par l'hôpital. Si le malade ne peut le faire, ce sera le rôle de l'infirmière.

On commence par enlever les vêtements du tronc, blouses, vestes, gilets, en faisant glisser doucement en décousant ou déchirant même, s'il est nécessaire.

Pour enlever la chemise, on commence par sortir les bras des manches, et on la fait glisser ensuite pour la remplacer par une chemise propre.

En cas de blessures, de phlegmon, de trouble douloureux, il faut *déshabiller d'abord le membre sain*. *Pour rhabiller, on commencera par le membre malade.*

Pour la partie inférieure du corps, on pratiquera les mêmes procédés, avec douceur. On retirera les chaussures, les bas, les chaussettes, les pantalons, les caleçons. On exécutera toutes les manœuvres avec la plus grande attention, afin de ne provoquer que le minimum de douleur possible.

Les vêtements seront aussitôt retirés et portés à l'étuve de désinfection, et remplacés aussitôt par les vêtements propres.

S'il est impossible de prendre un *grand bain*, on aura soin de laver le malade avec de l'eau et du savon.

Il faudra penser au nettoyage de la tête. Si les cheveux sont infectés de parasites, on les fera tondre, s'il s'agit d'hommes ou d'enfants. S'il est impossible de les couper, on lavera les cheveux avec une solution de savon et de carbonate de soude, on passera le peigne fin, et on désinfectera avec une solution de sublimé, du *vinaigre chaud*, qui détruit les lentes, ou mieux encore, on appliquera une pommade au calomel, ou plus simplement de l'*onguent gris*, pommade au mercure qui est d'un effet très énergique. La tête de ces malades sera enveloppée dans un bonnet qui rendra la désinfection plus efficace et la contamination plus difficile.

Faire coucher le malade. — Si le malade est fatigué ou fébricitant, il faudra le faire coucher dans le lit qui lui est destiné. On l'aidera, on le transportera s'il est nécessaire, en protégeant avec le plus grand soin le membre ou la partie malade.

Le malade sera placé dans le lit dans la position qui lui sera la plus favorable. S'il s'agit de malades âgés, ou atteints d'affections dyspnéiques, on leur mettra la tête haute, en leur mettant soit des oreillers supplémentaires, ou en employant un *pupitre* placé à la tête du lit, qui, au moyen d'une crémaillère, permet de relever le tronc et la tête dans la position désirée.

On supprimera par contre les oreillers ou le traversin pour ceux qui ont besoin d'avoir la tête basse (malades menacés de syncope, après les grandes interventions, l'emploi des anesthésiques). L'infirmière, en attendant l'arrivée ou la visite du médecin, doit parer aux accidents immédiats. Elle doit préparer le malade à la visite médicale, *physiquement* et *moralement*.

Une fois couché et remonté par des paroles bienveillantes, elle entourera le malade nouveau de soins. Elle mettra des bouillottes à ses pieds et sur ses côtés s'il est refroidi, elle placera un *cerceau* au-dessus du membre fracturé ou malade, pour empêcher la douleur provoquée par le poids et le déplacement des couvertures.

Elle fera bien, dans certains cas, de donner une infusion chaude (thé, camomille, tilleul), et de les alcooliser légèrement avec un peu de rhum ou de cognac.

Prise de la température. — Tout malade devra avoir, dès son entrée, une feuille dite de température où sont inscrits la température, le pouls, les mouvements respiratoires. La température, prise comme nous l'avons indiqué, sera *inscrite* aussitôt sur la feuille, avec le nombre des *pulsations* et des *inspirations* à la minute.

Crachats. Urines. Vomissements. Garde-robes. — L'infirmière devra recueillir avec soin tous les produits rejetés par le malade. Les *crachats* seront recueillis dans un crachoir pourvu d'une solution antiseptique. Les urines seront recueillies dans un *bocal gradué*, afin de connaître la quantité émise depuis l'arrivée. On gardera aussi dans des bassins spéciaux les matières fécales qui, par leur apparence glaireuse, sanglante, noirâtre, etc., et les éléments étrangers qu'elles peuvent renfermer (vers, calculs), seront très utiles pour le diagnostic du médecin.

Il est tout aussi utile de conserver les *matières vomies*, alimentaires, bilieuses, hémorragiques, fécaloïdes, etc.

L'infirmière surveillera le malade et notera avec le plus grand soin tous les phénomènes amenés par la maladie pendant *l'état de veille* et le *sommeil.* Toutes ces notes seront *écrites* sur un carnet, car on ne doit jamais se fier à sa mémoire seule : un oubli important pouvant être préjudiciable au malade.

Soins journaliers de propreté. — Le malade doit être toujours dans un état de propreté aussi complet que possible.

1º *Propreté de la literie.* — L'infirmière doit veiller à la propreté de la literie, des draps, couvertures, oreillers et traversins. Elle fera changer tous les linges souillés.

2º *Propreté du linge de corps.* — Elle assurera la propreté du linge de corps du malade. Quand celui-ci sera souillé ou que la transpiration aura été trop abondante, on enlèvera la chemise ou le gilet sous les draps, sans découvrir le malade; avec un linge sec et chaud, on essuiera les parties du corps si elles sont mouillées, et on passera un nouveau gilet et une nouvelle chemise chaude en commençant par la tête et terminant par les bras.

3° *Propreté du corps.* — Le malade devra se laver les mains, la figure et le corps aussi souvent que possible. Chaque jour, l'infirmière s'assurera que la figure et les mains ont été lavées. Elle les lavera elle-même avec de l'eau et du savon quand le malade ne pourra le faire. Les cheveux seront tenus irréprochablement propres. Elle donnera au malade peigne et brosse, et s'en servira elle-même si c'est nécessaire. Elle démêlera les cheveux et les nattera. Le malade devra *se brosser les dents*, se laver la bouche avec soin, de préférence après repas. On pourra mettre à la disposition du malade une poudre dentifrice très bon marché, telle que la *craie campi*, du *savon de Marseille*, qui nettoiera la cavité buccale et les arcades dentaires. Quelques gouttes d'essence de menthe, d'eau de Cologne dans de l'eau, serviront de dentifrice. Des frictions d'eau de Cologne sur le corps, après un nettoyage à l'eau savonneuse, seront très appréciées des patients. Dans les endroits atteints d'érythème ou de menace d'eschare, on poudrera avec de la *poudre de talc* ou d'*amidon*. Les hommes devront faire couper leurs cheveux, leur barbe, se faire raser.

La propreté du malade est indispensable et le rôle de l'infirmière est ici prépondérant.

VENTILATION ET TEMPÉRATURE DES SALLES. — L'infirmière assurera le renouvellement de l'air, le chauffage des salles de malades en tenant compte de ce que nous avons dit à ce sujet.

ALIMENTATION. — Deux fonctions très importantes de l'infirmière sont : 1° l'*alimentation des malades;* 2° l'*administration des médicaments.*

Pour l'alimentation, elle se conformera exactement au régime prescrit par le médecin. Les aliments seront toujours aussi engageants que possible, et présentés *chauds*.

En veillant à l'alimentation, elle notera si le malade mange avec appétit, s'il éprouve de la répugnance, s'il a des nausées, s'il vomit. La propreté la plus rigoureuse est essentielle. Les verres, les tasses, les assiettes, les couverts, doivent être irréprochables. Dès que le malade a fini de manger, il faut enlever les restes. Quand le malade sera trop affaibli pour manger lui-même, il faudra porter à sa bouche les aliments; on ne lui donnera que lentement la quantité facile à absorber, et on attendra soit déglutie avant d'en présenter une nouvelle. On protégera la chemise par une serviette.

Pour ceux qui peuvent s'asseoir et prendre un véritable repas, on mettra sur leur lit une petite table reposant sur quatre pieds et munie d'un rebord, sur laquelle pourront être servis les aliments liquides et solides.

Il faudra surveiller l'alimentation des enfants et des convalescents, qui sont enclins à manger plus qu'il n'est nécessaire.

Boissons. — Les aliments liquides, les tisanes, jouent un grand rôle dans la thérapeutique. Ils devront être conservés dans des vases absolument clos pour les préserver de la poussière. Dès que le malade aura bu, il faudra prendre et nettoyer le verre ou la tasse.

Les liquides seront toujours donnés à la température prescrite, chauds ou froids, et présentés en petite quantité, afin que le malade ne puisse absorber que ce qu'il voit. S'il ne peut s'asseoir, on passera la main gauche sous l'oreiller pour lui soulever la tête, et de la main droite, on lui présente la tasse ou le verre. S'il ne peut soulever la tête, on le fait boire avec une théière, une cafetière ou une sorte de tasse munie d'un long col recourbé qu'on met dans les lèvres du malade: c'est ce qu'on nomme un *canard*. On peut aussi faire boire avec un aspirateur coudé plongé dans un vase ordinaire.

Alimentation forcée. Gavage. Lavements nutritifs. — Dans certains cas, le malade étant dans l'impossibilité de s'alimenter par les moyens ordinaires, on doit le nourrir de force, le gaver. Pour cela, on utilise soit le tube de Faucher, ou mieux une sonde œsophagienne, qu'on introduit par une narine jusque dans l'estomac, et par le pavillon de cette sonde, on injecte avec un entonnoir, ou mieux, un appareil à soufflerie comme pour le sérum artificiel, un mélange d'aliments liquides ou semi-liquides. On gave aussi les nouveau-nés qui ne peuvent se nourrir par la tétée. Pour eux, on peut utiliser une sonde de Nélaton n° 14 ou 16. A cette sonde, on adapte un petit entonnoir en verre dans lequel on versera le lait comme il aura été prescrit. La sonde et l'entonnoir doivent être stérilisés chaque fois par l'ébullition.

Un autre procédé pour alimenter le malade est d'employer la voie rectale. Les lavements nutritifs peptonisés et alcalinisés seront administrés conformément aux prescriptions que nous avons formulées.

ADMINISTRATION DES MÉDICAMENTS. — L'administration des médicaments sera faite conformément aux ordres du médecin. On s'efforcera de vaincre la répugnance qu'ont certains pour l'absorption des drogues. Il faut toujours s'assurer, en *lisant l'étiquette*, que le médicament qu'on va administrer est bien celui prescrit. Quant à la façon d'administrer, elle variera suivant qu'il s'agit d'une potion, de gouttes, de pilules, de cachets, de médicaments hypodermiques, etc. (voir Pharmacie).

DISTRACTIONS. VISITES. — L'infirmière devra chercher à distraire les malades, les égayer, leur procurer les jeux, les lectures, les travaux manuels en rapport avec leur âge. Elle surveillera les visites qu'ils reçoivent. Celles-ci seront absolument interdites dans certains cas, et limitées dans d'autres, afin que jamais le malade ne soit indisposé par elles. Les visiteurs devront obéir très rigoureusement aux ordres donnés.

Mort. — Enfin, l'infirmière doit soigner le malade jusqu'à la mort : elle doit l'assister jusqu'au dernier moment, en lui rendant aussi peu douloureux que possible, par ses soins et ses paroles consolatrices, ses derniers instants. Elle fera isoler le moribond par des paravents, ou mieux, dans une chambre particulière, pour éviter le spectacle attristant d'une mort publique, et quand la mort aura été constatée, elle fera procéder à l'enlèvement du cadavre qui sera transporté dans le local où aura lieu la mise en bière.

II. Observation de la température, du pouls et de la respiration.

Chaque malade possède, au-dessus de son lit, une feuille où l'infirmière doit chaque jour, et deux fois par jour au moins, inscrire la température du corps de l'observé. Les corps possèdent, en effet, une certaine température *constante* qui est indépendante de la température ambiante. Les combustions qui se produisent dans le corps humain sont les sources de la chaleur animale. Nous verrons dans la physiologie comment ces phénomènes s'expliquent. Pour l'instant, il suffit de retenir que l'homme est rangé dans la catégorie des êtres à *sang chaud*, ou mieux à *température constante*. Cette température normale prise dans l'aisselle varie entre 36°5 et 37°5. On peut donc prendre le chiffre de 37 degrés centigrades comme moyenne physiologique.

Or, toutes les fois que la *fièvre* éclate pour une raison quelconque, *la température du corps s'élève*, de sorte qu'en principe, qui dit *fièvre*, dit *hyperthermie* ou élévation de la température. Quand la température est au-dessous de 36 degrés, il y a *abaissement* ou *hypothermie*.

Thermomètre. — Pour savoir si un malade a la fièvre, il est donc indispensable de prendre sa température. Cela se fait au moyen d'un instrument appelé *thermomètre*, qui sert, comme son nom l'indique, à mesurer la chaleur. Les thermomètres médicaux sont des thermomètres à mercure *à maxima*. Dans les thermomètres primitivement employés, la colonne de mercure du tube communiquait largement avec le réservoir et il était indispensable de lire la température sur le malade, car le thermomètre étant enlevé, sous l'influence du refroidissement par l'air ambiant, la colonne de mercure s'abaissait rapidement vers le réservoir.

Les thermomètres à maxima portent au-dessus du réservoir un rétrécissement très prononcé, qui fait que, lorsque le mercure du réservoir se contracte sous l'influence du refroidissement, la colonne mercurielle se brise au-dessous de l'étranglement, et la *colonne du tube située au-dessus de l'étranglement* reste intacte, indiquant exactement la température du corps du malade. Cette colonne ne franchira le rétrécissement pour rentrer dans le réservoir que si elle est refoulée par une série de secousses centrifuges.

Les thermomètres médicaux sont gradués de 34 degrés à 43 degrés; au-dessus et au-dessous, c'est la mort. Chaque degré est divisé en dixièmes ou en deux dixièmes de degré, afin de rendre plus manifestes les variations thermiques.

Emploi du thermomètre. — Pour avoir la température exacte du corps, il faudra toujours introduire l'instrument dans une cavité naturelle, bouche, vagin, rectum, mais le plus souvent, on crée une cavité artificielle, l'*aisselle*, où l'on plonge le réservoir thermométrique.

En pratique, on ne prend jamais la température buccale ou vaginale : on prend presque toujours la *température axillaire* et, dans certains cas, la *température rectale*. Que l'on prenne l'une ou l'autre, il faut bien se rappeler qu'on devra toujours *prendre la température dans le même endroit et avec le même thermomètre*.

La température rectale est toujours plus élevée que la température axillaire, et on créerait des erreurs en les inscrivant sur le même tracé.

Température axillaire. — Le thermomètre ayant été vérifié et bien nettoyé, l'infirmière écartera les vêtements, chemise et gilet, afin d'arriver sur l'aisselle où doit être placé l'instrument. Celle-ci sera nettoyée, débarrassée de sa sueur. Puis on appliquera le réservoir dans le creux aussi profondément que possible, et l'on fera appliquer le bras du malade contre le thorax, afin de clore la cavité artificielle et de maintenir le thermomètre. Il faudra s'assurer qu'il n'y a aucun vêtement interposé. Il faut prendre, en effet, la température du corps et non celle du gilet ou de la chemise.

S'il s'agit d'un enfant, d'un malade affaibli, l'infirmière l'aidera et maintiendra le bras dans la bonne position. On gardera cette position *dix minutes*, bien que les thermomètres actuels soient très sensibles et montent très vite.

Cela fait, on *retire* le thermomètre; on *lit* le chiffre marqué en face de la colonne mercurielle et puis, par des secousses rapides et énergiques, on fait *descendre la colonne dans le réservoir*.

Enfin, on nettoie le thermomètre avec une solution de cyanure, on l'essuie et on le remet dans son étui.

TEMPÉRATURE RECTALE. — Pour prendre la température rectale, on procède comme pour un lavement. On fait coucher le malade sur le côté, la jambe de ce côté reposant sur le lit, allongée, l'autre étant à demi fléchie. On lubréfie le thermomètre avec de l'huile, de la vaseline, afin de l'introduire facilement. On fera attention à ce qu'il n'arrive aucun accident ; s'il s'agit de malades agités, on les fera immobiliser et on retirera rapidement le thermomètre, afin de ne pas le briser si le malade était trop indocile. La température rectale sera prise chez les petits enfants, les aliénés, les infirmes.

FEUILLE DE TEMPÉRATURE. — C'est une feuille quadrillée, divisée en millimètres, où l'on inscrit une marque sur une ligne horizontale correspondant à la température marquée. Les lignes horizontales sont traversées perpendiculairement par des lignes verticales qui sont aussi nombreuses qu'il y a de jours de maladie. Celles-ci sont elles même divisées en deux, de façon qu'on puisse chaque jour inscrire deux fois la température : le matin et le soir. On adoptera pour la température une couleur, afin que la courbe de la température puisse se distinguer de celles du pouls et de la respiration, qui seront notées, s'il est nécessaire, aussi scrupuleusement.

CHAPITRE XXIII

Prophylaxie des maladies contagieuses : Isolement; Désinfection.

L'hygiène peut être définie : l'ensemble des règles nécessaires pour conserver l'état de santé ou l'améliorer quand elle a été atteint. La partie de l'hygiène qui s'occupe de la *prophylaxie* des maladies contagieuses ou transmissibles, ou hygiène prophylactique, comprend l'ensemble des mesures prises pour empêcher le développement d'une maladie, la dissémination si elle existe, et pour arriver à la destruction du foyer d'infection.

Toutes les maladies contagieuses sont produites par des germes, des microbes connus ou inconnus, qui sont les causes de la propagation. La lutte prophylactique consistera à encercler ces germes, à empêcher leur dissémination, à les détruire partout où ils se trouveront, sur le malade, dans les appartements, dans les vêtements, la literie.

Nous connaissons les microbes de la tuberculose, de la diphtérie, de la fièvre typhoïde, et cependant nous ne connaissons pas encore ceux de maladies autrement contagieuses, comme la variole, la scarlatine, la rougeole, la varicelle, la coqueluche.

La *contagion* est la transmission d'une maladie par le contact, médiat ou non, d'un produit morbide venant d'un être atteint de cette même maladie.

Cette propagation peut se faire par le malade, par l'entourage, par les déjections, selles, crachats, par les croûtes (variole), par les squames. Parfois, la contagion se répand très vite, et on donne le nom de *maladies épidémiques* ou épidémies à celles qui frappent dans une même région plusieurs individus à la fois.

On ne les confondra pas avec les *maladies endémiques* ou endémies, qui sont des maladies propres à certains pays, à certaines régions où elles règnent constamment. Ainsi, le choléra est une maladie endémique dans l'Inde, la fièvre jaune est endémique dans les Antilles. La coqueluche, la scarlatine sont des maladies épidémiques, car elles sévissent pendant un certain temps, puis disparaissent. Mais les maladies endémiques peuvent revêtir le caractère épidémique par suite de la propagation de la maladie. Tel est le cas de la peste, du choléra. En présence d'une maladie contagieuse quelles seront les mesures d'hygiène préservatrices ou prophylactiques?

Il faudra réaliser trois conditions :

1º Détruire ou isoler la cause d'infection;

2º Détruire ou stériliser les agents de transmission;

3º Préserver les sujets sains.

C'est par une lutte intelligente que les Américains ont fait disparaître de Cuba la fièvre jaune : en comblant les mares, les fossés, les flaques d'eau, en les recouvrant de pétrole, on détruit les larves des moustiques qui transmettent à l'homme cette redoutable affection. La même lutte triomphera de l'impaludisme.

On détruira donc les agents de transmission : moustiques, insectes, animaux tels que le chien pour la rage, le cheval pour la morve. On désinfectera tout ce qui a été au contact des malades, et on évitera que ceux-ci ne reviennent au milieu de leurs semblables avant d'avoir été complètement débarrassés de leurs germes nocifs. Quand il s'agit d'une maladie transportée d'un pays à l'autre par les voyageurs ou les marchandises, on établit des *cordons-sanitaires*, des *lazarets*, où les individus et les marchandises restent *en quarantaine*.

Malheureusement, les mesures prophylactiques sont souvent prises trop tard et souvent inefficaces; dans ce cas, le médecin se trouve en présence d'une maladie déclarée, il doit à son tour en éviter la dissémination, la propagation. Que doit-il faire?

Toutes les mesures hygiéniques à prendre se résument à *l'isolement*, à la *désinfection*.

ISOLEMENT DU MALADE. — Le malade porteur de germes dangereux doit être isolé, séparé de son entourage, placé dans un local des plus hygiéniques, d'où il ne sortira que lorsqu'il ne sera plus dangereux.

Si le malade reste à son domicile et n'est pas hospitalisé, on le mettra dans une chambre isolée, où ne pénétreront que les personnes appelées à lui donner des soins.

On sait malheureusement comment cet isolement est mal compris, mal pratiqué. Aussi vaudrait-il mieux souvent mettre les malades dans des hôpitaux spéciaux, comme en

Angleterre, où certains sont affectés à une seule maladie contagieuse (variole, scarlatine, etc.).

Sans avoir des hôpitaux spéciaux pour chaque maladie, les hôpitaux français possèdent des quartiers ou des *pavillons* affectés à chaque catégorie de malades : diphtérie, scarlatine, rougeole, etc. Quand un malade est atteint d'une maladie non encore déclarée, on le mettra dans une chambre *d'observation* isolée d'où on ne le sortira que pour le mettre avec les autres malades de sa catégorie ou le rendre à la liberté. Cette période d'observation ou *d'isolement des suspects* sera d'une quinzaine de jours environ pour les maladies courantes (variole, varicelle, fièvre typhoïde, scarlatine, rougeole, oreillons, coqueluche, rubéole, diphtérie).

Au bout de combien de temps un malade guéri pourra-t-il être remis en circulation? Cela est très important pour les écoles, où l'introduction d'un enfant encore porteur de germes peut être la source d'une épidémie.

Pour la *variole* et la *scarlatine*, on admet qu'un intervalle de quarante à quarante-cinq jours est nécessaire depuis le début de la maladie.

Pour la *rougeole*, quinze à vingt jours suffisent, celle-ci n'étant plus contagieuse après l'éruption.

Pour la *diphtérie*, la quarantaine sera de quarante jours.

Pour la *coqueluche*, il faudra attendre la disparition complète des quintes.

Pour la *rubéole* huit jours, la *varicelle* vingt-cinq jours.

Pour les *teignes* (favus et trichophytie), on attendra que les cheveux repoussent.

Quant à la *pelade*, elle est considérée comme non contagieuse.

La plupart des maladies sont d'origine microbienne et par conséquent susceptibles d'être transmises : il faudrait donc toujours se soumettre à l'ensemble des mesures que nous allons exposer. Mais en pratique, la nomenclature des maladies qualifiées de contagieuses par la loi est très brève; elle comprend :

La fièvre typhoïde, le typhus exanthématique, la variole, la scarlatine, la diphtérie, la suette miliaire, le choléra, la peste, la fièvre jaune, la dysenterie, la fièvre puerpérale, l'ophtalmie des nouveau-nés.

C'est la nomenclature des maladies que le médecin ou la sage-femme doit déclarer conformément à la loi du 30 novembre 1897. Ces déclarations doivent être faites au maire et au sous-préfet. On pourrait y ajouter la *méningite cérébro-spinale* et d'autres encore.

TRANSPORT DU MALADE. — Le malade contagieux ou suspect ne devra jamais être transporté dans une voiture publique qui ne puisse être ensuite désinfectée. Dans les grandes villes, on utilisera des voitures mises à la disposition des malades par les administrations. Dans le cas où cela serait impossible, on aura soin d'envelopper complètement le malade dans des vêtements qui le mettront dans l'impossibilité de souiller la voiture, et qui seront ensuite désinfectés.

Puis on procédera à la désinfection du véhicule qui a servi au transport.

DÉSINFECTION. — Le malade étant isolé, il nous reste à exposer l'ensemble des mesures qui empêcheront les germes de se propager au dehors.

Les moyens qui arriveront à ce but, ce sont les moyens de *désinfection*.

La *désinfection* consiste à détruire partout où ils se trouvent les germes pathogènes. Nous examinerons successivement :

1º La désinfection du personnel ;
2º La désinfection des linges, vêtements et objets de literie ;
3º La désinfection des déjections ;
4º La désinfection des locaux.

1º DÉSINFECTION DU PERSONNEL ET DES VISITEURS. — Le personnel qui soigne un contagieux ne communiquera pas avec le dehors sans s'être débarrassé des vêtements qui lui servent et avoir désinfecté toutes les parties de son corps susceptibles d'être souillées. Les médecins devront, avant de pénétrer dans la salle des contagieux, se débarrasser de leurs vêtements ordinaires et revêtir des vêtements, blouses, culottes qu'ils quitteront avant de sortir. Les infirmières prendront les mêmes précautions, leurs vêtements seront changés et stérilisés comme nous l'indiquerons plus tard.

Tous les visiteurs qui seront admis près des malades devront aussi s'habiller de vêtements protecteurs, blouses, calottes, bonnets, qu'ils déposeront en sortant. Mais il faudra encore faire la désinfection des *mains*, de la *figure*, de la *bouche*, de toutes les parties du corps exposées aux germes.

Pour ces soins, on aura recours aux lavages, au savonnage avec de l'eau très chaude, et on se lavera ensuite dans une solution antiseptique de cyanure de mercure et dans l'alcool. On prendra autant de soin pour nettoyer les mains et la figure que s'il s'agissait d'une intervention chirurgicale. Le personnel complétera ces soins par des bains aussi fréquents que possible, et sera tenu à l'accomplissement le plus strict de ces mesures rigoureuses, autrement il deviendrait une source perpétuelle de dangers.

2º DÉSINFECTION DU LINGE, DES VÊTEMENTS, DES OBJETS DE LITERIE. — La contagion peut être produite par les divers objets qui ont servi aux malades. Le danger est donc grand de ne pas procéder à la désinfection immédiate du linge de corps, des vêtements, des objets de literie, de pansement.

En laissant dessécher les matières infectantes, on favorise leur dissémination : il est donc utile de ne pas laisser dessécher les linges qui ont été au contact des malades, et de les désinfecter aussitôt que possible après avoir été souillés. Mais comme dans un service important il est impossible de faire ces enlèvements de linge à chaque instant, on devra les réunir dans un endroit où ils soient hermétiquement clos, sans possibilité de devenir dangereux. On les *enfermera dans des réservoirs cylindriques en fer-blanc*, en tôle galvanisée, *absolument fermés*, et munis d'un couvercle hermétique. Il faudra veiller à ce que les linges soient portés directement, enveloppés par mesure de précaution dans un linge propre recouvrant le tout.

Triage. — S'il est nécessaire de procéder au triage des linges. on ne fera jamais cette opération à sec. On pulvérisera sur eux une solution antiseptique pour éviter que des poussières puissent être soulevées par les manipulations. Le mieux encore est de tremper les linges dans une solution antiseptique de cyanure de mercure ou de sublimé.

Transport. — Les linges seront transportés dans des récipients en tôle galvanisée, munis de deux poignées pour être portés à bras. Si on n'avait pas de semblables récipients, on pourrait utiliser des sacs confectionnés à cet usage. Enfin on utilisera dans les cas urgents un drap de lit qu'on humectera afin de le rendre imperméable aux poussières et aux germes.

Le nettoyage et la désinfection des objets contaminés variera suivant la nature des objets.

Incinération. — Les objets de pansement : gaze, ouate, tampons, bandes de tarlatane, qui ne doivent jamais resservir, seront brûlés dans un foyer quelconque. Mais dans les hôpitaux et les maisons de santé, il existe un four crématoire où sont incinérés tous ces objets. Ces fours permettent d'incinérer, sans odeur et sans fumée, non seulement les objets de pansement, mais les débris organiques, les ordures ménagères. Les matières à incinérer seront maniées avec une pince métallique, jamais les mains ne toucheront directement ces objets infectés.

Désinfection du linge et des objets de pansement utilisables. Nettoyage des taches. — Lorsque les linges, ce qui est fréquent, sont tachés de pus, de sang, de matières fécales, il faut au préalable faire disparaître ces taches, sinon elles s'incrustent dans les tissus et deviennent indélébiles.

Essangeage. — Pour cela, on pratique l'*essangeage*, c'est-à-dire qu'on fait macérer le linge dans une solution alcaline de carbonate de soude. Après un contact de plusieurs heures (douze ou vingt-quatre heures), le linge sera soumis au lessivage ordinaire ou au blanchissage à la vapeur. On peut ajouter du savon dans l'eau de cristaux et on frotte avec une brosse, minutieusement, pour enlever les taches de sang, de pus.

Dégraissage. — Les taches de graisse seront enlevées avec de la benzine ou de l'eau ammoniacale au 1/3. Le dégraissage est surtout utile pour les vêtements de laine.

Les linges, après avoir été débarrassés de leurs taches, seront immergés dans une solution désinfectante.

Immersion dans une solution antiseptique. — On utilisera des antiseptiques non susceptibles d'altérer les tissus.

Les solutions de chlorure de zinc au 5 millième seront placées dans des récipients émaillés, en bois ou en terre, car il attaque les métaux. On utilisera de préférence la solution de *crésylol ou crésyline* à 5 p. 100, ou bien le *lysol* à 5 p. 100. Ces deux derniers corps ont l'avantage de donner des solutions alcalines qui dissolvent les taches et les font disparaître.

L'action microbicide est accrue par la température. On maintiendra celle-ci au voisinage de 60 degrés, soit en chauffant directement, soit en faisant passer un courant de vapeur d'eau dans la solution.

Comme désinfectant usuel, parmi ceux recommandés par le Conseil supérieur d'hygiène publique de France, celui qui remplit les conditions voulues (désinfectant et désodorisant), sans présenter d'inconvénient appréciable, est le *crésylol sodique.* C'est un mélange à parties égales de lessive de soude et de *crésylol*, qui s'emploie en solution forte à 4 p. 100, ou en solution faible à 1 p. 100. Les linges désinfectés par trempage à froid sont faciles à laver, les taches de sang, de pus ou de matières fécales sont solubilisées. Les matières fécales sont désinfectées par un contact de douze heures. De plus, on supprime avec lui de la chambre du malade, des cabinets, des fosses d'aisances, les mouches si dangereuses pour l'entourage.

Le seul inconvénient du crésylol sodique, c'est qu'il possède une odeur de goudron. Mais elle n'est nullement désagréable et personne ne s'en plaint. Si cependant l'odeur était trop gênante, dans certains cas particuliers, on le remplacerait par un autre désinfectant d'odeur moins pénétrante.

Le linge, après un séjour de vingt-quatre heures, est stérilisé. On le retire alors, on l'étreint, et il doit être soumis au lessivage.

Il faut avoir soin, dans ces différentes manœuvres, de ne pas mélanger les linges blancs et les étoffes de couleur susceptibles de déteindre.

L'immersion dans l'*eau bouillante* peut remplacer les différents antiseptiques. Au bout d'une demi-heure d'ébullition, on peut considérer la désinfection comme accomplie.

Blanchissage, lessivage. — L'ébullition du linge, ou le lessivage à l'eau bouillante ou à la vapeur, désinfecte et blanchit en même temps. Ce sont les procédés employés journellement pour atteindre ce but.

Savonnage et rinçage. — Une fois désinfecté et blanchi par le lessivage, le linge sera de nouveau savonné et rincé avant d'être mis dans le séchoir.

Désinfection des vêtements et objets de literie. — Pour les objets qui ne pourront être incinérés, ni lavés ni lessivés, on emploiera d'autres moyens. C'est le cas des vêtements, des couvertures, matelas, traversins, oreillers.

On peut employer dans ce but : 1° *la désinfection par la vapeur humide sous pression;* 2° *la désinfection par les vapeurs de formol.*

Désinfection par la vapeur d'eau sous pression. Étuves. — Les appareils qui servent à cette désinfection sont des étuves qui comprennent deux parties essentielles : 1° *une chaudière,* et 2° *une chambre de désinfection.*

La vapeur d'eau sous pression est le procédé le plus sûr et le plus efficace. Les objets doivent séjourner dans l'étuve vingt minutes à la température de 115 à 120 degrés. C'est le procédé employé pour stériliser tous les objets de pansement; l'autoclave en est l'appareil typique.

Ces étuves ne sont que des applications de la marmite de Papin.

Les objets sont mis dans la partie nommée *chambre de désinfection,* hermétiquement close pour éviter toute fuite et très résistante pour supporter des pressions de deux atmosphères au moins. Pour éviter une explosion possible, il y a une soupape de sûreté qui se soulève lorsque la pression dépasse la limite prévue.

La chaudière disposée sur un foyer contient de l'eau qui est portée à l'ébullition. La vapeur d'eau arrive dans la chambre de désinfection, elle en chasse l'air : il faut en effet que l'appareil soit *absolument purgé d'air* pour que la stérilisation soit efficace. Pour permettre à l'air de l'étuve de s'échapper au dehors, elle communique avec l'atmosphère par un robinet qu'on doit laisser ouvert. La vapeur arrivant de la chaudière balaie l'air, et l'entraîne au dehors; lorsqu'elle sort par le robinet d'une manière dense et continue, on peut affirmer que l'étuve est purgée.

On ferme alors le robinet de communication avec l'air extérieur. Alors la vapeur, qui était à 100 degrés, ne pouvant plus s'échapper au dehors, s'accumule dans l'étuve, et l'on voit sur le manomètre augmenter la pression, en même temps que la température s'élève à 115 degrés. A ce moment-là, on règle l'arrivée de la vapeur et le foyer pour maintenir cette température pendant vingt ou trente minutes. Puis on supprime l'arrivée de la vapeur dans la chambre de désinfection en fermant le robinet qui fait communiquer celle-ci avec la chaudière.

On laisse refroidir l'étuve jusqu'à ce qu'elle arrive au zéro du manomètre, puis on ouvre le robinet d'air pour permettre sa rentrée dans la chambre. Les objets sont ensuite retirés.

Les modèles d'étuve les plus connus sont ceux de Geneste-Herscher, de Vaillard et Besson.

Il ne faut pas désinfecter à l'étuve à vapeur les objets en cuir, en peau, en fourrure, les objets collés, plaqués; ils sortiraient racornis ou détériorés.

Le personnel placera les objets à désinfecter de façon à ce que la vapeur puisse bien circuler partout.

Il désinfectera avec soin ses propres vêtements, après avoir chargé la chambre de désinfection, puis il se désinfectera les mains et la figure.

Les linges, couvertures, vêtements retirés de l'étuve seront secoués, étirés, suspendus à l'air chaud et libre si possible pour activer leur dessication.

Certaines étuves possèdent pour cela un dispositif spécial.

Les objets désinfectés ne devront jamais être mis au contact des objets à désinfecter; il faut les mettre dans des locaux absolument distincts.

Pour s'assurer que la température exigée, 115 à 120 degrés, a été atteinte, on utilise des thermomètres ou des alliages fusibles. Une application ingénieuse en est le *pyromètre électrique*, composé de deux lames séparées par des alliages fusibles. Lorsque la température de 115 degrés est atteinte, l'alliage fond, les deux lames entrent en contact, et une sonnerie électrique reliée à ces lames retentit, indiquant que la température désirée est atteinte.

Les étuves à vapeur sous pression permettent d'obtenir une désinfection absolue, pourvu qu'il ne reste *aucune trace d'air; la purge d'air* est le point capital de la stérilisation. Ces étuves ont cependant quelques inconvénients. Elles coûtent cher et doivent être conduites par des mécaniciens expérimentés. De plus, beaucoup d'objets ne peuvent être ainsi désinfectés à cause des altérations. Les couvertures s'altèrent à la longue. Il faut refaire ensuite les traversins, les oreillers, les matelas.

Désinfection par les vapeurs de formol. — Pour ces raisons, on remplace souvent la stérilisation de ces différents objets par la désinfection aux vapeurs de formol.

Mais il est difficile, avec ces vapeurs, d'obtenir une désinfection en profondeur.

Il existe actuellement des étuves à vapeurs de formol qui permettent d'obtenir une désinfection complète.

Désinfection par les vapeurs de soufre. — Les couvertures, matelas, traversins, peuvent être désinfectés par la sulfuration. Ils seront suspendus dans un local dont il sera facile de boucher tous les orifices, et on fera brûler, comme nous l'avons dit, 50 grammes de soufre par mètre cube d'air.

Désinfection par les solutions et lavages antiseptiques. — La laine et les effets de laine peuvent encore être désinfectés par le séjour dans une solution antiseptique et par les lavages: les matelas seront décousus avec soin afin d'éviter la dissémination des maladies.

Désinfection par le soleil. — Enfin, l'été, on pourra utiliser la lumière solaire. L'exposition prolongée des linges, de la literie aux rayons du soleil constitue encore un moyen de désinfection qu'il ne faut pas négliger, mais qui pourra surtout être utilisé pour les objets n'ayant été souillés par aucune maladie contagieuse, et si l'on ne possède pas de moyen plus énergique.

Pour la désinfection dans les familles, le mieux est de mettre à leur disposition deux lessiveuses de 50 à 60 litres. Dans un coin de la pièce occupée par le malade, on place une lessiveuse remplie de la solution désinfectante (crésylol à 4 p. 100); on y immerge aussitôt chaque pièce de linge que quitte le malade. Le soir, la lessiveuse couverte et pleine de liquide et de linge est emportée à la buanderie. Elle ne sera ouverte que le lendemain matin : ainsi, tout son contenu, même la dernière pièce immergée, aura subi un contact de douze heures au moins avec le désinfectant. La première lessiveuse est remplacée aussitôt par une autre, et ainsi de suite. Par ce moyen simple et peu coûteux, on assure facilement la désinfection du linge.

3° DÉSINFECTION DES DÉJECTIONS. — Cette désinfection comprend celle des *matières fécales*, de l'*urine* et des *crachats*.

1° *Désinfection des matières fécales et de l'urine.* — La collection et l'évacuation des déjections des malades constitue un problème très important à résoudre. Les matières fécales et l'urine sont dangereuses par les germes pathogènes qu'elles peuvent répandre; elles sont nuisibles par les dégagements gazeux qui résultent de leur fermentation. Lorsque les malades ne peuvent se lever pour satisfaire leurs besoins, ils doivent être assistés. Les infirmières les aideront à se lever, à s'installer sur les sièges ou les seaux hygiéniques, ou passeront aux plus malades le bassin ou l'urinal. Elles devront s'assurer que les récipients sont bien placés et que le malade ne peut souiller ni la literie ni le sol; elles donneront ensuite les soins nécessaires.

Quand on se trouve en présence d'un malade grave (typhique par exemple), il faudra préserver le lit contre les souillures possibles en le garnissant d'une toile imperméable, recouverte d'un drap d'alèze placé en travers du lit. Le milieu de l'alèze correspondra au siège du malade. Ces draps seront changés après chaque souillure et on prendra dans leur enlèvement toutes les précautions que nous avons indiquées.

Les ustensiles mis à la disposition des malades seront absolument étanches et complètement lisses. L'urinal sera de préférence en verre: on peut de la sorte se rendre compte de l'état de l'urine et de la propreté de l'ustensile.

Un excellent moyen de les nettoyer est de les rincer avec une solution diluée d'acide chlorhydrique, esprit de sel du commerce, qui est un désinfectant puissant, nettoyant parfaitement le verre et faisant disparaître tous les dépôts urinaires.

Les vases, les bassins, les seaux hygiéniques, sont en porcelaine, faïence et métal émaillé.

Ils doivent être tenus dans un état de *propreté* absolue, et ils doivent être *désinfectés* et *désodorisés* chaque fois qu'ils ont servi.

La *désinfection* a pour but de tuer les germes pathogènes; la *désodorisation*, de supprimer simplement les odeurs nauséabondes. Il faut donc savoir choisir les désinfectants et les désodorisants suivant le but poursuivi, et si possible réunir les deux qualités dans le même produit.

Le sulfate de cuivre est un excellent désinfectant d'un prix de revient minime. Aussi est-il l'un des plus recommandés: 8 grammes suffisent pour désinfecter un litre de matières fécales en vingt-quatre heures. En employant des solutions de 30 à 50 grammes par litre, on a donc un moyen énergique. Comme désodorisant, il est très peu actif. On l'emploiera pour les selles des typhiques, des cholériques, des dysentériques.

Le *chlorure de chaux* est moins actif comme désinfectant. Il faut environ 20 grammes par litre, mais c'est un désodorisant de premier ordre. On peut employer aussi une solution à 50 grammes par litre.

Le *chlorure de zinc* est un excellent désodorisant, mais il faut 200 grammes par litre pour désinfecter utilement.

Le corps qui est à la fois le meilleur désinfectant et désodorisant est le *crésyl*. C'est un produit sirupeux, de couleur noirâtre brun, à odeur de bitume: il donne avec l'eau une émulsion couleur de café au lait. La solution employée est à 50 millièmes. Elle ne détériore ni les objets ni le linge. Elle pourra être utilisée pour la désinfection des vases qui devront toujours en avoir un peu, et pour la désinfection des matières.

L'huile lourde de houille s'emploie en nature, notamment pour la désinfection des latrines et des tuyaux.

En résumé, pour la désinfection des matières fécales, on peut recommander soit le sulfate de cuivre, soit mieux encore, le *crésyl*, qui est un désodorisant et qui ne tache nullement le linge.

Le *chlorure de chaux*, qui attaque les métaux, émet des

vapeurs de chlore, sera réservé pour les water-closets, où on le mettra dans de larges plats en terre, où, sous l'influence de l'acide carbonique de l'air, le chlore se dégagera.

Désinfection des crachats. — C'est par les crachats semés à tous les vents que le tuberculeux est une source de contagion. C'est aussi par les produits de sécrétion de la bouche, du nez, de l'arrière-gorge, que se propagent la pneumonie, la diphtérie, la rougeole, la scarlatine. etc.

Les crachats sont dangereux à *l'état humide* et à *l'état sec*; à l'état humide ils sont dangereux par les parcelles que projette le malade lorsqu'il tousse ou crache. Mais ils sont surtout dangereux après leur dessication, où, pulvérisés ils se mélangent aux poussières de l'air. Voltigeant avec elles, ils vont souiller les voies respiratoires, les aliments et les boissons.

Les bacilles tuberculeux conservent leur virulence six ou dix mois; les bacilles diphtériques sont encore plus persistants.

Le meilleur moyen d'éviter la dissémination, c'est de les recueillir dans des récipients nommés *crachoirs*.

Les crachoirs sont indispensables dans les hôpitaux, dans les collectivités où forcément se rencontrent des individus porteurs de germes dangereux.

Ces crachoirs seront, suivant les cas, *collectifs* ou *individuels*.

Crachoirs collectifs. — Ceux-ci devront être placés bien en vue, à poste fixe, afin d'en permettre un usage facile.

Ils ne seront pas posés par terre. car les crachats s'égarent souvent autour des crachoirs; on les élèvera à une hauteur suffisante. 1 mètre ou 1 m. 20, et ils seront mis sur des supports métalliques bien assujettis. afin qu'on ne puisse les renverser.

On repoussera, pour les remplir. toutes les matières pulvérulentes (sciure de bois, sable. cendres). Il faut, en effet, empêcher la dessication des crachats. On remplacera donc les matières pulvérulentes par des liquides antiseptiques : *formol, cyanure de mercure, sublimé, crésyl*.

Les crachoirs doivent être complètement clos; on ne doit les ouvrir qu'au moment de s'en servir. Le couvercle en forme d'entonnoir. qui est cependant le plus utilisé. est dangereux, parce que beaucoup de crachats adhèrent à sa surface, s'y dessèchent et font du crachoir un objet répugnant par son aspect, sa malpropreté et son odeur. De plus. les mouches y viennent en foule et vont ensuite. avec leurs trompes ou leurs pattes. disséminer les bactéries.

Crachoirs individuels. — Il y en a deux types. Le premier est celui que l'on trouve au chevet de chaque malade d'hôpital. Il est en porcelaine ou en métal émaillé.

Le deuxième est le *crachoir de poche*. C'est un petit flacon aplati en verre ou en métal. avec une fermeture étanche, et dont la désinfection doit être des plus faciles.

Nettoyage et désinfection des crachoirs. — Le moyen de nettoyage le plus simple est de *faire bouillir* crachoir et contenu pendant quinze à vingt minutes; on détruit ainsi tous les germes pathogènes, puis le crachoir est lavé et remis en service, après y avoir versé une légère quantité de solution antiseptique.

Pour faire la désinfection d'un grand nombre de crachoirs à la fois, on peut utiliser l'*appareil de Geneste-Herscher*, ou une chaudière quelconque.

Si les crachoirs sont métalliques, on peut les plonger brusquement dans l'eau bouillante avec des paniers-supports. S'ils sont en verre ou en porcelaine, il faudra les placer dans l'eau tiède qu'on portera ensuite à l'ébullition.

Comme la chaleur coagule les matières albuminoïdes des crachats, le nettoyage sera bien plus facile et bien plus rapide si on ajoute dans l'eau une certaine quantité de *carbonate de soude.*

Les crachoirs seront ensuite rincés et essuyés avec des linges qui devront être désinfectés. Les infirmières qui se livreront à cette désinfection devront soigneusement se laver les mains après ces différentes opérations.

4° DÉSINFECTION DES LOCAUX. — Tout local occupé par un malade contagieux doit être désinfecté dès qu'il devient libre et aucun autre malade ne doit y être introduit avant que cette désinfection ait été accomplie. La désinfection portera sur les parois (murs, plafond, plancher) et sur le contenu (lits et meubles).

La désinfection doit être *inoffensive* pour les désinfecteurs et les futurs occupants; elle ne devra pas détériorer la pièce: elle sera d'une *application facile* et aussi *peu dispendieuse* que possible.

Habillement du désinfecteur. — Le désinfecteur devra auparavant revêtir un costume spécial composé d'un pantalon et d'une veste de toile fermant étroitement au niveau des extrémités (pieds. cou. poignets, taille), des chaussures particulières et une calotte. Il recouvrira ses mains de gants appropriés: tous ces vêtements seront désinfectés après chaque opération.

Différents procédés de désinfection des locaux. — Lorsque la pièce a été débarrassée de tout ce qui peut être brûlé ou enlevé pour être désinfecté ailleurs (literie, vêtements, etc.). on procédera à la désinfection du local.

Les procédés employés peuvent être résumés en deux variétés :

1° *Désinfection par les pulvérisations ou les lavages antiseptiques;*

2° *Désinfection par le dégagement de gaz ou vapeurs antiseptiques.*

1º **Désinfection par pulvérisations et lavages.** — On emploie pour les pulvérisations des solutions antiseptiques. L'acide phénique à 5 p. 100 est abandonné à cause du prix et de l'odeur. On l'a remplacé par la solution de sublimé à 1 millième. Pour augmenter son pouvoir antiseptique, on l'acidule soit avec de l'acide *tartrique* (4 grammes par litre), soit avec de l'*acide chlorhydrique* (2 grammes par litre).

On emploie encore une solution de formol à 2 p. 100.

Pour projeter ces substances antiseptiques sur les parois, on se sert de *pulvérisateurs*. Ces différents appareils sont munis d'une pompe actionnée par une main de l'agent qui de l'autre dirige le jet qui sort sous forme d'un nuage. On peut utiliser à cet usage le pulvérisateur qui sert pour le sulfatage des vignes.

Pour supprimer le maniement de la pompe qui comprime l'air, on a fabriqué des pulvérisateurs où on utilise des *cartouches d'acide carbonique liquide* qui sont introduites par un mécanisme spécial dans l'appareil où un perforateur actionné par un volant déchire la cartouche; l'acide carbonique mis en liberté se dégage et chassera au dehors tout le liquide; c'est le principe de la bouteille d'eau de Seltz, des *sparklets*.

La pulvérisation est un mauvais moyen de désinfection. Les pulvérisations comme moyen de désinfection devraient être bannies de l'hygiène publique. Ce procédé laisse beaucoup à désirer et il donne ainsi une fausse sécurité : il laisse croire à tout le monde que les locaux ont été assainis, et il n'en est rien. En effet, quelle que soit l'adresse et l'attention du désinfecteur, il laissera des endroits où la pulvérisation n'aura pas porté. De plus, le contact de l'agent antiseptique dissous et du germe est trop court pour que la destruction des germes soit réalisée. Il est donc impossible de désinfecter toutes les parois. La pulvérisation la plus efficace serait celle au *formol*. car les vapeurs émises pourront être quelque peu actives. Mais pour cela, il faut que la pulvérisation soit faite très sérieusement, qu'elle soit assez intense pour constituer un *véritable lavage*, afin d'éviter les espaces secs qui restent entre les gouttelettes. La pulvérisation achevée. le local sera clos vingt-quatre heures. afin de permettre l'action des vapeurs de formol et leur évaporation.

Mais ces procédés ne peuvent être recommandés qu'à défaut d'autres. Si les murs, les plafonds, les planchers peuvent être mouillés, il est préférable d'employer les *lavages*. C'est pour cela que les murs recouverts de peinture, de tapisseries lavables, doivent être recommandés. Les murs recouverts de tapisseries ordinaires ne peuvent être désinfectés; dans ces cas-là, il faut sacrifier la tapisserie.

Les murs, planchers, plafonds, seront donc lavés, savonnés avec des solutions antiseptiques de *sublimé*, de *formol*. C'est ici que la supériorité du carrelage est bien évidente.

Dans les appartements où les murs sont blanchis à la chaux, on fera la désinfection en *badigeonnant avec un lait de chaux à 20 p. 100*. Ce procédé de désinfection est très efficace, très facile à appliquer à la campagne dans les appartements. On désinfectera de la même façon les locaux où séjournent les animaux. C'est, de plus, un procédé économique.

2° DÉSINFECTION PAR LES GAZ OU VAPEURS. — Grâce à leur pouvoir diffusible, les gaz pénètrent partout. Les premiers employés, tels que le chlore, furent vite abandonnés, car ils altéraient les métaux, les tissus, et étaient dangereux pour les personnes.

Nous ne parlerons que de deux procédés recommandables : la désinfection par le *soufre* et celle par le *formol*.

Désinfection par le soufre. — Cet agent, qui semble un peu tombé en défaveur, est cependant capable de rendre des services. Il détruit la vermine et il est d'une application facile et peu coûteuse. La désinfection par le soufre se fait par sa combustion, qui produit des vapeurs d'*acide sulfureux*, antiseptique très puissant.

Quand on veut désinfecter un local par le soufre, voici comment on procède : on bouche hermétiquement toutes les issues pour empêcher le gaz sulfureux de s'échapper au dehors. On colle des bandes de papier sur les fentes des portes, des fenêtres, du tablier de la cheminée, sur les trous des serrures, en n'oubliant aucune fissure.

Afin que tout le contenu soit désinfecté, on ouvre les meubles, les placards, on étale les matelas.

On dispose sur des cordes, en les étalant le plus possible, les tentures, les couvertures, les objets de literie, les vêtements.

On dépose ensuite sur le plancher des récipients renfermant de l'eau ou du sable, et c'est sur ce fond isolateur que sont placées les boîtes sans soudure contenant le soufre. On met dans ces ustensiles, dont on peut multiplier les foyers, du soufre à raison de 50 grammes par mètre cube au maximum.

Pour faciliter l'allumage, on arrose les foyers avec un peu d'alcool, et on met le feu aux foyers, parfaitement isolés du plancher et des meubles. Puis on se retire rapidement pour ne pas être asphyxié. On ferme l'issue laissée libre, et on colle du papier sur les joints du côté extérieur. On laisse les choses dans cet état pendant trente-six heures. On ouvre la porte, on ouvre rapidement et largement les fenêtres, en retenant sa respiration pour ne pas inspirer de vapeurs irritantes. Puis on laisse l'appartement ouvert plusieurs jours avant de l'occuper. Le soufre laisse après lui une odeur désagréable à la literie, aux vêtements, il décolore certaines étoffes, il abîme les cuivres et les dorures. On peut préserver les cuivres en les recouvrant avec un corps gras, tel que la vaseline.

Désinfection par le formol. — Pour ces raisons, on emploie en général le formol à la place du soufre. La puissance antiseptique du formol augmente avec la température et quand l'air est imprégné de vapeur d'eau. Malgré cela, les vapeurs de formol pénètrent mal dans la profondeur des objets. On peut faire la désinfection par différents procédés.

Le procédé de *Trillat* est le plus ancien. On introduit dans une espèce d'autoclave une solution de formochloral à raison de 1 litre par 100 mètres cubes à désinfecter. On ferme l'autoclave, on chauffe, et quand la pression atteint cinq atmosphères, on ouvre le robinet qui conduit à un tuyau de dégagement introduit dans le trou de la serrure de la pièce à désinfecter. Des tables indiquent quand la vaporisation est suffisante. On laisse l'appartement fermé deux heures, puis on ventile largement.

Pour neutraliser les vapeurs de formol, extrêmement irritantes pour les muqueuses des yeux, de la gorge, on évaporera de l'ammoniaque (2 centimètres cubes d'ammoniaque à 22 degrés par mètre cube). L'appareil de Hoton se compose d'une chaudière dans laquelle on met une solution de formol à 7,5 p. 100. On évapore 4 litres de cette solution pour 10 mètres cubes. Un flotteur mobile autour d'une règle graduée indique la fin de l'opération. Cette vaporisation de 4 litres dure une heure ou une heure et demie. On maintient ainsi la chambre fermée pendant sept heures. Pour neutraliser les vapeurs de formol qui restent, on évapore de l'ammoniaque, comme plus haut.

On emploie encore, pour la désinfection par les vapeurs de formol, des *pastilles* ou des *cartouches* de *formaline*, de *trioxyméthylène* qui, en brûlant dans les appareils *Hélios* ou *Fumigator*, donnent des vapeurs de formol. Ces derniers appareils sont beaucoup plus faciles à manier que les chaudières précédemment décrites et sont très répandus dans le public.

RÉSUMÉ DES PROCÉDÉS DE DÉSINFECTION. — Nous résumerons ainsi les différents modes de désinfection à employer.

1° *Pour les produits de déjections* (crachats, sécrétions des voies respiratoires, matières fécales, etc.) :

Lessive de soude en solution à 10 p. 100 (teintée) ;

Crésylol sodique en solution forte à 4 p. 100 ;

Eau de Javel étendue d'eau de façon à obtenir une solution titrant 1 degré chlorométrique par litre d'eau ;

Sulfate de cuivre en solution à la dose de 50 grammes par litre ;

Chlorure de chaux en solution, conservé dans des vases clos, à la dose de 20 grammes pour 1 litre d'eau (il doit sentir fortement le chlore) ;

Lait de chaux fraîchement préparé à 20 p. 100 ;

Jamais de sublimé corrosif.

2° *Pour les linges* (chemises, draps de lit, taies d'oreiller, essuie-mains, mouchoirs) :

Ébullition pendant une heure au moins dans une lessive chaude et carbonate de soude ou à la cendre de bois ;

Trempage prolongé (six heures au moins) dans le crésylol sodique à 4 p. 100 ;

Trempage prolongé (six heures au moins) dans le formol du commerce à 40 p. 100 d'aldéhyde formique, à la dose de 20 grammes de formol pour un litre d'eau.

Pour les vêtements :

En toile ou assimilables : ébullition, trempage dans une solution comme pour les linges.

En drap, laine ou matière analogue : passage à l'étuve (à vapeur ou à dégagement de gaz antiseptique).

3° *Pour les ustensiles et menus objets* (de table, de cuisine, de toilette) :

Ébullition (comme pour les linges) ;

Trempage dans le formol du commerce (comme pour les linges) ;

Trempage dans l'eau de Javel étendue d'eau (comme pour les linges).

4° *Pour les mains, la figure et la barbe* des personnes qui soignent ou visitent le malade :

Cyanure de mercure, alcool, sublimé en solution de 1 gramme par litre d'eau après savonnage.

5° *Pour les objets de literie* (matelas, oreillers, traversins) :

Passage à l'étuve à vapeur ou à dégagement de gaz antiseptique ;

A défaut d'étuve, enlèvement des enveloppes qui seront soumises à un trempage prolongé et trempage plus court des laines, crins, etc.

6° *Pour les couvertures, les tapis, rideaux, tentures :*

Passage à l'étuve à vapeur ou à dégagement de gaz antiseptique ;

A défaut d'étuve, ébullition totale ou partielle en lessive ; trempage ou lavage à l'aide de solution désinfectante comme pour les vêtements.

7° *Pour les planchers, parois, murs, meubles* (lits, tables de nuit, etc.) :

Lavage au crésylol sodique à 4 p. 100 ;

Lavage à l'eau de Javel étendue d'eau ;

Lavage au formol du commerce à 40 p. 100 d'aldéhyde formique, à la dose de 20 grammes de formol pour un litre d'eau ;

Badigeonnage des murailles non tapissées au lait de chaux fraîchement préparé.

8º *Pour l'ensemble des locaux et objets les garnissant :*

Dégagement du gaz antiseptique dans les conditions prévues, à l'aide des appareils spécialement autorisés à cet effet (vapeurs sulfureuses et aldéhyde formique).

Pour les vidoirs et éviers :

Lavage à une solution forte (crésylol sodique à 4 p. 100).

Pour les cabinets d'aisances :

Lavage à l'aide d'une solution forte (crésylol sodique à 4 p. 100) du siège et des abords.

Recommandations spéciales. — Éviter autant que possible la souillure des objets de literie par les crachats et produits d'expectoration.

S'efforcer d'empêcher la transmission des germes par les mouches ou les insectes qui souillent facilement leurs trompes ou leurs pattes dans les déjections, les crachats ou les produits d'expectoration. Se mettre à l'abri des autres insectes, puces, punaises, moustiques, etc.

Les mesures de désinfection que nous venons d'exposer s'appliquent à toutes les maladies contagieuses. Dans tous les cas, il faut :

1º *Isoler le malade.* — 2º *Désinfecter les vêtements et objets de literie.* — 3º *Désinfecter les déjections.* — 4º *Désinfecter le local où a séjourné le malade.*

Voici quelques-unes des mesures prescrites pour certaines maladies par le Conseil d'hygiène. Ces conseils viennent compléter les mesures que nous avons exposées.

FIÈVRE TYPHOÏDE. — Le germe de la fièvre typhoïde, ou bacille d'Eberth, se trouve dans les selles des malades. La contagion se fait à l'aide de l'eau contaminée par ces déjections, ou par tout autre objet souillé par elles.

En temps d'épidémie de fièvre typhoïde, l'eau potable doit être *bouillie.* Cette eau servira à la fabrication du pain et au lavage des légumes.

Avant de manger, il faut se laver et se savonner énergiquement les mains.

On utilisera pour la désinfection des solutions de sulfate de cuivre.

Une solution faible, à 12 p. 1,000, servira pour la désinfection des mains, et une solution forte, à 50 p. 1,000, pour la désinfection des linges et des déjections.

DIPHTÉRIE. — La diphtérie, produite par le bacille de Lœffler, est très contagieuse.

Le germe est contenu dans les fausses membranes et les crachats. Il se transmet surtout par les objets souillés de ces produits expectorés, ces objets pouvant conserver pendant des années leur pouvoir infectieux.

On utilisera pour la désinfection les solutions de sulfate de cuivre et de crésylol.

SCARLATINE. — La scarlatine est une maladie contagieuse dont le microbe est inconnu. Elle est surtout transmise par les déjections provenant du nez, du pharynx, de l'arrière-gorge ; pour certains, elle serait transmissible par les squames qu'elle détermine.

L'enfant ayant eu la scarlatine ne retournera pas à l'école avant que l'intervalle de quarante jours soit écoulé.

VARIOLE. — La variole est extrêmement contagieuse. La vaccination et la revaccination sont les seuls moyens de prévenir ou d'arrêter les épidémies de variole.

Les malades ne sortiront de l'hôpital qu'après avoir pris plusieurs bains.

CHOLÉRA. — Le germe du choléra, ou bacille virgule, est contenu dans les déjections des malades (matières fécales et vomissements). Il se transmet surtout par l'eau, les linges et les vêtements. Il ne se transmet pas par l'air. L'eau potable doit être l'objet d'une attention toute particulière : l'eau bouillie récemment donne une sécurité absolue. Elle servira à la fabrication du pain, au lavage des légumes. Il faut se savonner soigneusement les mains avant de manger.

COQUELUCHE. — La coqueluche est grave pour les enfants de moins de deux ans ou affaiblis. Elle est contagieuse ; on isolera l'enfant et désinfectera soigneusement tout ce qui est au contact du malade.

ROUGEOLE. — La rougeole est extrêmement contagieuse. Elle l'est surtout dans la période d'*invasion* qui précède l'éruption, quand les enfants ont les yeux rouges, larmoyants, le nez enchifrené. Ce sont ces déjections nasales ou pharyngiennes qui propagent la maladie. On ne peut donc guère empêcher la contagion, car elle se produit à une période où le diagnostic n'est pas fait. Le meilleur moyen d'arrêter l'épidémie, c'est l'isolement des malades et de tous ceux qui ont été à leur contact.

CHAPITRE XXIV

Bains.

I. BAINS D'AIR; II. BAINS LIQUIDES; III. BAINS SOLIDES

Définition. — Un *bain* est le séjour plus ou moins prolongé d'un corps ou d'une de ses parties dans un milieu quelconque.
Espèces de bains. — Il existe trois espèces de bains :
1º Les *bains d'air;* 2º les *bains liquides;* 3º les *bains solides.*

I. Bains d'air.

Ces bains renferment plusieurs variétés que nous passerons successivement en revue.

Les résultats bienfaisants obtenus au bord de la mer ou dans la montagne par l'action de l'air, du vent et du soleil ont amené à étudier les effets bienfaisants de ces agents sur l'organisme.

L'excitation thérapeutique de la surface de la peau est bienfaisante parce qu'elle est une des sources naturelles d'énergie physique. Elle constitue un décongestif puissant des organes abdominaux, un tonique et un calmant des centres nerveux : elle contribue à l'élimination des substances nuisibles du corps. Les mouvements alternatifs de contraction ou de dilatation des capillaires de la peau constituent une excellente gymnastique de ces organes et facilitent les phénomènes de nutrition.

Les bains atmosphériques comprennent trois variétés :
1º Les bains d'air simple; 2º les bains de lumière naturelle; 3º les bains de soleil.

Bain d'air simple. — C'est l'exposition à l'air libre du corps, en totalité ou en partie. Il agit par sa fraîcheur, se caractérise par sa température basse, différant en cela du bain de soleil, dont l'action bienfaisante provient de la lumière et de la chaleur.

Son action est la soustraction de calorique au corps de l'individu. La réaction plus ou moins forte qui suit se manifeste par le surcroît d'activité du cœur et du poumon, destiné à compenser la perte de chaleur, d'où augmentation des oxydations.

L'action du bain peut être comparée à celle de l'hydrothérapie, mais elle est beaucoup plus douce.

Mode d'application. — L'application est extrêmement simple. Il peut se prendre à toute heure du jour ou de la nuit, à l'air libre ou dans une chambre aux fenêtres ouvertes. Il doit être proportionné au tempérament de chacun et aux résultats qu'on désire obtenir.

Le bain d'air peut se prendre aux températures les plus basses. L'action de l'air à 0 degré équivaut à celle de l'eau à 15 degrés. Mais pour les sujets ordinaires, la température optima est 18 degrés.

Avant le bain, il faudra faire provision de chaleur corporelle, par le séjour au lit, un peu de gymnastique ou le séjour dans un appartement bien chauffé.

Le bain d'air a pour premier effet de donner une impression de froid qui provoque un besoin impérieux d'activité. Après quelques frictions énergiques du corps, il est rationnel d'utiliser cette nécessité du mouvement en faisant exécuter des mouvements de gymnastique suédoise. L'apparition de la chair de poule est un bon signe de la durée suffisante du bain atmosphérique.

La durée variera avec les cas. De une à trois minutes chez les sujets faibles, on arrivera à dix ou quinze minutes, chez les sujets plus résistants, suivant la température.

Après le bain, pour assurer une bonne réaction, il faudra mettre le malade dans un lit bien chaud, ou le couvrir très chaudement et prendre un bain de pieds chaud.

La meilleure heure sera le matin au lever.

Bain général de lumière naturelle. — Les bains de lumière sont pris au dehors à une température inférieure à 30 degrés, de préférence de 18 à 20 degrés, avant le lever du soleil, dans des parcs ombragés et clos pour que le malade puisse s'abriter en cas de soleil trop ardent, ou sur les sommets déserts de certaines montagnes. Les sensations sont analogues à celles du bain d'air : les exercices peuvent être plus actifs (jeux de boules, fente ou sciage du bois). On s'arrête quand l'impression du froid tend à se renouveler. Le bain se prend nu ou dans un costume de bain de mer ; la tête doit rester découverte (sauf au soleil ardent). En général, on marche les pieds nus (c'est le « bain de rosée », préconisé par Galien et repris par Kneipp).

BAIN DE SOLEIL. — Il peut être *local* ou *général*, employé en été ou en hiver, au bord de la mer, à la campagne ou dans les pays d'altitude. La cure de soleil prend un développement considérable ; elle doit être prudente, douce, progressive et prolongée. Le bain local est surtout utilisé dans les affections tuberculeuses chirurgicales. L'hôpital suburbain du Bouscat est spécialement aménagé à cet effet avec ses galeries de cure au nord et au midi.

La cure de soleil est basée sur l'action des rayons lumineux ou colorés et des rayons chimiques ou obscurs du spectre solaire.

Les rayons rouges sont excitateurs du système nerveux et toniques. Ils sont vaso-dilatateurs et produisent une congestion passive de la peau et des tissus, analogue à la méthode de Bier, très favorable à la phagocytose.

Il semble que les rayons orangés, jaunes et verts augmentent le nombre des globules rouges et président à la formation de l'hémoglobine ; ils auraient une action analogue à celle des rayons rouges sur la chlorophylle des plantes. Les rayons chimiques, du bleu au violet, et les rayons ultra-violets invisibles sont destructeurs par décomposition et oxydation ; ils détruisent les ferments, les diastases, les microbes.

Les bains de soleil peuvent être *rafraîchissants* ou *réchauffants*. Les premiers sont un peu analogues aux bains d'air dont nous avons parlé. Les malades se promènent dans un parc aménagé à cet effet : les hommes pourvus d'un simple caleçon, les femmes recouvertes d'une longue tunique ample et flottante perméable à l'air et à la lumière, quand les bains se prennent en commun. La tête et les pieds sont nus. Les bains se prennent le matin entre dix heures et dix heures et demie, heure où la température est de 15 degrés à 20 degrés. Les forts degrés de chaleur, au-dessus de 25 degrés, font perdre le bénéfice de l'action tonique de ces bains. La durée varie de cinq minutes à une heure. Dès qu'apparaît la chair de poule, il faut cesser le bain. On surveillera la réaction après le bain ; le malade se vêtira de vêtements chauds, prendra un bain de pieds et fera de la marche. Les bains réchauffants sont plus importants. Ils se prennent sur des terrasses aménagées à cet effet, le malade étendu sur un lit, la tête à l'ombre.

Le bain sera partiel ou total, suivant les cas. Les bains de soleil donnent d'excellents résultats dans les tuberculoses ganglionnaires, osseuses ou articulaires, dans les tumeurs blanches de la hanche, du genou, du pied, etc.

L'heure la plus favorable est de dix heures à trois heures du soir. La durée sera réglée suivant chaque cas, suivant qu'il survient une transpiration plus ou moins abondante.

BAIN D'AIR CHAUD ARTIFICIEL. — C'est une étuve sèche dans laquelle on plonge le malade. Il est assis sur un fauteuil spécial et entouré jusqu'au cou dans une sorte de boîte ou plus simplement avec deux couvertures de laine. Une lampe à alcool est placée allumée sous le siège percé de plusieurs trous par où passe l'air chaud. Les fesses et les jambes du malade sont recouvertes de linges pour les protéger contre la chaleur. De temps en temps, on fait boire de l'eau froide au malade et on le fait respirer largement en aérant la pièce. A la température de 35 à 40 degrés, on obtient un effet sudorifique excellent. En élevant davantage la température, de 45 à 50 degrés, la température du corps s'accroît, la respiration devient pénible, la face rougit, les oreilles tintent, des accidents de congestion cérébrale peuvent se produire.

BAINS TURCO-ROMAINS. — Ce sont des bains qu'on prend en passant successivement dans différentes salles pleines d'air chauffé. La première salle, ou *tepidarium*, est une étuve sèche où la température est de 60 degrés; le baigneur, pourvu d'un simple caleçon, s'y promène ou s'y asseoit en buvant de temps en temps quelques gorgées d'eau chaude. Dans la seconde, ou *caldarium*, où l'air est très chaud, 80 degrés, le malade ne restera que quelques instants.

En sortant de ces salles où il a sué abondamment, le malade est lavé à l'eau chaude et massé énergiquement.

BAINS A COURANT D'AIR CHAUD. — L'aérothermothérapie, ou traitement des maladies par l'air chaud et sec, s'est considérablement développée. L'air sec peut être utilisé à des températures très élevées, 60 degrés, 80 degrés, 100 degrés et 115 degrés, au moyen d'appareils spéciaux qui permettent soit le bain complet, soit le bain partiel (bassin, genou, jambe). L'effet heureux de l'air chaud le fait employer dans les arthrites, les synovites, les crampes, les raideurs articulaires, etc. Ce sont de véritables boîtes où l'air circule chauffé soit par l'électricité, le pétrole, l'alcool ou le gaz.

Ces boîtes sont munies d'un thermomètre qui permet de surveiller la température de l'air contenu à l'intérieur.

BAIN D'AIR CHAUD HUMIDE OU BAIN DE VAPEUR. — C'est l'étuve humide. Ce bain se prend soit dans une caisse avec ouverture pour la tête, soit dans une salle où arrive la vapeur d'eau. Cette vapeur provient soit d'eaux minérales, soit d'eau chaude ordinaire.

Un moyen très simple de faire prendre un bain de vapeur à un malade est de le faire coucher simplement vêtu de sa chemise sur une couverture de laine, d'entourer de serviettes mouillées quatre cruchons remplis d'eau bouillante, d'en placer deux aux pieds et deux sur les côtés du malade, puis de le couvrir avec des couvertures de laine et un édredon.

Les bains de vapeur sont souvent médicamenteux; les plus employés sont les bains de vapeur de benjoin et de térébenthine.

II. Bains liquides.

BAINS SIMPLES COMPLETS. — Le corps est plongé tout entier, la tête exceptée, dans de l'eau naturelle à une température variable.

A 18 degrés et au-dessous, le bain est *froid;* de 18 à 25 degrés, il est *frais;* de 30 à 35 degrés, il est *tiède;* au-dessus de 35 degrés, il est *chaud.*

La durée du bain est en général de dix à quinze minutes.

Il ne faut pas se baigner au cours de la digestion. On attendra toujours trois heures après le repas, surtout pour les bains froids de rivière ou de mer.

BAINS FROIDS A EAU COURANTE. — Il faut se plonger tout entier dans l'eau et faire de l'exercice; nager est évidemment indiqué.

BAINS FROIDS DANS LES MALADIES FÉBRILES (MÉTHODE DE BRAND). — Ces bains sont pris à une température qui varie de 28 à 18 degrés. On les donne d'abord à 28 degrés, puis on baisse progressivement sans dépasser 18 degrés. Beaucoup de médecins emploient les bains progressivement refroidis en commençant à 33 degrés, afin que l'écart de température soit mieux supporté par le malade, et ne descendent pas au-dessous de 25 degrés.

On fera prendre au malade un grog avant et pendant le bain et on le frictionnera dans l'eau avec une éponge sur le corps, sauf au niveau du ventre. Au commencement et à la fin on fera une affusion froide sur la tête et la nuque. La durée sera de cinq à dix minutes, en cessant plus tôt, du reste, en cas de frisson.

Il faut mettre le malade dans le bain et l'en sortir avec les plus grandes précautions, surtout lorsqu'il s'agit d'un typhique.

Au sortir du bain, on l'enveloppera dans des couvertures de laine et on mettra une boule d'eau chaude aux pieds.

BAINS SIMPLES PARTIELS. — Il en existe trois variétés :
1° les bains de bras, ou *manuluves*; 2° les bains de pieds, ou
pédiluves; 3° les bains de *siège*.

Les premiers s'emploient surtout dans les inflammations
du membre supérieur : panaris, phlegmons, lymphangites, etc.
ce sont des bains chauds qu'on répète plusieurs fois par jour
pendant vingt ou trente minutes.

Les *bains de pieds* se prennent le plus souvent chauds
pour attirer le sang vers la partie inférieure du corps. Au moment où on met les deux pieds dans le récipient, le liquide
doit être modérément chaud; puis, peu à peu, on ajoute de
l'eau très chaude, en évitant de toucher les pieds, de façon
à élever progressivement la température du bain.

Les bains de pieds se donnent aussi *sinapisés*.

Le *bain de siège* se prend dans un récipient de forme spéciale où le bassin est entouré d'eau qui sera *tiède* ou *chaude*,
suivant les cas. Ce sont en général des bains chauds calmants
qui sont ordonnés.

BAINS MÉDICAMENTEUX. — Les médicaments qu'on ajoute
dans le bain simple peuvent être très nombreux.

Les bains *alcalins* dissolvent l'enduit sébacé, font tomber
les cellules épidermiques de la peau, et facilitent la respiration cutanée. Le carbonate et le bicarbonate de soude sont
les sels les plus employés.

Les bains amidonnés, les bains de son, sont adoucissants.
Les bains de tilleul sont calmants.

Dans cette catégorie doivent rentrer les bains de toutes
les eaux thermales, les bains salés, les bains de mer artificiels, les bains de sublimé donnés comme désinfectants, etc.

III. Bains solides.

On emploie dans ce but : 1° les boues; 2° le marc de raisin :
3° le sable; 4° le varech.

BAINS DE BOUES. — Les boues médicamenteuses sont constituées par une masse noirâtre plus ou moins onctueuse à
odeur assez forte. On les trouve au voisinage des sources minérales dont elles ont les propriétés et la composition.

L'onctuosité est due dans les eaux de Dax à des algues
qui donnent naissance à la barégine, substance sulfureuse
organique.

Les boues les plus connues sont celles de Barbotan, de Dax
et de Saint-Amand.

Elles s'emploient : 1° en bains complets ou en demi-bains;
2° en lutations, c'est-à-dire en application en couche épaisse
sur la totalité ou une partie du corps; 3° en frictions.

Bains de marc de raisin. — On place le malade dans du marc de raisin. La fermentation produit une chaleur assez forte, 25 à 45 degrés, et une quantité considérable d'acide carbonique. Il faut aérer largement la pièce pour éviter l'asphyxie.

Bains de sable. — On ensable une partie plus ou moins grande du malade à une légère profondeur et on le laisse exposé aux rayons du soleil en garantissant sa tête.

Bains de varech. — Le varech, ou goémon, est formé par les algues qu'on trouve sur les côtes. Il contient des iodures et des bromures alcalins. Les bains de varech sont employés contre le lymphatisme.

TABLE DES MATIÈRES

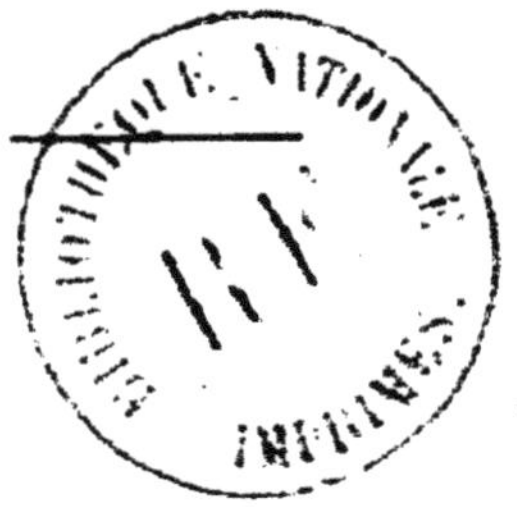

Bordeaux. — Imp. GOUNOUILHOU, 9-11, rue Guiraude.

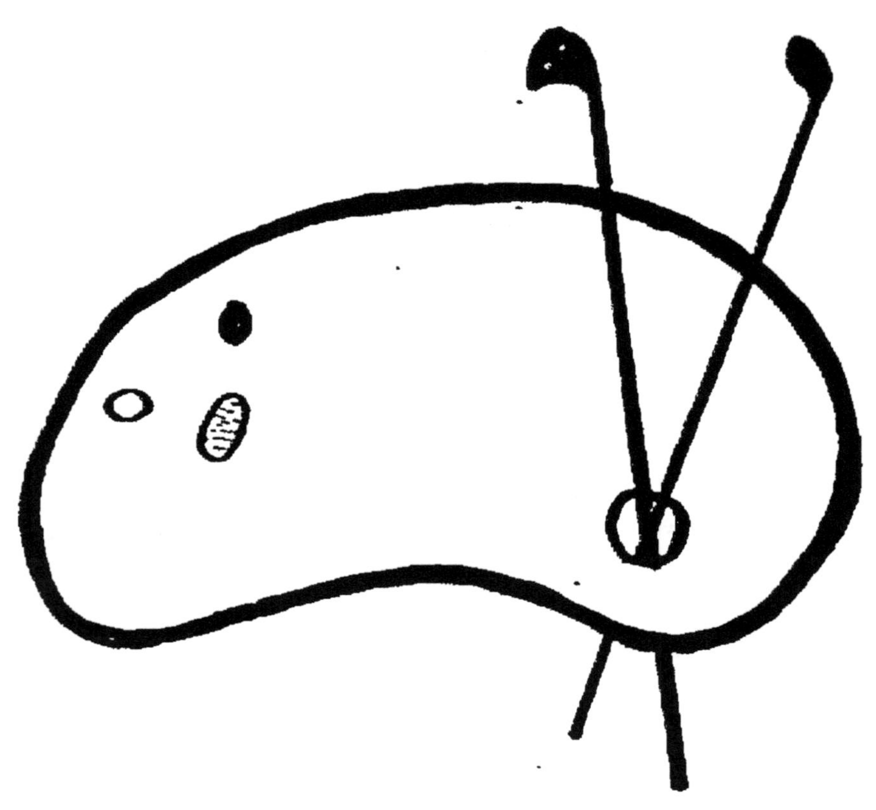

ORIGINAL EN COULEUR

NF Z 43-120-8